CLASSIFICAÇÃO INTERNACIONAL
PARA A PRÁTICA DE ENFERMAGEM

CIPE®

A enfermagem é uma ciência em constante evolução. À medida que novas pesquisas e a experiência clínica ampliam o nosso conhecimento, são necessárias modificações no tratamento e na farmacoterapia. As autoras desta obra consultaram as fontes consideradas confiáveis, num esforço para oferecer informações completas e, geralmente, de acordo com os padrões aceitos à época da publicação. Entretanto, tendo em vista a possibilidade de falha humana ou de alterações nas ciências médicas, os leitores devem confirmar estas informações com outras fontes. Por exemplo, e em particular, os leitores são aconselhados a conferir a bula de qualquer medicamento que pretendam administrar, para se certificar de que a informação contida neste livro está correta e de que não houve alteração na dose recomendada nem nas contraindicações para o seu uso. Essa recomendação é particularmente importante em relação a medicamentos novos ou raramente usados.

C591 Classificação Internacional para a Prática de Enfermagem (CIPE)® : versão 2017 / Organizadora, Telma Ribeiro Garcia. – Porto Alegre : Artmed, 2018.
ix, 254 p. il. ; 25 cm.

ISBN 978-85-8271-444-7

1. Enfermagem. I. Garcia, Telma Ribeiro.

CDU 616-083

Catalogação na publicação: Poliana Sanchez de Araujo – CRB 10/2094

CLASSIFICAÇÃO INTERNACIONAL PARA A PRÁTICA DE ENFERMAGEM

CIPE®

VERSÃO 2017

Telma Ribeiro Garcia
Organizadora

artmed

2018

CIPE® VERSÃO 2017

Translated and published with permission of the
International Council of Nurses, Geneva, Switzerland.

Gerente editorial:
Letícia Bispo de Lima

Capa:
Paola Manica

Editoração:
Kaéle Finalizando Ideias

ARTMED EDITORA LTDA., uma empresa do GRUPO A EDUCAÇÃO S.A.
Av. Jerônimo de Ornelas, 670 – Santana
90040-340 – Porto Alegre – RS
Fone: (51) 3027-7000 Fax: (51) 3027-7070

SÃO PAULO
Rua Doutor Cesário Mota Jr., 63 – Vila Buarque
01221-020 – São Paulo – SP
Fone: (11) 3221-9033

SAC 0800 703-3444 – www.grupoa.com.br

IMPRESSO NO BRASIL
PRINTED IN BRAZIL

AUTORAS

Telma Ribeiro Garcia

Enfermeira. Docente (aposentada) do Departamento de Enfermagem em Saúde Coletiva da Universidade Federal da Paraíba (DESC-UFPB). Doutora em Enfermagem pela Escola de Enfermagem de Ribeirão Preto da Universidade de São Paulo (EERP-USP). Mestre em Enfermagem Obstétrica e Neonatal pela EEUSP. Diretora do Centro para Pesquisa e Desenvolvimento da CIPE® do Programa de Pós-Graduação em Enfermagem, Centro de Ciências da Saúde, Universidade Federal da Paraíba (Centro CIPE® PPGENF-UFPB), acreditado pelo Conselho Internacional de Enfermeiras(os). Atua nos seguintes temas: sistematização da assistência de enfermagem; processo de enfermagem; sistemas de classificação, nomenclaturas, vocabulários e terminologias de Enfermagem.
E-mail: <telmagarciapb@gmail.com>

Amy M. Coenen

Enfermeira (RN). Membro da Academia Americana de Enfermagem (FAAN). Professora (aposentada) da Escola de Enfermagem da Universidade de Wisconsin-Milwaukee, nos EUA. Membro de grupos de trabalho da Família Internacional de Classificações da OMS; e do Grupo de Interesse Especial em Enfermagem, da Organização para o Desenvolvimento de Padrões Internacionais de Terminologias em Saúde (International Health Terminology Standards Development Organization – IHTSDO). Suas pesquisas têm se concentrado em Enfermagem e informática em saúde, mais especificamente, na área de dados de Enfermagem e padrões terminológicos para prontuários eletrônicos de saúde. Além de Informática, suas áreas de especialização incluem Enfermagem de Saúde Mental e Psiquiátrica e Infraestrutura de Sistemas de Saúde.
E-mail: <coenena@uwm.edu>

Claudia C. Bartz

Enfermeira (RN). Doutora em Enfermagem pela Universidade do Arizona, EUA. Trabalha no desenvolvimento de produtos relacionados ao Programa eHealth, e com atividades educativas relacionadas ao eHealth, terminologias e Rede Telenursing. É coronel (aposentada) do Exército dos EUA, Corpo de Enfermeiras(os).
E-mail: <cbartz@uwm.edu>

PREFÁCIO

Na assistência à saúde da clientela, seja uma pessoa, uma família, um grupo ou uma comunidade, há uma variedade de situações que envolvem a necessidade de sistematização da assistência e de aplicação do Processo de Enfermagem, aspectos que consideramos fundamentais e definidores da identidade profissional. Por essa razão, temos afirmado* que a sistematização da assistência e o Processo de Enfermagem deveriam ser o eixo fundante e estruturante da construção do conhecimento e, consequentemente, da prática profissional – ensino, assistência, pesquisa e gestão de enfermagem.

A despeito da importância inegável e do requerimento legal inscrito nas normas que regem a profissão, especialmente a Resolução Cofen nº 358/2009 e a Resolução Cofen nº 429/2012, temos constatado que a aplicação e a documentação sistemáticas e deliberadas das etapas inter-relacionadas, interdependentes e recorrentes em que se organiza o Processo de Enfermagem não estão plenamente consolidadas nos ambientes em que a profissão é exercida. As razões pontuadas pelos estudiosos do tema são as mais diversas, ressaltando-se entre elas o desconhecimento sobre as etapas deste Processo e as dificuldades para sua documentação.

Para superar ou minimizar essas limitações, nos parece oportuna a divulgação sobre os avanços no conhecimento das classificações de termos ou expressões que veiculam conceitos do campo de interesse da área, usados para orientar a prática clínica e para documentar, no âmbito do Processo de Enfermagem, as avaliações, intervenções e resultados pertinentes ao cuidado profissional.

A Classificação Internacional para a Prática de Enfermagem – CIPE® é uma dessas classificações, e o Conselho Internacional de Enfermeiras(os) – CIE, responsável por sua construção e disseminação, a ela se refere como uma *terminologia padronizada* que nomeia, classifica e vincula fenômenos que descrevem os elementos essenciais da prática profissional: os julgamentos sobre determinadas necessidades humanas e sociais (diagnósticos de enfermagem); e o que a enfermagem faz para influenciar positivamente os diagnósticos sobre as necessidades humanas e sociais (ações/intervenções de enfermagem), e para produzir resultados sensíveis às ações/intervenções de enfermagem (resultados de enfermagem).

A CIPE® é uma classificação relativamente nova, quando se lembra que a Versão Alfa foi lançada em 1996. Desde então, seu desenvolvimento tem sido constante. Um fato marcante marcante nessa evolução foi a aprovação, em dezembro de 2008, de sua inclusão, na Família de Classificações Internacionais da Organização Mundial da Saúde (WHO-FIC), como uma Classificação Relacionada.** Esse fato expressa o reconhe-

* Garcia TR. ICNP®: a standardized terminology to describe professional nursing practice [Editorial]. Rev Esc Enferm USP. 2016;50(3):378-9.

** International Council of Nurses. International perspectives: ICNP® now included in WHO family of classifications. Int Nursing Rev. 2009;56(2):155-6.

cimento da OMS de que a CIPE® atende os princípios que orientam a admissão de novas classificações como membro da WHO-FIC, entre os quais o de estar fundamentada em princípios científicos e taxonômicos válidos, além de culturalmente apropriados e aplicáveis internacionalmente. Sobretudo, expressa a intenção da OMS de fortalecer e ampliar a cobertura do **domínio da prática de enfermagem**, como parte essencial e complementar dos serviços profissionais de saúde.

Além da Versão Alfa, em 1996, mais nove versões da CIPE® foram disponibilizadas à comunidade de enfermagem. Nesse processo de evolução contínua, a partir do ano de 2009 tem sido divulgada uma nova versão da CIPE® a cada biênio. Como nos alerta a Profa. Maria Cristiane Barbosa Galvão,* as linguagens de especialidade, a exemplo da CIPE®, estão em constante evolução, para acompanhar os avanços técnico-científicos, de modo que os profissionais que as utilizam devem mobilizar-se para a atualização contínua de conhecimentos sobre o assunto.

Estamos, neste livro, socializando a íntegra da versão mais nova da terminologia, traduzida para o português do Brasil, a **CIPE® VERSÃO 2017**, *pari passu* com seu lançamento no âmbito mundial, ocorrido durante o Congresso do CIE, em Barcelona, Espanha, em maio deste ano. A nova versão contém 4.326 termos distribuídos entre 10 Conceitos organizadores, 1.915 Conceitos pré-coordenados (relativos a diagnósticos/resultados e intervenções de enfermagem) e 2.401 Conceitos primitivos. Entre as principais novidades da CIPE® Versão 2017, enumeram-se: a **inclusão** de 114 novos termos; a **alteração editorial** (exceto no código), seja na grafia ou para corrigir imprecisões conceituais, em 25 termos; a **inativação** de quatro conceitos, com os respectivos códigos; e a **reposição/realocação** de três dos conceitos inativados, aos quais foram atribuídos novos códigos.

Assim como os que o antecederam, dedicamos este livro aos profissionais comprometidos com a sistematização e, em especial, com o registro das informações inerentes ao processo de cuidar, aspectos necessários para assegurar a continuidade e a qualidade da assistência de enfermagem. Mais ainda, está dedicado aos profissionais que têm se voltado ao estudo e à aplicação da CIPE®, um instrumento tecnológico que, durante a execução do Processo de Enfermagem, auxilia o raciocínio e a tomada de decisão clínica; promove a comunicação entre os profissionais de enfermagem e de outras áreas; e favorece a documentação da prática profissional - fato necessário para a visibilidade da contribuição da Enfermagem para a solução, o alívio ou a prevenção de problemas de saúde, e a promoção de modos saudáveis de vida para as pessoas, famílias e coletividades humanas.

Como sempre, lembramos que a CIPE® é uma tecnologia de informação que facilita a coleta, armazenamento e análise de dados de enfermagem, contribuindo para que a prática dos profissionais da Enfermagem seja eficaz e, sobretudo, visível no conjunto de dados de saúde. Para gerar evidências sobre sua eficácia e eficiência durante a execução do Processo de Enfermagem, precisamos aplicá-la em nossa prática cotidiana, de modo a favorecer seu uso em todos os níveis de atenção à saúde das pessoas, famílias e coletividades humanas.

Profa. Dra. Telma Ribeiro Garcia
Centro para Pesquisa e Desenvolvimento da CIPE® PPGENF-UFPB, Acreditado pelo CIE

---

* Galvão MCB. Uso de linguagens de especialidade na prática profissional. In: Garcia TR, organizadora. Classificação Internacional para a Prática de Enfermagem (CIPE®): versão 2015. Porto Alegre: Artmed; 2016. Capítulo 1, p. 3-23.

SUMÁRIO

CIPE®: UMA LINGUAGEM PADRONIZADA PARA A PRÁTICA PROFISSIONAL

TELMA RIBEIRO GARCIA
CLAUDIA C. BARTZ
AMY M. COENEN

INTRODUÇÃO

A Classificação Internacional para a Prática de Enfermagem (CIPE®) é uma *terminologia padronizada*, ampla e complexa, que representa o domínio da prática de enfermagem no âmbito mundial. É considerada, também, uma *tecnologia de informação* que proporciona a coleta, o armazenamento e a análise de dados de enfermagem em uma variedade de cenários, linguagens e regiões geográficas, no âmbito mundial, contribuindo para que a prática dos profissionais da enfermagem seja eficaz e, sobretudo, se torne visível no conjunto de dados sobre saúde e reconhecida pela sociedade.[1]

Ao facilitar a representação do domínio da prática da enfermagem em todo o mundo e em todos os níveis de apoio à informação, a CIPE® tem assumido importância em um dos pilares de atuação do CIE – a área de *Projetos* –, sendo um componente essencial do *e-Health*, que objetiva o uso das tecnologias de informação e comunicação (TICs) nos sistemas de atenção à saúde. Precisamos, pois, atentar para sua evolução e estudar e aplicar seus conceitos em nossa prática cotidiana.

Neste capítulo, faz-se uma breve retrospectiva histórica sobre os avanços do conhecimento sobre a CIPE®, ressaltando-se os fatos marcantes em sua evolução no período de 1989 a 2017, o Programa CIPE® e os componentes que dão sustentação ao ciclo de vida da terminologia e, por fim, as orientações para a construção de afirmativas de diagnósticos/resultados e intervenções de enfermagem, tendo como linha a ISO 18104:2014. Conclui-se afirmando que a CIPE® tem demonstrado ser uma tecnologia de informação que, durante a execução do Processo de Enfermagem, facilita o raciocínio clínico e a documentação padronizada do cuidado prestado ao paciente, seja em prontuários eletrônicos ou em sistemas manuais de registros; e que os dados e as informações resultantes dessa documentação podem/devem ser usados na elaboração de políticas de saúde e de educação em enfermagem; no planejamento e gerenciamento do cuidado de enfermagem; e na análise do impacto que as ações de enfermagem exercem sobre as condições de saúde e bem-estar das pessoas.

EVOLUÇÃO DA CIPE® 1989 A 2017

A construção da CIPE® teve início quando foi aprovada, pelo Conselho Nacional de Representantes (CNR-CIE), durante a realização do Congresso Quadrienal do CIE ocorrido em 1989, em Seul, na Coreia, uma Resolução que previa o desenvolvimento de uma classificação internacional dos elementos da prática profissional. A aprovação dessa Resolução acolhia a preocupação expressa por grupos de enfermeiras(os) sobre a dificuldade para se nomear as situações ou problemas com que a Enfermagem lidava em seu cotidiano, devido à falta de uma *linguagem padronizada*. A Resolução também acolhia as dificuldades percebidas por esses profissionais para descrever a contribuição específica da enfermagem para a solução, o alívio e a prevenção de problemas de saúde, ou para a promoção de modos saudáveis de vida. A falta de atenção dada ao desenvolvimento de uma linguagem comum para a enfermagem começava a ser vista como uma desvantagem para a profissão, razão por que a frase pronunciada à época por Norma Lang se tornou emblemática: "Se não podemos descrever [a enfermagem], não podemos exercer controle sobre ela, obter financiamentos, ensinar, pesquisar ou inseri-la em políticas públicas".[2]

Antes do início, propriamente dito, da construção da CIPE®, foram realizados um levantamento na literatura da área e uma pesquisa junto às Associações vinculadas ao CIE, para identificar que sistemas de classificação em enfermagem eram conhecidos e usados nos diferentes países; e a familiaridade que se tinha com outros sistemas de classificação, a exemplo da Classificação Internacional de Doenças (CID), que faz parte da Família de Classificações Internacionais da Organização Mundial de Saúde (OMS). Objetivava-se, também, saber se havia, de fato, interesse na construção do sistema de classificação previsto na Resolução do CNR-CIE. Como resultado, o CIE divulgou, em 1993, o documento *Próximo avanço da enfermagem: uma Classificação Internacional para a Prática da Enfermagem CIPE* (*Nursing's next advance: an International Classification for Nursing Practice ICNP*), em que estão identificados 14 sistemas de classificação em enfermagem, desenvolvidos na Austrália, Bélgica, Canadá, Dinamarca, Suécia e Estados Unidos. Além disso, constatou-se que a enfermagem, nas diversas regiões e países do mundo, valorizava a ideia do desenvolvimento de um sistema de classificação que a representasse no âmbito mundial.[2]

Em dezembro de 1996, o CIE divulgou a *Classificação Internacional para a Prática de Enfermagem – Versão Alfa: Um Marco Unificador*, contendo duas classificações. A primeira delas, a Classificação dos Fenômenos de Enfermagem, era monoaxial, com os termos arranjados de forma hierárquica. A segunda, a Classificação das Intervenções de Enfermagem, era multiaxial, com os termos organizados segundo os eixos: tipos de ação, objetos, abordagens, meios, local do corpo e tempo/lugar.[3] Quanto aos *resultados de enfermagem*, afirmava-se ser esse um termo problemático, pois os resultados deveriam visar o paciente ou cliente, em vista do que seria preferencial a expressão *resultados sensíveis à enfermagem*; e que os *resultados* deveriam conotar tanto a prevenção e a estabilização como a melhoria ou a resolução de um problema/diagnóstico de enfermagem. Ressaltava-se, ainda, ser importante distinguir entre *resultados, resultados esperados* e *metas*.[4]

Na continuidade, foram publicadas as versões Beta e Beta 2, respectivamente em 1999 e 2001, sendo necessário destacar que a versão Beta 2 representou muito mais uma revisão editorial (revisão gramatical; correções ou alterações em códigos; e correções em definições) do que propriamente uma nova versão da CIPE®.[5]

Nas versões Beta e Beta 2, houve uma mudança na denominação da Classificação de Intervenções de Enfermagem, que passou a ser denominada Classificação de Ações de Enfermagem. Argumentava-se à época que, embora toda *intervenção de enfermagem* seja uma *ação de enfermagem*, nem toda *ação de enfermagem* é, necessariamente, uma *intervenção de enfermagem*. Segundo esse argumento, *ação de enfermagem* estava sendo entendida como um conceito mais abrangente, organizador das *intervenções de enfermagem*. Em vista disso, definiu-se *ação de enfermagem* como o "desempenho de enfermeiras(os) na prática"; e *intervenção de enfermagem* como "[...] uma ação realizada em resposta a um diagnóstico de enfermagem, com a finalidade de produzir um resultado de enfermagem".[5]

Outra alteração que ocorreu nas versões Beta e Beta 2 foi a adoção de enfoque multiaxial para ambas as Classificações, a dos Fenômenos e a das Ações de Enfermagem, cada uma com oito eixos. Os oito eixos da Classificação dos Fenômenos de Enfermagem eram: foco da prática de enfermagem, julgamento, frequência, duração, topologia, local do corpo, probabilidade e portador. Os oito eixos da Classificação das Ações de Enfermagem eram: tipo de ação, alvo, meios, tempo, topologia, localização, via e beneficiário.[5]

O enfoque multiaxial das duas Classificações, a de Fenômenos e a de Ações de Enfermagem, passou a permitir combinações de termos de distintos eixos, proporcionando maior solidez à CIPE® e diversificando a expressão de seus conceitos. Os termos desses eixos podem ser utilizados para elaborar afirmativas de diagnósticos/resultados de enfermagem e de intervenções de enfermagem, o que caracteriza a CIPE® como uma **terminologia combinatória**, em que conceitos simples (atômicos) se combinam para formar conceitos mais complexos (moleculares). Exemplo: os conceitos simples (atômicos) "sono", do eixo *foco da prática de enfermagem*, e "perturbado", do eixo *julgamento*, podem ser combinados para formar o conceito complexo (molecular) "sono perturbado", um diagnóstico de enfermagem (Quadro 1).

Nas versões Beta e Beta 2, *fenômeno de enfermagem* foi definido como "aspecto de saúde relevante para a prática de enfermagem"; e *diagnóstico de enfermagem* como o "[...] título atribuído pela(o) enfermeira(o) a uma decisão sobre um fenômeno que é o foco de intervenções de enfermagem". Por seu turno, *resultado de enfermagem* foi definido como "[...] a medida ou o estado de um diagnóstico de enfermagem em pontos no tempo, após uma intervenção de enfermagem".[5] Ou seja, os *resultados de enfermagem* passavam a ser compreendidos, a partir de então, como possíveis mudanças ocorridas nos diagnósticos de enfermagem em resposta a intervenções de enfermagem, identificadas em pontos distintos no tempo.[4] As versões Beta e Beta 2 apresentaram uma representação gráfica da dinâmica dos *resultados de enfermagem* em resposta às intervenções de enfermagem (Figura 1).

A utilização das versões Beta e Beta 2 na prática profissional evidenciou que sua estrutura dificultava o alcance da meta de um sistema de linguagem unificada de enfermagem; e que não estava satisfazendo as necessidades das(os) enfermeiras(os). Partindo dessa constatação, o Comitê de Aconselhamento Estratégico da CIPE® desenvolveu uma investigação entre líderes mundiais no domínio de vocabulários usados em cuidados de saúde, com a finalidade de assegurar que a CIPE® Versão 1.0, cuja construção já havia sido iniciada, fosse, de fato e de direito, consistente com os vocabulários e normas existentes.[7]

Entre as principais recomendações dos participantes da investigação, afirmava-se ser imperativo prover uma base mais formal para a CIPE® e usar um *software* que fosse capaz, entre outros critérios, de evitar

Quadro 1

Combinação de conceitos simples (atômicos) para formação de um *diagnóstico de enfermagem* (conceito molecular)

"sono"		"perturbado"		"sono perturbado"
Conceito atômico	+	Conceito atômico	=	Conceito molecular
Foco da prática de enfermagem		*Julgamento*		Diagnóstico de enfermagem

Fonte: Garcia.[6]

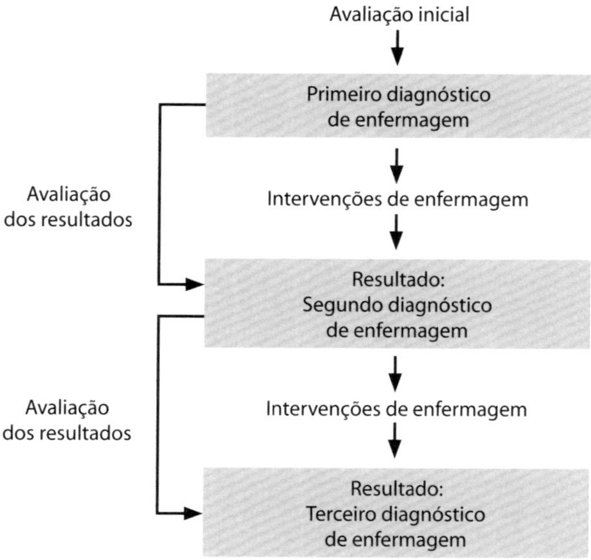

Figura 1 Dinâmica dos *resultados de enfermagem* em resposta a intervenções de enfermagem.
Fonte: International Council of Nurses.[5]

a redundância e a ambiguidade entre os termos da classificação. Assim, para a construção da Versão 1.0, divulgada em 2005, utilizou-se a Web Ontology Language (WOL) em um ambiente de desenvolvimento de ontologia, o *software Protegé*.[7,8] Ressalte-se que essa abordagem formal, ontológica, para lidar com os conceitos do domínio da enfermagem, diferenciava a CIPE® de outros sistemas de classificação de enfermagem.[9]

A Versão 1.0, divulgada em 2005, torna a CIPE® mais do que um mero vocabulário especializado. Desde então, ela permite a acomodação de vocabulários existentes, por meio do mapeamento cruzado, o que a caracteriza como um *marco unificador* dos diferentes sistemas de classificação dos elementos da prática de enfermagem. Além disso, como uma terminologia combinatória, a CIPE® permite o desenvolvimento de novos vocabulários, locais, e, como uma terminologia de referência, permite a identificação de relacionamentos entre conceitos e vocabulários disponíveis.[7,8]

Uma das principais novidades da CIPE® Versão 1.0 foi o modelo de organização dos termos nela contidos. As versões Beta e Beta 2 estavam estruturadas em duas classificações (a de Fenômenos e a de Ações de Enfermagem), com um total de dezesseis eixos, ao passo que a CIPE® Versão 1.0 contém uma única estrutura de classificação, organizada em sete eixos – o *Modelo de Sete Eixos* (Figura 2).

A nova estrutura simplificou a representação e resolveu, significativamente, os problemas de redundâncias e ambiguidades de termos, aspectos inerentes às versões Beta e Beta 2. Os sete eixos da CIPE® Versão 1.0 estão definidos e exemplificados no Quadro 2.

O Modelo de Sete Eixos facilita a composição de afirmativas, que podem ser organizadas de modo a se ter acesso rápido a agrupamentos de "enunciados preestabelecidos de diagnósticos, intervenções e resultados de enfermagem" – os *Catálogos CIPE®*, direcionados a clientelas (indivíduo, família e comunidade), a prioridades de saúde (relacionadas a condições específicas de saúde, ambientes ou especialidades de cuidado) ou a fenômenos de enferma-

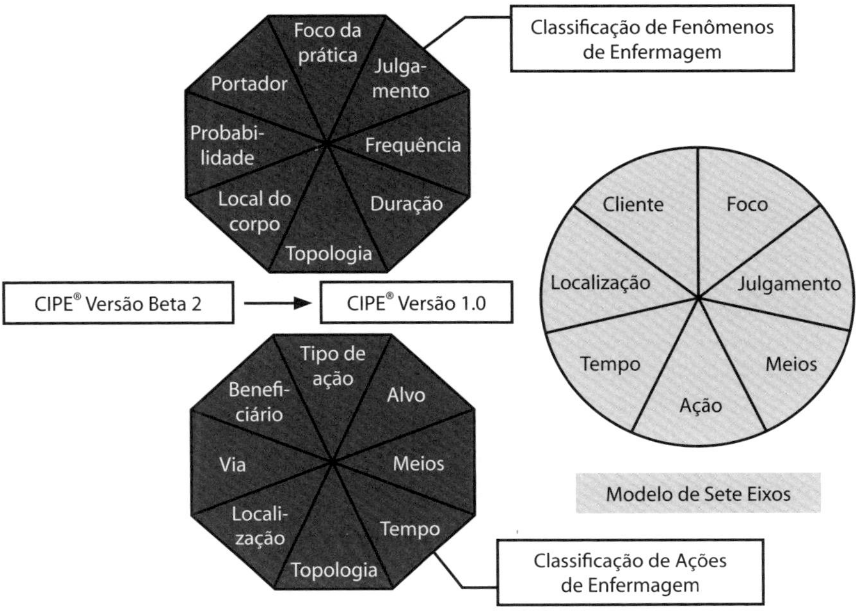

Figura 2 Da CIPE® Versão Beta 2 para o Modelo dos Sete Eixos da Versão 1.0.
Fonte: International Council of Nurses.[7]

Quadro 2
Eixos da CIPE® Versão 1.0

Eixo	Definição	Exemplos de termos
Foco	Área de atenção relevante para a enfermagem	Dor – Eliminação – Expectativa de vida – Conhecimento
Julgamento	Opinião clínica ou determinação relacionada ao foco da prática de enfermagem	Risco de – Aumentado – Interrompido – Melhorado
Meios	Maneira ou método de executar uma intervenção	Bandagem – Cateter urinário – Técnica de respiração
Ação	Processo intencional aplicado a, ou desempenhado por um cliente	Promover – Encorajar – Entrevistar – Aliviar
Tempo	O momento, período, instante, intervalo ou duração de uma ocorrência	Admissão – Período Pré-natal – Intermitente
Localização	Orientação anatômica ou espacial de um diagnóstico ou intervenções	Anterior – Cavidade torácica – Creche – Hospital-dia
Cliente	Sujeito a quem o diagnóstico se refere e que é o beneficiário de uma intervenção de enfermagem	Criança – Pai – Família – Comunidade

Fonte: International Council of Nurses.[7]

gem. Os *Catálogos CIPE®* podem originar dados a serem usados para apoiar e melhorar a prática clínica, o processo de tomada de decisão, a pesquisa e a formação profissional. Além disso, têm o potencial de contribuir para a expansão do uso da CIPE® no âmbito mundial, uma vez que permitem focalizar as variações culturais e linguísticas, locais, regionais e nacionais; os conjuntos de afirmativas de diagnósticos/resultados e intervenções de enfermagem neles contidos podem ser usados em qualquer país em que se tenha traduzido a CIPE®, pois os códigos para essas afirmativas são sempre os mesmos.[9-12]

É possível o acesso a *Catálogos CIPE®* já aprovados no portal eletrônico do CIE (<http://www.icn.ch/what-we-do/icnp-download/>). Além de dois *Catálogos* contendo os termos pré-coordenados de diagnósticos/resultados e de intervenções de enfermagem da CIPE®, há outros, focalizando temas específicos, já disponíveis para uso e validação clínica: adesão ao tratamento, cuidado de crianças com HIV e AIDS, cuidados paliativos, enfermagem comunitária, enfermagem em desastres naturais, indicadores de resultados de enfermagem, manejo da dor pediátrica e cuidado de enfermagem no pré-natal.

Há, ainda, outros tipos de *Catálogos CIPE®*,* como as tabelas de equivalência entre afirmativas de diagnósticos/resultados e intervenções de enfermagem da CIPE® e da SNOMED-CT (*Systematized Nomenclature of Medicine Clinical Terms*); e a tabela de equivalência entre os diagnósticos de enfermagem da CIPE® e a Classificação de Cuidados Clínicos (CCC) de Virgínia Saba.

No portal eletrônico do CIE também é possível o acesso a versões preliminares de *Catálogos CIPE®* ainda em desenvolvimento: cuidados a clientes pediátricos hospitalizados, cuidados especiais em creche, cuidados pós-operatórios a pessoas com artroplastia total do quadril, prevenção de úlcera por pressão e saúde mental de adultos hospitalizados.

Em 2008, entendendo a importância de promover a inserção de dados de enfermagem nos sistemas de informação em saúde, o CIE divulgou o *Guia para desenvolvimento de Catálogos CIPE®*. Entre as recomendações constantes nesse *Guia*, destaca-se que, durante o processo de desenvolvimento de um *Catálogo CIPE®*, ao serem propostos novos conceitos (afirmativas preestabelecidas de diagnósticos/resultados e de intervenções de enfermagem), estes devem ser submetidos para análise da possibilidade de inserção na CIPE®. Também podem ser encaminhados para análise conceitos já constantes na CIPE®, quando há sugestão de alguma mudança (acréscimo ou retirada) em seu conteúdo ou a recomendação de sua desativação.[12]

Uma das grandes metas da construção da CIPE® é que seu uso possa prover o intercâmbio de dados entre populações, ambientes de prestação de cuidado, linguagens e lugares geográficos distintos. Os *Catálogos CIPE®* podem facilitar o alcance dessa meta. Ressalte-se ainda que, com a possibilidade de elaboração de enunciados de diagnósticos, intervenções e resultados de enfermagem, a CIPE® passou a se caracterizar, além de **combinatória**, como uma **terminologia enumerativa**. Além dos **conceitos primitivos**, dispostos no Modelo de Sete Eixos, a Versão 1.0 já previa a elaboração de **conceitos pré-coordenados** – de diagnósticos/resultados e de intervenções de enfermagem.

Após a Versão 1.0, em 2005, mais seis versões da CIPE® foram divulgadas até o momento: a Versão 1.1 (em 2008), a Versão 2.0 (em 2009), a Versão 2011, a Versão 2013, a Versão 2015 e, mais recentemente, por ocasião do Congresso do CIE ocorrido em Barcelona, na Espanha, a Versão 2017. Nessas versões, mantém-se a representação multiaxial (Modelo de Sete Eixos) para organizar os conceitos primitivos do domínio da enfermagem

* Observe-se que há diferentes **tipos** de Catálogos CIPE® disponibilizados no portal eletrônico do CIE: Mapeamento Cruzado entre Terminologias (*Terminology Cross-mapping*), Subconjunto Terminológico (*Terminology Subset*), Conjunto de Dados Mínimos de Enfermagem (*Nursing Minimum Data Set*) e Tabela de Equivalência (*Equivalency Table*).

e, além disso, apresentam-se conjuntos de conceitos pré-coordenados, de diagnósticos/resultados e de intervenções de enfermagem, para facilitar a elaboração de *Catálogos CIPE®*.

A Figura 3 demonstra a progressão do número total de conceitos da CIPE®, entre 2005 e 2017. Como se pode visualizar, este é um processo contínuo em que, progressivamente, se contará com um número maior de termos adicionados à CIPE®, para uma representação cada vez mais completa do domínio de atuação da enfermagem.

Em relação aos conceitos da CIPE®, o que se tem observado é que, à medida que aumenta o número de *conceitos pré-coordenados* (diagnósticos/resultados e intervenções de enfermagem), tem diminuído a participação percentual de *conceitos primitivos*, inseridos no Modelo de Sete Eixos. Em 2005, quando foi divulgada a Versão 1.0, a participação percentual de *conceitos primitivos* era de 83%, passando para 55,7% na Versão 2017. Por seu turno, a participação percentual de *conceitos pré-coordenados* era de 17% na Versão 1.0, passando a 44,3% na Versão 2017.

Vale ressaltar que, desde a Versão 2015 da CIPE®, 10 termos, por seu caráter de abstração, e tendo em vista que a partir deles se organizam os outros termos da classificação, passaram a constituir um grupo denominado de *Conceitos organizadores* (*Organizing Concepts* – OC). São eles: Intervenção; Intervenção em Processo Não Corporal e em Processo Não Psicológico; Intervenção em Processo Corporal; Intervenção em Processo Psicológico; Diagnóstico e Resultado; Diagnóstico e Resultado, Melhorados; Diagnóstico e Resultado, Negativos; Diagnóstico e Resultado Não Corporal e Não Psicológico; Diagnóstico e Resultado, Positivos; Diagnóstico e Resultado de Processo Psicológico.

A nova versão contém 4.326 termos distribuídos entre 10 Conceitos organizadores, 1.915 Conceitos pré-coordenados (relativos a diagnósticos/resultados e intervenções de enfermagem) e 2.401 Conceitos primitivos. A Tabela 1 ilustra a distribuição de conceitos na Versão 2017.

Entre as principais novidades da CIPE® Versão 2017, enumeram-se:

1. **Inclusão** de 114 novos conceitos: 91 conceitos pré-coordenados (47 diagnósticos/resultados de enfermagem e 44 intervenções de enfermagem) e 23 conceitos primitivos (22 no eixo Foco e 1 no eixo Meios).
2. **Alteração editorial** (exceto no código) em 25 conceitos, a maioria das quais na grafia (18 – 72%, como *Dyspnea*, alterado para ***Dyspnoea***; *Instruction Material*, alterado para ***Instructional*** *Material*; etc). Em sete (28%), as alterações editoriais visavam corrigir imprecisões conceituais: Problema Ambiental (DE/RE), Nível de Gli-

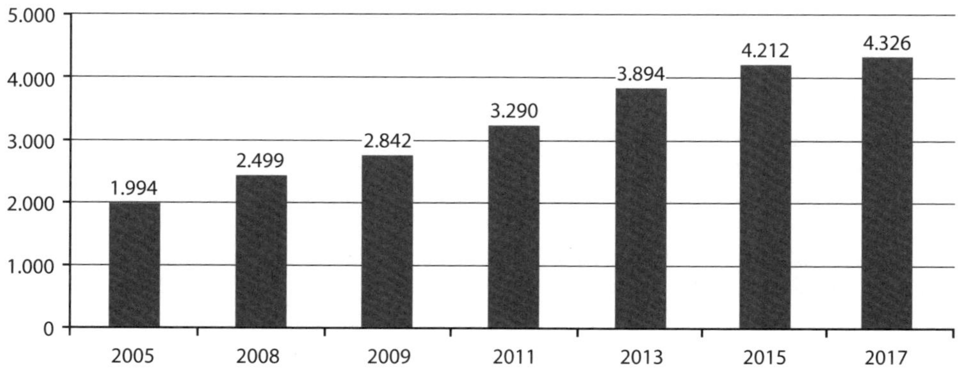

Figura 3 Evolução do número total de conceitos da CIPE®, por versão divulgada, 2005 a 2017.
Fonte: Garcia e colaboradores,[13] atualizado com dados da Versão 2017.

TABELA 1
Distribuição e número de ocorrências de conceitos da CIPE® Versão 2017 (n=4.326)

Conceitos da CIPE® Versão 2017	Número de ocorrências
Conceitos organizadores	**10**
Conceitos pré-coordenados	**1.915**
Diagnósticos/Resultados de enfermagem	852
Intervenções de enfermagem	1.063
Conceitos primitivos	**2.401**
Foco	1.418
Julgamento	45
Ação	232
Localização	259
Meios	346
Tempo	69
Cliente	32
Total	4.326

Fonte: Planilha de termos da CIPE® Versão 2017, recebida do CIE em 05 abr. 2017, para tradução.

cose Sanguínea, nos Limites Normais (DE/RE), Cateterizar Bexiga Urinária (IE), Executar Desimpactação Fecal (IE), Orientar sobre Técnica de Desimpactação Fecal (IE), Técnica de Desimpactação Fecal (M) e Impactação Fecal (F)..

3. **Inativação** de quatro conceitos, com os respectivos códigos: 10028044 – Função do Sistema Imunológico, Eficaz; 10040670 – Bom Humor; 10038448 – Manejo (Controle) da Doença, por si próprio; e 10038453 – Manejo (Controle) do Sintoma, por si próprio.
4. **Reposição/Realocação** de três dos conceitos inativados, que receberam novos códigos: 10047471 – Função do Sistema Imunológico, Eficaz; 10050015 - Bom Humor; 10046844 – Manejo (Controle) da Doença, por si próprio.

Esses são aspectos que interessam especialmente a desenvolvedores de sistemas de informação, e a que somente se tem acesso ao fazer o *download* da versão completa da CIPE®, o que inclui planilhas específicas para cada caso mencionado.

PROGRAMA CIPE®

Desde o lançamento da Versão Alfa, há 21 anos, várias pesquisas e experiências de aplicação da CIPE® na prática profissional estão em andamento, no âmbito mundial. No ano de 2000, o CIE formalizou o *Programa CIPE®*, vinculando-o à área de *Prática Profissional*, que, à época, junto com a área de *Regulação* e a de *Bem-Estar Socioeconômico*, constituíam os Pilares de atuação do Conselho. Atualmente, por considerar as políticas de ação que desenvolve para promover o avanço da enfermagem, das(os) enfermeiras(os) e da saúde; as parcerias que estabelece; o apoio ativo a ideias ou causas específicas; o desenvolvimento de lideranças; a formação de redes de trabalho; a promoção de congressos e a elaboração de projetos especiais, o CIE identificou três áreas-chave, que passou a denominar como seus Pilares de atuação – a área de *Projetos*, a de *Política de Enfermagem* e a de *Advocacy*. Mais recentemente, foram acrescentadas as áreas de *Educação* e de *Eventos*.*

* Disponível em: < http://www.icn.ch/what-we-do/what-we-do/> Acesso em: 20 jul. 2017.

Na área de *Projetos*, que nos interessa mais de perto, estão incluídos: o Desenvolvimento de Liderança; o Fundo Educacional para Crianças do Sexo Feminino (ou para Meninas); a Biblioteca Móvel; os Centros de Bem-Estar para Trabalhadores de Atenção à Saúde; e, por fim, o *e-Health*, em cujo âmbito está inserido o *Programa CIPE®*.

Em seus aspectos organizativos, o *Programa CIPE®* envolve três componentes – pesquisa e desenvolvimento; manutenção e operações; disseminação e educação –, os quais, atuando de modo articulado, dão sustentação ao *Ciclo de vida da terminologia* (Figura 4). Cada componente envolve múltiplos processos e requer diferentes ferramentas para realizar as tarefas e gerar os produtos que lhes são próprios.[8,9]

No componente *Pesquisa e Desenvolvimento*, os estudos sobre a CIPE® envolvem a validação de conceitos, abrangência e ampliação de seu conteúdo, análises semânticas, aplicação e utilidade prática,[8,9] entre outros, que representam uma importante fonte para o desenvolvimento e fortalecimento da terminologia.

Em *Manutenção e Operações*, componente essencial do ciclo de vida da CIPE®, tem-se dado atenção à prática baseada em evidências; à melhoria constante da qualidade do conteúdo e à conformação com os padrões internacionais para desenvolvimento de terminologias.[8,9] Os processos envolvidos nesse componente orientam a revisão de conteúdo e o lançamento de novas versões, em que se busca a inserção de conteúdos que reflitam mudanças ocorridas na prática de enfermagem e/ou uma melhor compreensão de termos já constantes, bem como a adição de termos que preencham lacunas existentes e a remoção de termos redundantes ou desatualizados, além de assegurar que a CIPE® seja/esteja compatível com o desenvolvimento da ciência de enfermagem, das ciências da classificação e da informática e do cuidado de saúde.

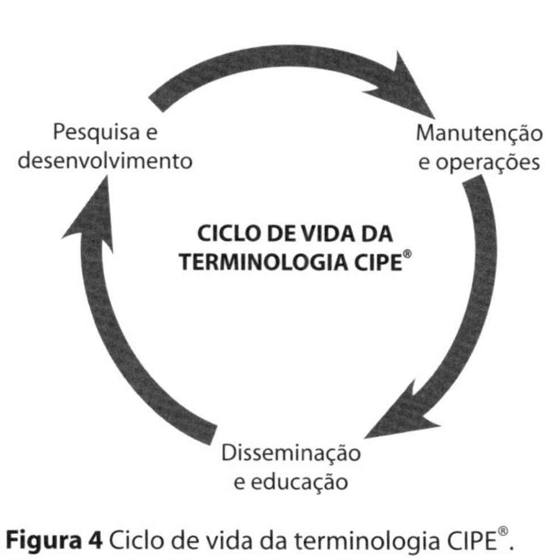

Figura 4 Ciclo de vida da terminologia CIPE®.
Fonte: International Council of Nurses.[8]

Em relação ao componente *Disseminação e Educação*, considera-se que somente se avalia o potencial e a qualidade de uma terminologia, como de qualquer outra tecnologia de informação, a partir da familiaridade que se demonstre ter com sua aplicação no sistema de atenção à saúde,[8,9] isto é, com seu uso na prática profissional, seja por meio do registro em prontuários eletrônicos ou em sistemas manuais de informação. Para isso, considera-se necessário que se esteja atento às recomendações do CIE para a elaboração de afirmativas de diagnósticos/resultados e intervenções de enfermagem, foco do item abordado mais adiante.

Em 2003, como parte da tarefa de coordenar a disseminação e utilização da CIPE®, entre outras atividades relacionadas ao *Ciclo de vida da terminologia*, o CIE começa a desenvolver, por intermédio do Programa CIPE®, a ideia de acreditação de *Centros para Pesquisa e Desenvolvimento da CIPE®*, dando-se particular atenção ao processo de submissão de propostas, critérios para avaliação, escopo de trabalho e responsabilidades desses Centros.[14]

Um *Centro CIPE® Acreditado pelo CIE* é uma Instituição, Faculdade, Departamento, Associação Nacional ou grupo semelhante, que preenche os critérios do CIE para ser designado como Centro para Pesquisa e Desenvolvimento da CIPE®. Esses Centros são considerados elementos importantes não somente para o desenvolvimento da profissão, mas também para a produção de informação e conhecimento com potencial para influenciar a enfermagem nos anos futuros. Nesse contexto, ressalta-se a visão da CIPE®

como parte integral da infraestrutura global de informação sobre as políticas e práticas de cuidado à saúde.[15]

Cada Centro CIPE® identifica suas especificidades de trabalho (tradução, validação, aplicação, identificação de novos termos para inserção na CIPE®, etc.), espaço geográfico de atuação (local, regional, nacional, interinstitucional, etc.) ou âmbito de organização (área de especialização, experiência em pesquisa, etc.). Trabalhando em seus próprios projetos e, ao mesmo tempo, comunicando-se entre si, constituem o *Consórcio de Centros CIPE®*, fortalecendo a enfermagem, seja no âmbito local, regional ou global.[15]

Há, hoje,* quinze *Centros CIPE® Acreditados pelo CIE* em todo o mundo, assim distribuídos: três na América do Norte, estando um deles localizado nos Estados Unidos e dois no Canadá; dois na América do Sul, um localizado no Chile e um no Brasil; seis na Europa, sendo um sediado em Berlim, um na Polônia, um na Itália, um em Portugal, um na Irlanda e um na Noruega; três na Ásia, estando um no Irã, um na Coreia e um em Singapura; e um na Oceania, localizado na Austrália. São eles:

1. Centro Chileno para Pesquisa e Desenvolvimento da CIPE®, localizado no Departamento de Enfermagem da Universidade de Concepción, Chile.
2. Centro Coreano para Pesquisa e Desenvolvimento da CIPE®, localizado na Faculdade de Enfermagem da Universidade Nacional de Seul.
3. Centro de Enfermagem em Desastres do Programa de Pesquisa da Universidade Flinders, localizado em Adelaide, Austrália.
4. Centro do Grupo de Língua Alemã de Usuários da CIPE®, sediado em Berlim, é composto pelas Associações Nacionais de Enfermagem da Áustria, Alemanha e Suíça, e por três grupos de usuários da CIPE® desses países.
5. Centro Franco-Canadense para Pesquisa e Desenvolvimento da CIPE®, localizado na Escola de Enfermagem da Universidade Sherbrooke, em Quebec, Canadá.
6. Centro Italiano para Pesquisa e Desenvolvimento da CIPE®, localizado na Unidade de Pesquisa em Enfermagem do Departamento de Saúde Pública e Doenças Infecciosas da Universidade Sapienza de Roma.
7. Centro Norueguês para Pesquisa e Desenvolvimento da CIPE®, localizado no Departamento de Ciência da Saúde e Enfermagem da Universidade de Agder, Kristiansand, Noruega.
8. Centro para Descoberta de Conhecimento sobre Dados Mínimos de Enfermagem da Escola de Enfermagem da Universidade de Minnesota, Estados Unidos.
9. Centro para Pesquisa e Desenvolvimento da CIPE® da Associação Iraniana de Enfermagem, localizado em Teerã, no Irã.
10. Centro para Pesquisa e Desenvolvimento da CIPE® da RNAO, localizado em Ontário, no Canadá, e vinculado à Associação de Enfermeiras(os) Registradas(os) de Ontário (*Registered Nurses' Association of Ontario – RNAO*).
11. Centro para Pesquisa e Desenvolvimento da CIPE® da Universidade Federal da Paraíba, vinculado ao Programa de Pós-Graduação em Enfermagem, da Universidade Federal da Paraíba, Brasil.
12. Centro para Pesquisa e Desenvolvimento da CIPE® da Universidade Médica de Łódź, Polônia.
13. Centro para Pesquisa e Desenvolvimento de Sistemas de Informação da Escola de Enfermagem do Porto, Portugal.
14. Grupo de Usuários da CIPE® da Escola de Enfermagem e Ciências Humanas da Universidade da Cidade de Dublin, Irlanda.
15. Programa de Pesquisa em Enfermagem Salutogênica (SUN), localizado no Centro de Estudos de Enfermagem Alice Lee (ALCNS), Escola de Medicina Yong Loo Lin (NUSMed) da Universidade Nacional de Singapura (NUS).

* Disponível em: < http://www.icn.ch/what-we-do/icn-accredited-centres-for-icnpr-research-a-development/>. Acesso em 20 jul. de 2017.

Entre as *vantagens* de ser um Centro CIPE® acreditado pelo CIE incluem-se o reconhecimento internacional, as oportunidades de colaboração como membro do *Consórcio de Centros CIPE®* e a possibilidade de participar na tomada de decisão sobre assuntos que focalizam o desenvolvimento e disseminação da CIPE®. Entre as *obrigações* estão as de ser coerente com a missão global do CIE e com a visão e metas estratégicas estabelecidas para a CIPE®.[14,15]

ELABORAÇÃO DE AFIRMATIVAS DE DIAGNÓSTICOS/RESULTADOS E INTERVENÇÕES DE ENFERMAGEM

Desde a Versão 1.0, divulgada em 2005, as orientações para a construção de afirmativas de diagnósticos/resultados e intervenções de enfermagem estiveram baseadas nos termos do Modelo de Sete Eixos da CIPE® e, particularmente, na ISO 18104, da Organização Internacional para Padronização (*International Organization for Standardization*). À época, eram aplicadas as orientações da primeira edição dessa norma, a ISO 18104:2003, que objetivava "[...] estabelecer um modelo de terminologia de referência de enfermagem coerente com as metas e objetivos de outros modelos específicos de terminologia em saúde, de modo a fornecer um modelo de referência em saúde mais unificado".[16]

Segundo análise de Marin e colaboradores,[17] a finalidade da ISO 18104:2003 era harmonizar as várias terminologias usadas pela(os) enfermeiras(os) para a documentação de dados dos pacientes, por se entender que uma terminologia de referência facilitaria o mapeamento dos termos de enfermagem com outras terminologias de saúde, promovendo-se, desse modo, a integração dos registros de enfermagem aos sistemas de informação em saúde.

A aplicação da ISO 18104:2003 foi essencial para o desenvolvimento e padronização da CIPE®, e para que as(os) enfermeiras(os) desenvolvessem diagnósticos/resultados e intervenções de enfermagem necessários à prática cotidiana. Ressalte-se que o principal objetivo daquela norma ainda continua válido, especialmente no que diz respeito ao apoio à comunicação interdisciplinar. Entretanto, no período de 2008-2009, essa norma passou por um processo de revisão, de que participaram peritos, representantes de países membros da ISO e representantes da indústria e de organizações da enfermagem.[18]

A segunda edição da norma, aprovada em 2014, aborda as conclusões e recomendações feitas durante uma revisão abrangente da primeira edição. Atendendo as recomendações, duas categorias redundantes foram removidas (*dimensão e recipiente do cuidado*), além de terem sido feitas outras alterações, tanto para corrigir erros identificados no decorrer da aplicação da versão anterior, como para esclarecer e atualizar definições de termos. A nova edição define estruturas categoriais de expressões terminológicas para representar diagnósticos de enfermagem e ações de enfermagem, de modo a estar em conformidade com os processos correntes de desenvolvimento de terminologias, e para refletir a prática contemporânea da enfermagem.[18]

Estrutura categorial para representar diagnósticos de enfermagem

Na ISO 18104:2014, um *diagnóstico de enfermagem* é considerado um "título atribuído a um achado, evento, situação ou outro aspecto de saúde, resultantes de uma coleta de dados (*assessment*), para indicar que são considerados pela(o) enfermeira(o) e pelo sujeito do cuidado como merecedores de atenção."[18] A Figura 5 contém uma representação gráfica da estrutura categorial para diagnósticos de enfermagem.

Uma afirmativa diagnóstica de enfermagem pode ser expressa como um *julgamento* sobre um *foco* (p.ex.: mobilidade limitada, nutrição deficitária), ou como uma expressão simples de um *achado clínico* representando um estado alterado, um processo alterado, uma estrutura alterada, uma função alterada ou um comportamento alterado que se observou em um sujeito do cuidado (p.ex.: ferida, náusea, dor e depressão). Para o primeiro tipo de expressão (*julgamento* sobre um *foco*), são obrigatórios um descritor para *julgamento* e um descritor para o *foco*. O *foco* pode ser qualificado, ainda, pelo *lugar* em que ocorre (p.ex.: integridade tissular do calcanhar esquerdo).[18]

A afirmativa diagnóstica de enfermagem pode ter um potencial associado, indicando que há um *risco de* ou *chance de* ocorrência de um diagnóstico de enfermagem. Um *risco* é um *potencial* para ocorrência de um diagnóstico negativo (p.ex.: risco de depressão, risco de úlcera por pressão); uma *chance* (ou oportunidade) é um *potencial* para ocorrência de um diagnóstico positivo (p.ex.: chance de peso corporal reduzido, chance de interação social melhorada). Uma afirmativa diagnóstica de enfermagem também pode estar associada a um *sujeito da informação* que não seja o *sujeito do registro* (normalmente, o paciente) – p.ex.: estresse do cuidador, competências parentais pobres. Uma afirmativa diagnóstica de enfermagem pode ser qualificada por *grau* (leve, moderado, severo – p.ex.: ansiedade moderada, dor severa), *curso clínico* (agudo, crônico, súbito – p.ex.: infecção aguda, redução súbita no peso corporal) e *tempo* (p.ex.: náusea matinal).[18]

Estrutura categorial para representar ações de enfermagem

Na ISO 18104:2014, *ação de enfermagem* é considerada, de modo geral, como "atos intencionais aplicados a um ou mais alvos, por meio de uma ação." Mais particularmente, o termo é entendido como "atos realizados por uma(um) enfermeira(o), ou sob sua orientação, com a intenção de, direta ou indiretamente, melhorar ou manter a saúde de uma pessoa, grupo ou população."[18]

Na norma em tela, ressalta-se que o termo *intervenção de enfermagem* às vezes

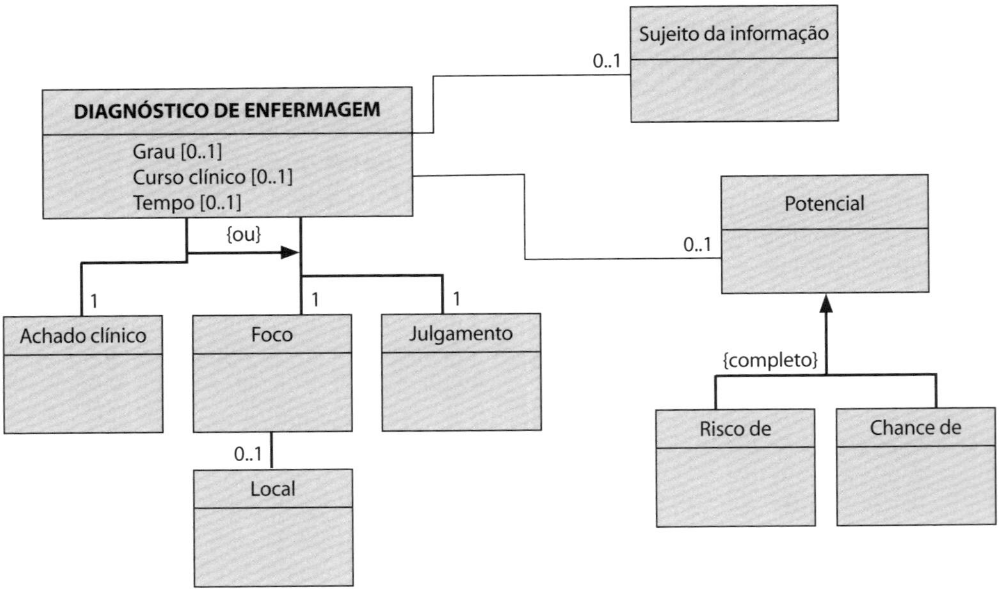

Figura 5 Estrutura categorial para representar diagnósticos de enfermagem.

Fonte: Traduzida e reproduzida da ISO 18104:2014,[18] mediante autorização expressa da Associação Brasileira de Normas Técnicas – ABNT.

é usado como sinônimo de *ação de enfermagem*. Citam como exemplos: a CIPE®, em que se define *ação de enfermagem* como o "desempenho de enfermeiras(os) na prática" e *intervenção de enfermagem* como "uma ação realizada em resposta a um diagnóstico de enfermagem, com a finalidade de produzir um resultado de enfermagem"; a Classificação de Cuidados Clínicos, de Virgínia K. Saba, em que *intervenção de enfermagem* é definida como "uma ação de enfermagem, um tratamento, um procedimento, atividade ou serviço, designado a atingir um resultado para um diagnóstico médico ou de enfermagem, pelo qual a(o) enfermeira(o) é responsável"; e a Classificação de Intervenções de Enfermagem (Nursing Interventions Classification – NIC), que define o termo intervenção de enfermagem como "qualquer tratamento, baseado no julgamento clínico e no conhecimento, realizado por uma(um) enfermeira(o) para melhorar os resultados obtidos pelo paciente/cliente". Concluem que esses exemplos não abrangem, explicitamente, ações de coleta de dados (*assessment*) ou de avaliação, considerados componentes-chave da prática profissional e incluídos nos registros de enfermagem. Do mesmo modo, não incluem o planejamento da assistência e de outras atividades de coordenação de cuidado. Por essas razões, justificam que, na ISO 18104:2014, o termo *ação de enfermagem* é usado "para incluir a coleta de dados (*assessment*), avaliação e planejamento de ações, bem como intervenções mais diretas a exemplo de *cuidar de, administrar, remover, orientar, alimentar, executar*", entre outros.[18]

A Figura 6 contém uma representação gráfica da estrutura categorial para ações de enfermagem.

A afirmativa de uma *ação de enfermagem* deve conter um descritor para *ação* e, no mínimo, um descritor para *alvo*, ou seja, a entidade que é afetada pela ação (p.ex.: remover curativo da ferida, em que a *ação* remover tem como *alvo* o curativo da ferida). A exceção é quando o único *alvo* é o *sujeito do registro* e inerente à expressão, quando não há necessidade de incluí-lo.[18]

As afirmativas de *ações de enfermagem* podem ser qualificadas por *meios* (p.ex.: alimentar com colher, em que a *ação* alimentar tem como *meio* a colher), *via* (p.ex.: administrar insulina subcutânea, em que a *ação* administrar insulina tem como *via* a subcutânea) e *tempo* (p.ex.: administrar antieméticos antes das refeições, em que a *ação* administrar antieméticos tem, como *tempo* em que deve ocorrer, o período que antecede as refeições). A categoria *lugar* deve ser usada na elaboração de afirmativas de ações de enfermagem para especificar melhor a posição de um alvo (p.ex.: remover o curativo da ferida, em que a *ação* remover o curativo tem, como *local* da remoção, a ferida).[18]

Resultados de enfermagem

Desde a Versão Alfa, divulgada em 1996, o CIE tem se referido à CIPE® como uma terminologia padronizada, que nomeia, classifica e vincula fenômenos que descrevem a prática de enfermagem: o que a enfermagem faz (intervenções de enfermagem), face ao julgamento sobre determinadas necessidades humanas e sociais (diagnósticos de enfermagem), para produzir resultados sensíveis às intervenções de enfermagem (resultados de enfermagem).[3,7] Nas versões Beta e Beta 2, *resultado de enfermagem* foi definido como "a medida ou o estado de um diagnóstico de enfermagem em pontos no tempo, após uma intervenção de enfermagem".[5]

Esse entendimento parece estar ratificado na ISO 18104:2014, em que um *resultado de enfermagem* é definido como "um julgamento que identifica a extensão da mudança em um achado clínico ou diagnóstico de enfermagem, ou o alcance de metas/resultados esperados". Estão descritos na norma três padrões para elaboração de afirmativas de resultados de enfermagem.[18] São eles:

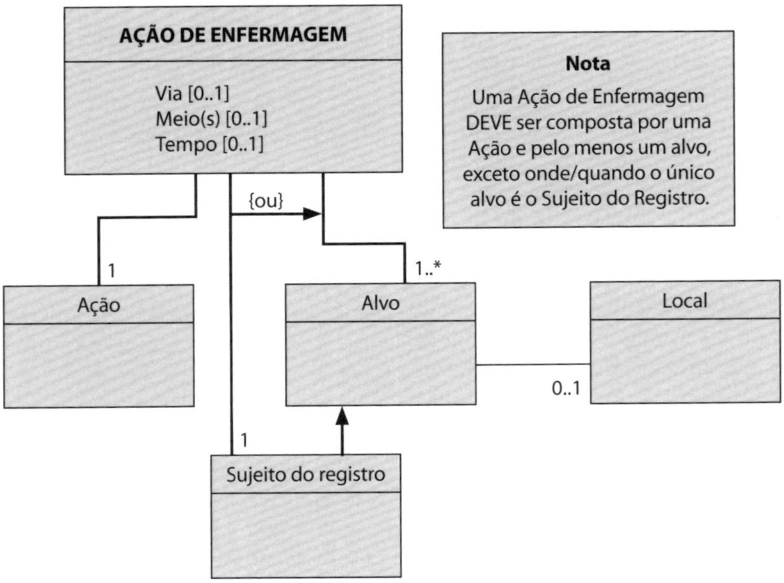

Figura 6 Estrutura categorial para representar ações de enfermagem.
Fonte: Traduzida e reproduzida da ISO 18104:2014,[18] mediante autorização expressa da Associação Brasileira de Normas Técnicas – ABNT.

a) Mudança/ausência de mudança em um achado clínico mensurado ou observado antes e após uma ação de enfermagem.

   Exemplo
   - Primeiro achado clínico: *dorme 2-3 horas por noite*
   - Segundo achado clínico: *dorme 6 horas por noite*
   - Resultado: *padrão de sono melhorado*

b) A medida ou o estado de um diagnóstico de enfermagem em pontos no tempo, após uma intervenção de enfermagem.

   Exemplo
   - Primeiro diagnóstico: *sono extremamente alterado*
   - Segundo diagnóstico: *sono moderadamente alterado*
   - Resultado: *padrão de sono melhorado*

c) Alcance ou progresso em relação a uma meta/resultado esperado, identificados pela mudança/ausência de mudança em um achado clínico mensurado ou observado antes e após uma ação de enfermagem.

   Exemplo
   - Meta: *dormir ao menos 5 horas por noite*
   - Achado clínico após intervenção: *dorme 6 horas por noite*
   - Resultado: *meta alcançada*

Os padrões descritos indicam que a estrutura categorial descrita na norma ISO 18104:2014 para representar diagnósticos de enfermagem (incluindo achados clínicos) é suficiente para orientar a representação de metas e resultados de enfermagem esperados, de modo que não é necessário o desenvolvimento de uma estrutura categorial específica para resultados de enfermagem, uma das recomendações que foram apresentadas na revisão da primeira edição dessa norma.[18]

CONSIDERAÇÕES FINAIS

O CIE assumiu a tarefa de coordenar a construção da CIPE® por entendê-la como um instrumento de informação para descrever a prática da enfermagem; prover dados que identifiquem a contribuição da enfermagem na atenção à saúde; promover avanços nos campos de prática profissional, por meio de sua aplicação na assistência, educação, pesquisa e gerência de enfermagem.

A CIPE® foi planejada para ser parte integral da infraestrutura global de informação, fornecendo dados sobre as práticas e as políticas de atenção à saúde, de sorte a melhorar a atenção à clientela, no âmbito mundial. Desse modo, caracteriza-se como um instrumento que facilita a comunicação da(o)s enfermeira(o)s entre si, com outros profissionais de saúde e com os formuladores de políticas relacionadas à saúde e à formação de recursos humanos.

Em sua evolução, a CIPE® tem demonstrado ser uma tecnologia de informação que, durante a execução do Processo de Enfermagem, facilita o raciocínio clínico e a documentação padronizada do cuidado prestado ao paciente pelo profissional de enfermagem, seja em prontuários eletrônicos ou em sistemas manuais de registros. Os dados e as informações resultantes dessa documentação podem ser usados na elaboração de políticas de saúde e de educação em enfermagem; no planejamento e gerenciamento do cuidado de enfermagem; e na análise do impacto que as ações de enfermagem exercem sobre as condições de saúde e bem-estar das pessoas.

Entretanto, como já afirmado, a aplicação deliberada e, sobretudo, a documentação padronizada do Processo de Enfermagem não são consenso no meio profissional. Para a Enfermagem, o descaso com o registro do processo de cuidado no prontuário do paciente ou em outros documentos próprios da Enfermagem pode resultar, por um lado, em ausência de visibilidade e de reconhecimento profissional e, por outro, em obstáculo para o avanço da ciência de Enfermagem. Faz-se necessário, pois, que as(os) enfermeiras(os) utilizem o conhecimento teórico-prático e os instrumentos, métodos e processos específicos da área, ao ensinar, ao pesquisar, na gerência e na execução do cuidado de enfermagem, buscando a excelência das ações, as suas e as de sua equipe, para alcançar a principal finalidade da profissão – prestar um cuidado digno, sensível, competente e resolutivo, que contribua para a solução, para o alívio ou para a prevenção de problemas de saúde, promovendo modos saudáveis de vida para as pessoas.

REFERÊNCIAS

1. Garcia TR, Nóbrega MML. Classificação Internacional para a prática de enfermagem: inserção brasileira no projeto do Conselho Internacional de Enfermeiras. Acta Paul Enferm. 2009;22(Esp):875-9.
2. International Council of Nurses. Nursing's next advance: an International Classification for Nursing Practice (ICNP). Geneva: ICN; 1993.
3. International Council of Nurses. The International Classification for Nursing Practice: a unifying framework – The Alpha Version. Geneva: ICN; 1996.
4. Garcia TR, Cubas MR, Almeida MA. Resultados de enfermagem. In: Garcia TR, Egry EY. Integralidade da atenção no SUS e sistematização da assistência de enfermagem. Porto Alegre: Artmed; 2010. p. 127-34.
5. International Council of Nurses. International Classification for Nursing Practice: ICNP®. Beta 2. Geneva: ICN; 2001.
6. Garcia TR. Aplicabilidade da CIPE® na atenção de enfermagem em saúde materna. Proenf Saúde Materna e Neonatal. 2013;4(2):9-52.
7. International Council of Nurses. International Classification for Nursing Practice: ICNP®. Version 1.0. Geneva: ICN; 2005.
8. International Council of Nurses. International Classification for Nursing Practice: ICNP®. Version 2. Geneva: ICN; 2009.
9. Coenen A, Kim TY. Development of terminology subsets using ICNP®. Int J Med Informatics. 2010;79(7):530-8.
10. International Council of Nurses. Nurse experts needed for ICNP® catalogue review. ICNP® Bulletin [Internet]. 2007 [capturado em 23 jul. 2014];7(1). Disponível em: http://www.icn.ch/images/stories/documents/news/bulletins/icnp/ICNP_Bulletin_June_2007_eng.pdf

11. Bartz C, Coenen A, Hardiker N, Jansen K. (2007). ICNP® Catalogues. In Oud N, Sheerin F, Ehnfors M, Sermeus W, editors. ACENDIO 2007: proceedings of the 6th European Conference of ACENDIO; Amsterdam: Oud Consultancy; 2007. p. 256-258.
12. International Council of Nurses. Guidelines for ICNP® catalogue development. Geneva: ICN; 2008 [capturado em 04 abr. 2016]. Disponível em: http://www.icn.ch/images/stories/documents/programs/icnp/icnp_catalogue_development.pdf
13. Garcia TR, Bartz CC, Coenen A. CIPE®: uma linguagem padronizada para a pratica professional. In: Garcia TR, organizadora. Classificação Internacional para a Prática de Enfermagem – CIPE®: aplicação à realidade brasileira. Porto Alegre: Artmed; 2015. p. 24-36.
14. Garcia TR, Nóbrega MML. Centros para Pesquisa e Desenvolvimento da CIPE®. In: Garcia TR, organizadora. Classificação Internacional para a Prática de Enfermagem – CIPE®: aplicação à realidade brasileira. Porto Alegre: Artmed; 2015. p. 39-47.
15. International Council of Nurses. ICN Accredited Centres for ICNP® Research and Development: guidelines for application and re-accreditation. Geneva: ICN; 2013.
16. International Organization for Standardization. Health informatics: integration of a reference terminology model for nursing (ISO/FDIS 18104:2003). Geneva: ISO; 2003.
17. Marin HF, Peres HHC, Dal Sasso GTM. Análise da estrutura categorial da Norma ISSO 18104 na documentação em Enfermagem. Acta Paul Enferm. 2013;26(3):299-306.
18. International Organization for Standardization. Health Informatics: categorial structures for representation of nursing diagnoses and nursing actions in terminological systems (ISO/FDIS 18104:2014). Geneva: ISO; 2014.

CIPE® VERSÃO 2017

Tradução: Telma Ribeiro Garcia

CONCEITOS ORGANIZADORES

CONCEITOS ORGANIZADORES (CO - 10 CONCEITOS)

Termos que, por seu caráter de maior abstração, estabelecem as bases para a disposição dos outros termos na classificação.

Versão	Código	Eixo	Termo	Definição
1	**10016446**	CO	Diagnóstico e Resultado	Fenômeno Relativo a Diagnóstico e a Resultado
3	**10034445**	CO	Diagnóstico e Resultado de Processo Psicológico	Processo Psicológico
3	**10034432**	CO	Diagnóstico e Resultado Não Corporal e Não Psicológico	Fenômeno Relativo a Diagnóstico e Resultado
2	**10029388**	CO	Diagnóstico e Resultado, Melhorados	Diagnóstico e Resultado, Negativos
1	**10016467**	CO	Diagnóstico e Resultado, Negativos	Diagnóstico e Resultado
1	**10016479**	CO	Diagnóstico e Resultado, Positivos	Diagnóstico e Resultado
1	**10010535**	CO	Intervenção	Ação
3	**10034228**	CO	Intervenção em Processo Corporal	Ação
3	**10034216**	CO	Intervenção em Processo Não Corporal e em Processo Não Psicológico	Ação
3	**10034237**	CO	Intervenção em Processo Psicológico	Ação

CONCEITOS PRÉ-COORDENADOS

(1.915 CONCEITOS)

DIAGNÓSTICOS/RESULTADOS DE ENFERMAGEM (DE/RE – 852 CONCEITOS)

Diagnóstico de Enfermagem

Título atribuído pela(o) enfermeira(o) a uma decisão sobre um fenômeno que é o foco de intervenções de enfermagem.

Resultado de Enfermagem

A medida ou o estado de um diagnóstico de enfermagem em pontos do tempo, após uma intervenção de enfermagem.

Versão	Código	Eixo	Termo	Definição
2013	**10037806**	DE/RE	Abandono de Criança	Abandono de Criança
1,1	**10022234**	DE/RE	Abuso de Álcool (ou Alcoolismo)	Abuso de Álcool (ou Alcoolismo)
2	**10028765**	DE/RE	Abuso de Álcool (ou Alcoolismo), Ausente	Abuso de Álcool (ou Alcoolismo), Ausente
1,1	**10022425**	DE/RE	Abuso de Drogas	Abuso de Drogas
2	**10028868**	DE/RE	Abuso de Drogas, Ausente	Abuso de Drogas, Ausente
1,1	**10022268**	DE/RE	Abuso de Substância	Abuso de Substância
2	**10029123**	DE/RE	Abuso de Substância, Ausente	Abuso de Substância, Ausente
1,1	**10022247**	DE/RE	Abuso de Tabaco (ou de Fumo)	Abuso de Tabaco (ou de Fumo)
2	**10029147**	DE/RE	Abuso de Tabaco (ou de Fumo), Ausente	Abuso de Tabaco (ou de Fumo), Ausente
1,1	**10023499**	DE/RE	Aceitação da Condição de Saúde	Aceitação da Condição de Saúde
2	**10029480**	DE/RE	Aceitação da Condição de Saúde, Prejudicada	Aceitação da Condição de Saúde
2013	**10041310**	DE/RE	Acesso a Transporte	Acesso a Transporte
1,1	**10022027**	DE/RE	Adaptação, Prejudicada	Adaptação

Versão	Código	Eixo	Termo	Definição
1,1	**10022210**	DE/RE	Adesão	Adesão
1,1	**10030163**	DE/RE	Adesão ao Regime de Exercício Físico	Adesão ao Regime de Exercício Físico
3	**10030185**	DE/RE	Adesão ao Regime de Imunização	Adesão ao Regime de Imunização
1,1	**10030171**	DE/RE	Adesão ao Regime de Líquidos	Adesão ao Regime de Líquidos
3	**10033671**	DE/RE	Adesão ao Regime de Reabilitação	Adesão ao Regime de Reabilitação
1,1	**10030159**	DE/RE	Adesão ao Regime Dietético	Adesão ao Regime Dietético
1,1	**10030192**	DE/RE	Adesão ao Regime Medicamentoso	Adesão ao Regime Medicamentoso
1,1	**10030205**	DE/RE	Adesão ao Regime Terapêutico	Adesão ao Regime
1,1	**10030144**	DE/RE	Adesão ao Teste Diagnóstico	Adesão ao Teste Diagnóstico
1,1	**10030214**	DE/RE	Adesão às Precauções de Segurança	Adesão às Precauções de Segurança
2017	**10047018**	DE/RE	Afasia, Expressiva	Afasia, Expressiva
2017	**10047025**	DE/RE	Afasia, Impressiva	Afasia, Impressiva
2	**10025705**	DE/RE	Agitação	Agitação
2	**10027843**	DE/RE	Agitação, Reduzida	Agitação
1	**10000863**	DE/RE	Ajustamento, Prejudicado	Capacidade para Ajustar-se
3	**10029697**	DE/RE	Alergia	Alergia
1	**10000790**	DE/RE	Alergia a Látex	Alergia a Látex
2017	**10047158**	DE/RE	Alergia, Alimentar	Alergia, Alimentar
2017	**10047492**	DE/RE	Alergia, Ausente	Alergia, Ausente
2	**10028346**	DE/RE	Alerta (Acordado, Atento, Vigilante)	Atenção (Vigilância)
1	**10000973**	DE/RE	Alimentação, por si próprio, Prejudicada	Capacidade para Alimentar-se
2013	**10039934**	DE/RE	Alodinia	Alodinia
1,1	**10022500**	DE/RE	Alucinação	Alucinação
1	**10001411**	DE/RE	Amamentação, Eficaz	Amamentação
2013	**10039503**	DE/RE	Amamentação, Exclusiva	Amamentação, Exclusiva
1	**10000774**	DE/RE	Amamentação, Interrompida	Amamentação, Prejudicada
2017	**10047209**	DE/RE	Ambivalência	Ambivalência
2013	**10040305**	DE/RE	Amplitude de Movimento Ativa, nos Limites Normais	Movimento Articular, Ativo
2013	**10040173**	DE/RE	Amplitude de Movimento Ativa, Prejudicada	Movimento Articular, Ativo
1	**10001652**	DE/RE	Angústia Espiritual	Angústia Espiritual

Versão	Código	Eixo	Termo	Definição
2	**10027149**	DE/RE	Angústia Espiritual, Diminuída	Angústia Espiritual
1,1	**10025018**	DE/RE	Angústia Moral	Angústia Moral
1	**10000477**	DE/RE	Ansiedade	Ansiedade
2013	**10041017**	DE/RE	Ansiedade Face à Morte	Ansiedade Face à Morte
2	**10027858**	DE/RE	Ansiedade, Reduzida	Ansiedade
2013	**10040333**	DE/RE	Apetite, Positivo	Apetite
2013	**10035020**	DE/RE	Apneia	Apneia
2015	**10045702**	DE/RE	Apoio Familiar, Positivo	Apoio Familiar
2015	**10045794**	DE/RE	Apoio Social, Eficaz	Apoio Social
2017	**10047041**	DE/RE	Apraxia	Apraxia
1	**10000925**	DE/RE	Arrumação da Casa, Prejudicada	Capacidade para Executar a Arrumação da Casa
2	**10027177**	DE/RE	Aspiração	Aspiração
2	**10028783**	DE/RE	Aspiração, Ausente	Aspiração, Ausente
2	**10025629**	DE/RE	Atitude do Cuidador, Conflituosa	Atitude do Cuidador
2	**10025638**	DE/RE	Atitude do Cuidador, Positiva	Atitude do Cuidador
1,1	**10025492**	DE/RE	Atitude em Relação à Condição Nutricional, Prejudicada	Atitude em Relação à Condição Nutricional
1,1	**10022281**	DE/RE	Atitude em Relação ao Cuidado, Conflituosa	Atitude em Relação ao Cuidado
1,1	**10022275**	DE/RE	Atitude em Relação ao Cuidado, Positiva	Atitude em Relação ao Cuidado
1,1	**10023614**	DE/RE	Atitude em Relação ao Exercício Físico, Conflituosa	Atitude em Relação ao Regime de Exercício Físico
1,1	**10022299**	DE/RE	Atitude em Relação ao Manejo (Controle) da Medicação, Conflituosa	Atitude em Relação ao Manejo (Controle) da Medicação
1,1	**10024969**	DE/RE	Atitude em Relação ao Regime Dietético, Conflituosa	Atitude em Relação ao Regime Dietético
1,1	**10023622**	DE/RE	Atitude em Relação ao Tratamento, Conflituosa	Atitude em Relação ao Regime
1,1	**10022456**	DE/RE	Atitude Familiar, Conflituosa	Atitude Familiar
1,1	**10025087**	DE/RE	Atividade Psicomotora, Prejudicada	Atividade Psicomotora, Prejudicada
2017	**10047369**	DE/RE	Audição, Melhorada	Audição, Prejudicada
1,1	**10022544**	DE/RE	Audição, Prejudicada	Capacidade para Ouvir
2	**10029446**	DE/RE	Autoconsciência (ou Autocognição)	Autoconsciência (ou Autocognição)

Versão	Código	Eixo	Termo	Definição
2013	**10035576**	DE/RE	Autocontrole, Melhorado (ou Aumentado)	Baixo Autocontrole
2	**10025672**	DE/RE	Autoeficácia	Autoeficácia
2	**10025751**	DE/RE	Autoestima, Positiva	Autoestima
1,1	**10022724**	DE/RE	Autoimagem, Negativa	Autoimagem, Negativa
2	**10027108**	DE/RE	Autoimagem, Positiva	Autoimagem, Positiva
1	**10001623**	DE/RE	Automutilação	Automutilação
2	**10029106**	DE/RE	Automutilação, Ausente	Automutilação, Ausente
2013	**10041659**	DE/RE	Autorrevelação (ou Autoexposição), Apropriada	Autorrevelação (ou Autoexposição)
2013	**10041663**	DE/RE	Autorrevelação (ou Autoexposição), Inapropriada	Autorrevelação (ou Autoexposição)
2	**10027131**	DE/RE	Baixa Autoeficácia	Autoeficácia
2	**10029507**	DE/RE	Baixa Autoestima	Baixa Autoestima
1	**10000533**	DE/RE	Baixa Autoestima, Crônica	Baixa Autoestima, Crônica
1	**10000844**	DE/RE	Baixa Autoestima, Situacional	Baixa Autoestima
1,1	**10022571**	DE/RE	Baixa Iniciativa	Iniciativa
1,1	**10022867**	DE/RE	Baixa Volição	Volição, Prejudicada
2	**10027469**	DE/RE	Baixo Autocontrole	Autocontrole
2013	**10037777**	DE/RE	Baixo Comparecimento Escolar	Comparecimento Escolar
2	**10027316**	DE/RE	Baixo Peso	Baixo Peso
1,1	**10022332**	DE/RE	Barreira na Comunicação	Barreira na Comunicação
2013	**10035054**	DE/RE	Bilirrubina Sérica, nos Limites Normais	Nível de Bilirrubina, Eficaz
2013	**10050015**	DE/RE	Bom Humor	Condição de Humor, Positiva
2	**10027274**	DE/RE	Bradicardia	Bradicardia
2015	**10046719**	DE/RE	Câibras nas Pernas	Câibra Muscular
1	**10001149**	DE/RE	Campo de Energia, Interrompido	Campo de Energia
1	**10000828**	DE/RE	Capacidade Adaptativa Intracraniana, Diminuída	Capacidade Adaptativa Intracraniana
2	**10028071**	DE/RE	Capacidade Adaptativa Intracraniana, Eficaz	Capacidade Adaptativa Intracraniana
1	**10000892**	DE/RE	Capacidade Comunitária para Gerenciar o Regime, Prejudicada	Capacidade para Gerenciar o Regime, Prejudicada
2013	**10035414**	DE/RE	Capacidade do Cuidador para Executar o Cuidado, Prejudicada	Capacidade do Cuidador para Executar o Cuidado

Versão	Código	Eixo	Termo	Definição
1	**10000902**	DE/RE	Capacidade Familiar para Gerenciar o Regime, Prejudicada	Capacidade para Gerenciar o Regime, Prejudicada
3	**10029632**	DE/RE	Capacidade para Arrumar-se (Cuidar da Aparência Externa), Prejudicada	Capacidade para Arrumar-se (Cuidar da Aparência Externa)
1	**10000987**	DE/RE	Capacidade para Executar a Higiene, Prejudicada	Capacidade para Executar a Higiene
2013	**10040351**	DE/RE	Capacidade para Executar Atividade de Lazer, Prejudicada	Capacidade para Executar Atividade Recreacional
3	**10029645**	DE/RE	Capacidade para Executar Higiene Oral (ou Bucal), Prejudicada	Capacidade para Executar a Higiene, Prejudicada
3	**10029621**	DE/RE	Capacidade para Executar o Cuidado, Prejudicada	Capacidade para Executar o Cuidado
3	**10034581**	DE/RE	Capacidade para Fazer Compras, Prejudicada	Capacidade para Fazer Compras
3	**10029582**	DE/RE	Capacidade para Manejar (Controlar) a Diálise Peritoneal, Prejudicada	Capacidade para Manejar (Controlar) o Regime
3	**10034552**	DE/RE	Capacidade para Manejar (Controlar) as Finanças, Prejudicada	Capacidade para Manejar (Controlar) as Finanças
3	**10029609**	DE/RE	Capacidade para Manejar (Controlar) o Cateter Urinário, Prejudicada	Capacidade para Manejar (Controlar) o Regime
3	**10042548**	DE/RE	Capacidade para Manejar (Controlar) o Dispositivo Externo de Continência, Prejudicada	Capacidade para Manejar (Controlar) o Regime
1,1	**10022603**	DE/RE	Capacidade para Manejar (Controlar) o Regime de Exercício Físico, Prejudicada	Capacidade para Manejar (Controlar) o Regime
1,1	**10022592**	DE/RE	Capacidade para Manejar (Controlar) o Regime Dietético, Prejudicada	Capacidade para Manejar (Controlar) o Regime
1,1	**10022635**	DE/RE	Capacidade para Manejar (Controlar) o Regime Medicamentoso, Prejudicada	Capacidade para Manejar (Controlar) o Regime
1	**10000885**	DE/RE	Capacidade para Manejar (Controlar) o Regime, Prejudicada	Capacidade para Manejar (Controlar) o Regime
3	**10029595**	DE/RE	Capacidade para Manejar (Controlar) os Cuidados com Estomia (ou com Estoma), Prejudicada	Capacidade para Manejar (Controlar) o Regime
3	**10029576**	DE/RE	Capacidade para Manejar (Controlar) os Cuidados com Nefrostomia, Prejudicada	Capacidade para Manejar (Controlar) o Regime

Versão	Código	Eixo	Termo	Definição
3	**10029613**	DE/RE	Capacidade para Monitorar a Doença, Prejudicada	Capacidade para Monitorar
2013	**10035134**	DE/RE	Capacidade para Participar no Planejamento do Cuidado, Prejudicada	Capacidade para Participar no Planejamento do Cuidado
3	**10029650**	DE/RE	Capacidade para Preparar Alimentos, Prejudicada	Capacidade para Preparar Alimentos
2	**10028276**	DE/RE	Capacidade para Proteção, Eficaz	Capacidade para Proteger (ou Proteger-se)
1	**10001014**	DE/RE	Capacidade para Proteção, Prejudicada	Capacidade para Proteger (ou Proteger-se)
1	**10000956**	DE/RE	Capacidade para Tomar Banho, Prejudicada	Capacidade para Tomar Banho
1	**10001005**	DE/RE	Capacidade para Transferência, Prejudicada	Capacidade para Transferência
2017	**10047266**	DE/RE	Capacidade para Usar o Vaso Sanitário e Higienizar-se, após Evacuar e Urinar, Melhorada	Uso do Vaso Sanitário e Higienização, por si próprio, após Evacuar e Urinar, Prejudicados
2	**10027578**	DE/RE	Capacidade para Vestir-se, Prejudicada	Capacidade para Vestir-se
2015	**10043088**	DE/RE	Capaz de Adquirir Medicação	Capacidade para Adquirir Medicação
1,1	**10021828**	DE/RE	Capaz de Ajustar-se	Capacidade para Ajustar-se
2	**10028253**	DE/RE	Capaz de Alimentar-se	Capacidade para Alimentar-se
2	**10028333**	DE/RE	Capaz de Andar (Caminhar)	Capacidade para Andar (Caminhar)
2	**10028269**	DE/RE	Capaz de Arrumar-se (Cuidar da Aparência Externa)	Capacidade para Arrumar-se (Cuidar da Aparência Externa)
1,1	**10025025**	DE/RE	Capaz de Comunicar-se	Capacidade para Comunicar-se, Eficaz
2	**10028230**	DE/RE	Capaz de Comunicar-se Verbalmente	Capacidade para Comunicar-se Falando
2	**10028305**	DE/RE	Capaz de Crescer ou Melhorar, como Esperado	Capacidade para Crescer ou Melhorar, como Esperado
2	**10028295**	DE/RE	Capaz de Deglutir	Capacidade para Deglutir
2	**10028248**	DE/RE	Capaz de Executar a Arrumação da Casa	Capacidade para Executar a Arrumação da Casa
2	**10028708**	DE/RE	Capaz de Executar a Higiene	Capacidade para Executar Higiene
2	**10028749**	DE/RE	Capaz de Executar a Higiene Oral (ou Bucal)	Capacidade para Executar a Higiene
1,1	**10023452**	DE/RE	Capaz de Executar a Manutenção da Saúde	Capacidade para Executar a Manutenção da Saúde

Versão	Código	Eixo	Termo	Definição
2013	**10040367**	DE/RE	Capaz de Executar Atividade de Lazer	Capaz de Executar Atividade Recreacional
2	**10025714**	DE/RE	Capaz de Executar o Autocuidado	Capacidade para Executar o Autocuidado, Positiva
2	**10025655**	DE/RE	Capaz de Executar o Cuidado	Capacidade para Executar o Cuidado
3	**10034575**	DE/RE	Capaz de Fazer Compras	Capacidade para Fazer Compras
2015	**10043866**	DE/RE	Capaz de Gerenciar o Regime Medicamentoso Usando Técnica de Memória	Capaz de Gerenciar o Regime Medicamentoso
3	**10034547**	DE/RE	Capaz de Manejar (Controlar) as Finanças	Capacidade para Manejar (Controlar) as Finanças
1	**10001407**	DE/RE	Capaz de Manejar (Controlar) o Regime	Capacidade para Manejar (Controlar) o Regime
2	**10029272**	DE/RE	Capaz de Manejar (Controlar) o Regime Medicamentoso	Capacidade para Manejar (Controlar) o Regime
2	**10028461**	DE/RE	Capaz de Mobilizar-se	Capacidade para Mobilizar-se
2	**10029240**	DE/RE	Capaz de Mover-se na Cama	Mobilidade na Cama
2013	**10035123**	DE/RE	Capaz de Participar no Planejamento do Cuidado	Capacidade para Participar no Planejamento do Cuidado
3	**10030137**	DE/RE	Capaz de Preparar Alimentos	Capacidade para Preparar Alimentos
2	**10028282**	DE/RE	Capaz de Socializar-se	Capacidade para Socializar-se
2	**10028224**	DE/RE	Capaz de Tomar Banho	Capacidade para Tomar Banho
2	**10028322**	DE/RE	Capaz de Transferir-se	Capacidade para Transferir-se
2	**10028314**	DE/RE	Capaz de Usar o Vaso Sanitário e de Higienizar-se, após Evacuar e Urinar	Capacidade para Usar o Vaso Sanitário e Higienizar-se, após Evacuar e Urinar
2	**10028211**	DE/RE	Capaz de Vestir-se	Capacidade para Vestir-se
2	**10028207**	DE/RE	Capaz de Vestir-se e Arrumar-se (Cuidar da Aparência Externa)	Capacidade para Vestir-se e Arrumar-se (Cuidar da Aparência Externa)
2013	**10035096**	DE/RE	Cicatrização de Ferida, Eficaz	Cicatrização de Ferida
2	**10034893**	DE/RE	Cinestesia, Eficaz	Percepção, Positiva
1,1	**10034886**	DE/RE	Cinestesia, Prejudicada	Cinestesia
2	**10028367**	DE/RE	Cognição, nos Limites Normais	Cognição, Positiva
1,1	**10022321**	DE/RE	Cognição, Prejudicada	Cognição
3	**10042451**	DE/RE	Complicação Adquirida no Hospital, Ausente	Complicação, Ausente

Versão	Código	Eixo	Termo	Definição
3	**10041283**	DE/RE	Complicação Associada à Atenção à Saúde	Complicação Associada à Atenção à Saúde
2013	**10042390**	DE/RE	Complicação da Estomia (ou Estoma), Ausente	Complicação, Ausente
2	**10042446**	DE/RE	Complicação durante a Gestação (Gravidez), Ausente	Complicação, Ausente
2	**10042422**	DE/RE	Complicação durante o Parto (ou Nascimento), Ausente	Complicação, Ausente
2	**10042467**	DE/RE	Complicação durante o Pós-Parto, Ausente	Complicação, Ausente
2	**10042433**	DE/RE	Complicação durante o Processo Parturitivo (Trabalho de Parto e Parto), Ausente	Complicação, Ausente
2	**10042414**	DE/RE	Complicação Perinatal, Ausente	Complicação, Ausente
2013	**10035645**	DE/RE	Comportamento Agressivo, Ausente	Comportamento Agressivo, Ausente
2	**10028059**	DE/RE	Comportamento Alimentar Infantil, Eficaz	Padrão de Ingestão de Alimentos
1	**10001196**	DE/RE	Comportamento Alimentar Infantil, Prejudicado	Padrão de Ingestão de Alimentos
2	**10029083**	DE/RE	Comportamento Autodestrutivo, Ausente	Comportamento Autodestrutivo, Ausente
1	**10000735**	DE/RE	Comportamento de Busca de Saúde	Comportamento de Busca de Saúde
1,1	**10022920**	DE/RE	Comportamento de Busca de Saúde, Prejudicado	Comportamento de Busca de Saúde
1,1	**10022043**	DE/RE	Comportamento de Exercício Físico, Prejudicado	Comportamento de Exercício Físico
2013	**10040765**	DE/RE	Comportamento de Isolamento (ou de Retraimento, Introversão)	Comportamento de Isolamento (ou de Retraimento, Introversão)
2017	**10047459**	DE/RE	Comportamento de Isolamento (ou de Retraimento, Introversão), Diminuído	Comportamento de Isolamento (ou de Retraimento, Introversão)
1	**10000653**	DE/RE	Comportamento Infantil, Desorganizado	Comportamento, Desorganizado
2013	**10035106**	DE/RE	Comportamento Infantil, Organizado	Comportamento Infantil, Organizado
2	**10028063**	DE/RE	Comportamento Interativo, Eficaz	Comportamento Interativo
2	**10027430**	DE/RE	Comportamento Interativo, Prejudicado	Comportamento Interativo
2	**10028187**	DE/RE	Comportamento Sexual, Eficaz	Comportamento Sexual

Versão	Código	Eixo	Termo	Definição
1	**10001274**	DE/RE	Comportamento Sexual, Problemático	Comportamento Sexual
2017	**10047087**	DE/RE	Comportamento, Agressivo	Comportamento, Agressivo
2	**10027424**	DE/RE	Comportamento, Autodestrutivo	Comportamento Autodestrutivo
2017	**10047189**	DE/RE	Comportamento, Compulsivo	Comportamento, Compulsivo
2013	**10035480**	DE/RE	Comportamento, Violento	Violência
1,1	**10025104**	DE/RE	Comunicação Verbal, Prejudicada	Capacidade para Comunicar-se pela Fala
1,1	**10023370**	DE/RE	Comunicação, Prejudicada	Capacidade para Comunicar-se
3	**10033692**	DE/RE	Condição Cardiovascular, Eficaz	Condição Cardiovascular
3	**10033713**	DE/RE	Condição Endócrina, Eficaz	Condição Endócrina
2	**10028529**	DE/RE	Condição Espiritual, Eficaz	Condição Espiritual
1,1	**10023336**	DE/RE	Condição Espiritual, Prejudicada	Condição Espiritual
2013	**10036389**	DE/RE	Condição Fisiológica, Eficaz	Condição Fisiológica
3	**10030035**	DE/RE	Condição Fisiológica, Prejudicada	Condição Fisiológica
3	**10033732**	DE/RE	Condição Gastrointestinal, Eficaz	Condição Gastrointestinal
3	**10033745**	DE/RE	Condição Geniturinária, Eficaz	Condição Geniturinária
3	**10033807**	DE/RE	Condição Musculoesquelética, Eficaz	Condição Musculoesquelética
3	**10033811**	DE/RE	Condição Neurológica, Eficaz	Condição Neurológica, Eficaz
2013	**10035569**	DE/RE	Condição Nutricional, Melhorada	Condição Nutricional, Prejudicada
1,1	**10025002**	DE/RE	Condição Nutricional, Positiva	Condição Nutricional, Positiva
2	**10025746**	DE/RE	Condição Nutricional, Prejudicada	Condição Nutricional, Prejudicada
2	**10038430**	DE/RE	Condição Psicológica, Eficaz	Condição Psicológica
2	**10038411**	DE/RE	Condição Psicológica, Prejudicada	Condição Psicológica
3	**10033830**	DE/RE	Condição Respiratória, Eficaz	Condição Respiratória
3	**10029887**	DE/RE	Confinamento no Domicílio	Confinamento no Domicílio
1	**10000579**	DE/RE	Conflito de Decisão	Conflito de Decisão
2	**10027804**	DE/RE	Conflito de Decisão, Reduzido	Conflito de Decisão
2	**10025574**	DE/RE	Confortável	Confortável
1,1	**10023633**	DE/RE	Confusão	Confusão
1	**10000449**	DE/RE	Confusão, Aguda	Confusão
2	**10028847**	DE/RE	Confusão, Ausente	Confusão, Ausente
1	**10000522**	DE/RE	Confusão, Crônica	Confusão
2	**10027098**	DE/RE	Confusão, Diminuída	Confusão

Versão	Código	Eixo	Termo	Definição
2013	**10037658**	DE/RE	Conhecimento da Família sobre Doença	Conhecimento da Família sobre Doença
2013	**10042569**	DE/RE	Conhecimento sobre Abuso de Álcool	Conhecimento sobre Abuso de Álcool
2013	**10042582**	DE/RE	Conhecimento sobre Abuso de Drogas	Conhecimento sobre Abuso de Drogas
2015	**10045756**	DE/RE	Conhecimento sobre Alimentação Infantil	Conhecimento sobre Alimentação Infantil
2013	**10040037**	DE/RE	Conhecimento sobre Analgesia Controlada pelo Paciente	Conhecimento sobre Analgesia Controlada pelo Paciente
3	**10030251**	DE/RE	Conhecimento sobre Comportamento Sexual	Conhecimento sobre Comportamento Sexual
2015	**10043911**	DE/RE	Conhecimento sobre Contracepção	Conhecimento sobre Contracepção
2015	**10045741**	DE/RE	Conhecimento sobre Cuidados com Bebê (ou Lactente)	Conhecimento sobre Cuidados com Bebê (ou Lactente)
3	**10033784**	DE/RE	Conhecimento sobre Cuidados com Ferida	Conhecimento sobre Cuidados com Ferida
2015	**10045760**	DE/RE	Conhecimento sobre Desenvolvimento Fetal	Conhecimento sobre Desenvolvimento Fetal
1,1	**10023826**	DE/RE	Conhecimento sobre Doença	Conhecimento sobre Processo Patológico
1,1	**10023786**	DE/RE	Conhecimento sobre Exercício Físico	Conhecimento sobre Regime de Exercício Físico
2015	**10045773**	DE/RE	Conhecimento sobre Gestação (Gravidez)	Conhecimento sobre Gestação (Gravidez)
3	**10030246**	DE/RE	Conhecimento sobre Higiene Oral (ou Bucal)	Conhecimento sobre Higiene Oral (ou Bucal)
3	**10033750**	DE/RE	Conhecimento sobre Manejo (Controle) da Dor	Conhecimento sobre Manejo (Controle) da Dor
2	**10025968**	DE/RE	Conhecimento sobre Medicação	Conhecimento sobre Medicação
2	**10028643**	DE/RE	Conhecimento sobre Medidas de Segurança	Conhecimento sobre Medidas de Segurança
2015	**10043383**	DE/RE	Conhecimento sobre Parentalidade	Conhecimento sobre Parentalidade
2015	**10045739**	DE/RE	Conhecimento sobre Parto (ou Nascimento)	Conhecimento sobre Parto (ou Nascimento)
2013	**10040276**	DE/RE	Conhecimento sobre Prevenção de Queda	Conhecimento sobre Prevenção de Queda
1,1	**10024723**	DE/RE	Conhecimento sobre Processo de Mudança de Comportamento	Conhecimento sobre Processo de Mudança de Comportamento
2015	**10042110**	DE/RE	Conhecimento sobre Regime de Líquidos	Conhecimento sobre Regime de Líquidos

Versão	Código	Eixo	Termo	Definição
1,1	**10023772**	DE/RE	Conhecimento sobre Regime Dietético	Conhecimento sobre Regime Dietético
1,1	**10023819**	DE/RE	Conhecimento sobre Regime Medicamentoso	Conhecimento sobre Regime Medicamentoso
2	**10025733**	DE/RE	Conhecimento sobre Regime Terapêutico	Conhecimento sobre Regime
3	**10033778**	DE/RE	Conhecimento sobre Resposta ao Procedimento	Conhecimento sobre Resposta ao Procedimento
3	**10033766**	DE/RE	Conhecimento sobre Resposta Psicossocial ao Procedimento	Conhecimento sobre Resposta Psicossocial ao Procedimento
2	**10028627**	DE/RE	Conhecimento sobre Serviços Comunitários	Conhecimento sobre Serviço Comunitário
2013	**10039981**	DE/RE	Conhecimento sobre Terapia Física	Conhecimento sobre Terapia Física
2013	**10040000**	DE/RE	Conhecimento sobre Terapia Tradicional	Conhecimento sobre Terapia Tradicional
1,1	**10023764**	DE/RE	Conhecimento sobre Teste Diagnóstico	Conhecimento sobre Teste Diagnóstico
2	**10027112**	DE/RE	Conhecimento, Adequado	Conhecimento, Adequado
2	**10029467**	DE/RE	Consciência (ou Cognição) dos Sintomas	Autoconsciência (ou Autocognição)
1	**10000567**	DE/RE	Constipação	Constipação
2	**10027741**	DE/RE	Continência Intestinal	Continência Intestinal
2	**10027836**	DE/RE	Continência Urinária	Continência Urinária
2013	**10035507**	DE/RE	Continuidade do Cuidado, Eficaz	Continuidade do Cuidado
2015	**10045675**	DE/RE	Contrações Uterinas, Alteradas	Contração Uterina
2015	**10043969**	DE/RE	Contrações Uterinas, nos Limites Normais	Contração Uterina
2	**10025831**	DE/RE	Controle da Dor	Controle da Dor
2013	**10039910**	DE/RE	Controle da Dor, Inadequado	Controle da Dor
2015	**10045699**	DE/RE	Controle da Raiva	Controle da Raiva
2	**10025820**	DE/RE	Controle do Sintoma	Controle do Sintoma
2013	**10040085**	DE/RE	Controle do Sintoma de Abstinência (de Afastamento ou de Retirada de Algo)	Controle do Sintoma de Abstinência (de Afastamento ou de Retirada de Algo)
2015	**10045668**	DE/RE	Convulsão	Convulsão
2017	**10047311**	DE/RE	Convulsão, Ausente	Convulsão, Ausente
1,1	**10021761**	DE/RE	Corrimento Nasal	Corrimento Nasal
1,1	**10022397**	DE/RE	Crença Cultural, Conflituosa	Crença Cultural

Versão	Código	Eixo	Termo	Definição
1,1	**10022516**	DE/RE	Crença de Saúde, Conflituosa	Crença de Saúde
1,1	**10022769**	DE/RE	Crença Espiritual, Conflituosa	Crença Espiritual
1,1	**10021757**	DE/RE	Crença Religiosa, Conflituosa	Crença Religiosa, Negativa
1	**10034926**	DE/RE	Crescimento, Atrasado (ou Atraso de Crescimento)	Crescimento, Atrasado (ou Atraso de Crescimento)
2	**10028419**	DE/RE	Crescimento, nos Limites Normais	Crescimento
1,1	**10022384**	DE/RE	Crime	Crime
3	**10029684**	DE/RE	Crise de Saúde, Aguda	Crise de Saúde
2013	**10035405**	DE/RE	Cuidador Capaz de Executar o Cuidado	Capacidade do Cuidador para Executar o Cuidado
2	**10028689**	DE/RE	Débito Cardíaco, Eficaz	Débito Cardíaco
2	**10025557**	DE/RE	Débito Cardíaco, Prejudicado	Débito Cardíaco
2	**10028403**	DE/RE	Defecação, Eficaz	Defecação, Eficaz
1,1	**10022062**	DE/RE	Defecação, Prejudicada	Defecação, Prejudicada
1,1	**10041103**	DE/RE	Deficiência Imunológica	Processo do Sistema Imune, Prejudicado
1,1	**10023410**	DE/RE	Déficit de Autocuidado	Capacidade para Executar o Autocuidado
1,1	**10023937**	DE/RE	Déficit de Suprimento de Medicação	Suprimento de Medicação
1,1	**10022730**	DE/RE	Déficit Sensorial	Capacidade Sensorial
1	**10001033**	DE/RE	Deglutição, Prejudicada	Capacidade para Deglutir
1,1	**10022091**	DE/RE	Delírio	Delírio
1	**10001131**	DE/RE	Dentição, Prejudicada	Dentição
2017	**10047232**	DE/RE	Dentição, Prejudicada	Dentição, Prejudicada
2013	**10041347**	DE/RE	Dependência de Álcool	Dependência de Álcool
2013	**10041381**	DE/RE	Dependência de Drogas	Dependência de Drogas
2013	**10039952**	DE/RE	Desamparo	Desamparo
2015	**10043331**	DE/RE	Descarga (ou Fluxo) Vaginal, Excessiva	Descarga (ou Fluxo) Vaginal
1,1	**10023066**	DE/RE	Desconforto	Desconforto
2	**10027940**	DE/RE	Desempenho de Papel, Eficaz	Capacidade para Executar o Papel
1	**10000941**	DE/RE	Desempenho de Papel, Prejudicado	Capacidade para Executar o Papel
1	**10001288**	DE/RE	Desempenho Sexual, Prejudicado	Processo Sexual
1,1	**10023304**	DE/RE	Desenvolvimento do Adolescente, Prejudicado	Desenvolvimento do Adolescente

Versão	Código	Eixo	Termo	Definição
2013	**10035498**	DE/RE	Desenvolvimento do Adulto Idoso, Eficaz	Desenvolvimento do Adulto Idoso
1,1	**10023327**	DE/RE	Desenvolvimento do Adulto Idoso, Prejudicado	Desenvolvimento do Adulto Idoso
1,1	**10023315**	DE/RE	Desenvolvimento do Adulto, Prejudicado	Desenvolvimento do Adulto
1,1	**10023287**	DE/RE	Desenvolvimento do Bebê (ou Lactente), Prejudicado	Desenvolvimento do Bebê (ou Lactente)
1,1	**10023273**	DE/RE	Desenvolvimento do Recém-Nascido, Prejudicado	Desenvolvimento do Recém-Nascido
2015	**10045718**	DE/RE	Desenvolvimento Fetal, Eficaz	Desenvolvimento Fetal
2015	**10045597**	DE/RE	Desenvolvimento Fetal, Prejudicado	Desenvolvimento Fetal
2	**10028572**	DE/RE	Desenvolvimento Humano, Eficaz	Desenvolvimento Humano
1,1	**10023260**	DE/RE	Desenvolvimento Humano, Prejudicado	Desenvolvimento Humano
3	**10030222**	DE/RE	Desenvolvimento Infantil, Eficaz	Desenvolvimento Infantil
1,1	**10023294**	DE/RE	Desenvolvimento Infantil, Prejudicado	Desenvolvimento Infantil
3	**10033539**	DE/RE	Desequilíbrio Ácido-Base	Desequilíbrio Ácido-Base
3	**10033541**	DE/RE	Desequilíbrio de Eletrólitos	Desequilíbrio de Eletrólitos
2015	**10042335**	DE/RE	Desequilíbrio de Líquidos	Desequilíbrio de Líquidos
1	**10000742**	DE/RE	Desesperança	Desesperança
2017	**10047056**	DE/RE	Desespero	Desespero
2017	**10047444**	DE/RE	Desespero, Diminuído	Desespero
2	**10041882**	DE/RE	Desidratação	Desidratação
2	**10028141**	DE/RE	Desmame Ventilatório, Eficaz	Resposta ao Desmame Ventilatório
1	**10001261**	DE/RE	Desmame Ventilatório, Prejudicado	Resposta ao Desmame Ventilatório
1	**10001235**	DE/RE	Desorientação	Orientação
2015	**10043042**	DE/RE	Destreza Manual, Precária	Capacidade para Executar Função Motora Fina
1	**10000630**	DE/RE	Diarreia	Diarreia
2013	**10040063**	DE/RE	Diarreia, Ausente	Diarreia, Ausente
1	**10001120**	DE/RE	Dificuldade de Enfrentamento	Processo de Enfrentamento, Prejudicado
2013	**10040731**	DE/RE	Dificuldade de Enfrentamento da Dor	Enfrentamento da Dor
1	**10001098**	DE/RE	Dificuldade para Amamentar	Amamentação
3	**10029802**	DE/RE	Disfasia	Disfasia

Versão	Código	Eixo	Termo	Definição
2017	**10047094**	DE/RE	Dispepsia (ou Indigestão)	Dispepsia (ou Indigestão)
2017	**10050062**	DE/RE	Dispepsia (ou Indigestão), Ausente	Dispepsia (ou Indigestão), Ausente
2	**10029433**	DE/RE	Dispneia	Dispneia
2	**10029422**	DE/RE	Dispneia em Repouso	Dispneia em Repouso
2	**10029414**	DE/RE	Dispneia Funcional	Dispneia Funcional
2	**10029264**	DE/RE	Dispneia, Ausente	Dispneia, Ausente
3	**10035666**	DE/RE	Disposição (ou Prontidão) para Alta	Disposição (ou Prontidão) para Alta
1	**10033824**	DE/RE	Disposição (ou Prontidão) para Condição Espiritual, Eficaz	Disposição (ou Prontidão)
1	**10001453**	DE/RE	Disposição (ou Prontidão) para Enfrentamento Comunitário, Eficaz	Disposição (ou Prontidão)
1	**10001469**	DE/RE	Disposição (ou Prontidão) para Enfrentamento, Eficaz	Disposição (ou Prontidão)
1	**10001521**	DE/RE	Disposição (ou Prontidão) para Parentalidade, Eficaz	Disposição (ou Prontidão)
1	**10001482**	DE/RE	Disposição (ou Prontidão) para Processo Familiar, Positivo	Disposição (ou Prontidão)
1,1	**10025278**	DE/RE	Disposição (ou Prontidão) para Tomada de Decisão, Eficaz	Disposição (ou Prontidão)
2015	**10042498**	DE/RE	Disposto (ou Pronto) a Aprender	Disposição (ou Prontidão) para Aprender
1	**10000496**	DE/RE	Disreflexia Autonômica	Disreflexia Autonômica
2013	**10035621**	DE/RE	Distorção no Pensamento, Reduzida	Processo de Pensamento, Distorcido
1,1	**10023130**	DE/RE	Dor	Dor
2015	**10043953**	DE/RE	Dor, Abdominal	Dor, Abdominal
2013	**10039906**	DE/RE	Dor, Fantasma	Dor, Fantasma
1	**10000454**	DE/RE	Dor, Aguda	Dor
2017	**10047104**	DE/RE	Dor, Artrítica	Dor, Artrítica
2	**10029008**	DE/RE	Dor, Ausente	Dor, Ausente
1	**10000546**	DE/RE	Dor, Crônica	Dor
2017	**10047115**	DE/RE	Dor, Cutânea	Dor, Cutânea
2017	**10047127**	DE/RE	Dor, por Fratura	Dor, por Fratura
2	**10027917**	DE/RE	Dor, Reduzida	Dor
3	**10030003**	DE/RE	Edema Linfático	Edema Linfático
2	**10027482**	DE/RE	Edema Periférico	Edema Periférico

Versão	Código	Eixo	Termo	Definição
2	**10029020**	DE/RE	Edema Periférico, Ausente	Edema Periférico, Ausente
3	**10030116**	DE/RE	Edema Transudativo	Edema Transudativo
1,1	**10022626**	DE/RE	Efeito Colateral da Medicação	Efeito Colateral da Medicação
2013	**10040295**	DE/RE	Efeito Colateral da Medicação, Ausente	Efeito Colateral da Medicação, Ausente
2017	**10047162**	DE/RE	Emaciado (Emagrecido)	Emaciação (Emagrecimento)
1,1	**10034801**	DE/RE	Enfrentamento Comunitário, Eficaz	Enfrentamento Comunitário, Eficaz
1	**10034817**	DE/RE	Enfrentamento Comunitário, Prejudicado	Processo de Enfrentamento Comunitário
2013	**10040749**	DE/RE	Enfrentamento da Dor	Enfrentamento da Dor
2	**10034838**	DE/RE	Enfrentamento do Cuidador, Eficaz	Enfrentamento do Cuidador, Eficaz
1,1	**10034770**	DE/RE	Enfrentamento Familiar, Eficaz	Enfrentamento Familiar, Eficaz
1	**10034789**	DE/RE	Enfrentamento Familiar, Prejudicado	Processo de Enfrentamento Familiar
1,1	**10022378**	DE/RE	Enfrentamento, Eficaz	Enfrentamento, Eficaz
2	**10029049**	DE/RE	Envenenamento, Ausente	Envenenamento, Ausente
2015	**10046735**	DE/RE	Epistaxe	Epistaxe
3	**10033663**	DE/RE	Equilíbrio Ácido-Base, Eficaz	Equilíbrio Ácido-Base
3	**10033502**	DE/RE	Equilíbrio Ácido-Base, Melhorado	Desequilíbrio Ácido-Base
3	**10033709**	DE/RE	Equilíbrio de Eletrólitos, Eficaz	Equilíbrio de Eletrólitos
3	**10033518**	DE/RE	Equilíbrio de Eletrólitos, Melhorado	Desequilíbrio de Eletrólitos
2013	**10035792**	DE/RE	Equilíbrio de Humor	Equilíbrio de Humor
3	**10033721**	DE/RE	Equilíbrio de Líquidos (ou Balanço Hídrico), nos Limites Normais	Equilíbrio de Líquidos (ou Balanço Hídrico)
2017	**10047348**	DE/RE	Equilíbrio, Melhorado	Equilíbrio, Prejudicado
2017	**10047170**	DE/RE	Equilíbrio, Prejudicado	Equilíbrio
2017	**10047060**	DE/RE	Escoriação	Escoriação
2	**10025780**	DE/RE	Esperança	Esperança
2	**10027165**	DE/RE	Estado de Alerta, Prejudicado	Estado de Alerta
1,1	**10022782**	DE/RE	Estigma	Estigma
2	**10027773**	DE/RE	Estresse do Cuidador	Estresse do Cuidador
2	**10027794**	DE/RE	Estresse do Cuidador, Reduzido	Estresse do Cuidador
1	**10001385**	DE/RE	Estresse dos Pais	Estresse

Versão	Código	Eixo	Termo	Definição
2	**10027756**	DE/RE	Estresse por Mudança (ou Transferência) de Ambiente, Diminuído	Estresse por Mudança (ou Transferência) de Ambiente
1,1	**10021788**	DE/RE	Estresse por Mudança (ou Transferência) do Ambiente	Estresse por Mudança (ou Transferência) do Ambiente
2	**10027929**	DE/RE	Estresse, Diminuído	Sobrecarga de Estresse
2017	**10047428**	DE/RE	Euforia, Ausente	Euforia, Positiva
2017	**10047400**	DE/RE	Euforia, Negativa	Euforia, Negativa
2017	**10047395**	DE/RE	Euforia, Positiva	Euforia, Positiva
1,1	**10022833**	DE/RE	Exaustão do Tratamento	Exaustão do Tratamento
2015	**10042357**	DE/RE	Expectativa sobre Tratamento, Irrealista	Expectativa, Irrealista
1,1	**10025297**	DE/RE	Exposição a Contaminação	Exposição a Contaminação
1	**10000695**	DE/RE	Fadiga	Fadiga
2	**10034727**	DE/RE	Fadiga, Ausente	Fadiga, Ausente
2	**10029390**	DE/RE	Fadiga, Reduzida	Fadiga
2013	**10041323**	DE/RE	Falta de Acesso a Transporte	Acesso a Transporte
3	**10033399**	DE/RE	Falta de Apetite	Apetite
1,1	**10022473**	DE/RE	Falta de Apoio Familiar	Apoio Familiar
1,1	**10022753**	DE/RE	Falta de Apoio Social	Apoio Social
2013	**10040783**	DE/RE	Falta de Atividade Lúdica	Comportamento Lúdico
2	**10029451**	DE/RE	Falta de Autoconsciência (ou Autocognição)	Autoconsciência (ou Autocognição)
1,1	**10025947**	DE/RE	Falta de Confiança	Confiança
1,1	**10025952**	DE/RE	Falta de Confiança no Prestador (ou Provedor) de Cuidados de Saúde	Falta de Confiança
1	**10000837**	DE/RE	Falta de Conhecimento	Conhecimento
2015	**10045634**	DE/RE	Falta de Conhecimento sobre Alimentação Infantil	Conhecimento sobre Alimentação Infantil
3	**10029958**	DE/RE	Falta de Conhecimento sobre Amamentação	Conhecimento sobre Amamentação
2013	**10040028**	DE/RE	Falta de Conhecimento sobre Analgesia Controlada pelo Paciente	Conhecimento sobre Analgesia Controlada pelo Paciente
3	**10029991**	DE/RE	Falta de Conhecimento sobre Comportamento Sexual	Conhecimento sobre Comportamento Sexual
2015	**10043907**	DE/RE	Falta de Conhecimento sobre Contracepção	Conhecimento sobre Contracepção

Versão	Código	Eixo	Termo	Definição
2015	**10045623**	DE/RE	Falta de Conhecimento sobre Cuidados com Bebê (ou Lactente)	Conhecimento sobre Cuidados com Bebê (ou Lactente)
2015	**10045606**	DE/RE	Falta de Conhecimento sobre Desenvolvimento Fetal	Conhecimento sobre Desenvolvimento Fetal
3	**10029962**	DE/RE	Falta de Conhecimento sobre Desenvolvimento Infantil	Conhecimento sobre Desenvolvimento Infantil
3	**10029989**	DE/RE	Falta de Conhecimento sobre Diálise Peritoneal	Conhecimento sobre Diálise Peritoneal
1,1	**10021994**	DE/RE	Falta de Conhecimento sobre Doença	Conhecimento sobre Processo Patológico
1,1	**10022585**	DE/RE	Falta de Conhecimento sobre Exercício Físico	Conhecimento sobre Regime de Exercício Físico
2015	**10045647**	DE/RE	Falta de Conhecimento sobre Gestação (ou Gravidez)	Conhecimento sobre Gestação (ou Gravidez)
3	**10029970**	DE/RE	Falta de Conhecimento sobre Higiene Oral (ou Bucal)	Conhecimento sobre Higiene Oral (ou Bucal)
2013	**10040016**	DE/RE	Falta de Conhecimento sobre Manejo (Controle) da Dor	Conhecimento sobre Manejo (Controle) da Dor
2	**10025975**	DE/RE	Falta de Conhecimento sobre Medicação	Conhecimento sobre Medicação
1,1	**10022015**	DE/RE	Falta de Conhecimento sobre Medida de Segurança	Conhecimento sobre Medida de Segurança
2015	**10043377**	DE/RE	Falta de Conhecimento sobre Parentalidade	Conhecimento sobre Parentalidade
2015	**10045610**	DE/RE	Falta de Conhecimento sobre Parto (ou Nascimento)	Conhecimento sobre Parto (ou Nascimento)
2013	**10040230**	DE/RE	Falta de Conhecimento sobre Prevenção de Queda	Conhecimento sobre Prevenção de Queda
1,1	**10024734**	DE/RE	Falta de Conhecimento sobre Processo de Mudança de Comportamento	Conhecimento sobre Processo de Mudança de Comportamento
2015	**10042123**	DE/RE	Falta de Conhecimento sobre Regime de Líquidos	Conhecimento sobre Regime de Líquidos
1,1	**10021939**	DE/RE	Falta de Conhecimento sobre Regime Dietético	Conhecimento sobre Regime Dietético
1,1	**10021941**	DE/RE	Falta de Conhecimento sobre Regime Medicamentoso	Conhecimento sobre Regime Medicamentoso
1,1	**10021925**	DE/RE	Falta de Conhecimento sobre Regime Terapêutico	Conhecimento sobre Regime
2015	**10043354**	DE/RE	Falta de Conhecimento sobre Saúde durante Viagem (ou sobre Saúde do Viajante)	Conhecimento sobre Saúde durante Viagem (ou sobre Saúde do Viajante)

Versão	Código	Eixo	Termo	Definição
2	**10027371**	DE/RE	Falta de Conhecimento sobre Serviços Comunitários	Conhecimento sobre Serviço Comunitário
2013	**10039975**	DE/RE	Falta de Conhecimento sobre Terapia Física	Conhecimento sobre Terapia Física
2013	**10039999**	DE/RE	Falta de Conhecimento sobre Terapia Tradicional	Conhecimento sobre Terapia Tradicional
1,1	**10021987**	DE/RE	Falta de Conhecimento sobre Teste Diagnóstico	Conhecimento sobre Teste Diagnóstico
2	**10029479**	DE/RE	Falta de Consciência (ou Cognição) de Sintomas	Autoconsciência (ou Autocognição)
2	**10029286**	DE/RE	Falta de Controle do Sintoma	Controle do Sintoma
2	**10025693**	DE/RE	Falta de Orgulho	Orgulho
2	**10025601**	DE/RE	Falta de Privacidade	Privacidade
2017	**10050439**	DE/RE	Falta de Resiliência	Resiliência, Negativa
1,1	**10033556**	DE/RE	Falta de Resposta ao Tratamento	Resposta ao Tratamento, Negativa
2015	**10046774**	DE/RE	Falta de Serviços Comunitários	Serviço Comunitário
1,1	**10023423**	DE/RE	Falta de Significado	Insignificância
1,1	**10022494**	DE/RE	Falta de Suprimento de Alimentos	Suprimento de Alimentos
2013	**10035904**	DE/RE	Família Capaz de Participar no Planejamento do Cuidado	Capacidade Familiar para Participar no Planejamento do Cuidado
2013	**10041539**	DE/RE	Febre	Febre
2013	**10037593**	DE/RE	Febre, Crônica	Febre
1,1	**10023148**	DE/RE	Ferida Cirúrgica	Ferida Cirúrgica
3	**10030019**	DE/RE	Ferida Maligna	Ferida Maligna
3	**10029737**	DE/RE	Ferida por Queimadura	Ferida por Queimadura
3	**10030088**	DE/RE	Ferida Traumática	Ferida Traumática
2017	**10047250**	DE/RE	Fezes, nos Limites Normais	Fezes
1,1	**10022880**	DE/RE	Fraqueza	Fraqueza
2	**10029229**	DE/RE	Frequência Cardíaca, nos Limites Normais	Frequência Cardíaca
2015	**10046695**	DE/RE	Frequência Urinária	Frequência Urinária
2	**10034696**	DE/RE	Fuga, Ausente	Fuga, Ausente
2013	**10035077**	DE/RE	Função Cardíaca, Eficaz	Processo Cardíaco, Eficaz
2013	**10037305**	DE/RE	Função Cardíaca, Prejudicada	Processo Cardíaco, Prejudicado
2	**10028380**	DE/RE	Função do Sistema Circulatório, Eficaz	Processo do Sistema Circulatório, Positivo

Versão	Código	Eixo	Termo	Definição
2	**10028037**	DE/RE	Função do Sistema Endócrino, Eficaz	Processo do Sistema Endócrino
1,1	**10022965**	DE/RE	Função do Sistema Endócrino, Prejudicada	Processo do Sistema Endócrino
2	**10028016**	DE/RE	Função do Sistema Gastrointestinal, Eficaz	Processo do Sistema Gastrointestinal, Positivo
1,1	**10022931**	DE/RE	Função do Sistema Gastrointestinal, Prejudicada	Processo do Sistema Gastrointestinal, Prejudicado
2	**10047471**	DE/RE	Função do Sistema Imunológico, Eficaz	Processo do Sistema Imunológico, Eficaz
2	**10028092**	DE/RE	Função do Sistema Musculoesquelético, Eficaz	Processo do Sistema Musculoesquelético, Positivo
1,1	**10022642**	DE/RE	Função do Sistema Musculoesquelético, Prejudicada	Processo do Sistema Musculoesquelético, Prejudicado
2	**10027675**	DE/RE	Função do Sistema Nervoso, Eficaz	Processo do Sistema Nervoso
2013	**10037322**	DE/RE	Função do Sistema Nervoso, Prejudicada	Processo do Sistema Nervoso
1,1	**10023358**	DE/RE	Função do Sistema Regulatório, Prejudicada	Processo do Sistema Regulatório, Prejudicado
2	**10027827**	DE/RE	Função do Sistema Reprodutivo, Eficaz	Processo do Sistema Reprodutivo, Eficaz
2	**10028160**	DE/RE	Função do Sistema Respiratório, Eficaz	Processo do Sistema Respiratório, Positivo
1,1	**10023362**	DE/RE	Função do Sistema Respiratório, Prejudicada	Processo do Sistema Respiratório, Prejudicado
2	**10028615**	DE/RE	Função do Sistema Urinário, Eficaz	Processo do Sistema Urinário, Eficaz
1	**10001359**	DE/RE	Função do Sistema Urinário, Prejudicada	Processo do Sistema Urinário, Prejudicado
2	**10028125**	DE/RE	Função Neurovascular Periférica, Eficaz	Processo Neurovascular, Positivo
1,1	**10023153**	DE/RE	Função Neurovascular Periférica, Prejudicada	Processo Neurovascular, Prejudicado
2	**10028490**	DE/RE	Função Renal, Eficaz	Processo Renal
1,1	**10023169**	DE/RE	Função Renal, Prejudicada	Processo Renal
2	**10028139**	DE/RE	Função Vascular Periférica, Eficaz	Processo Vascular, Positivo
2	**10028194**	DE/RE	Funcionamento Sexual, Eficaz	Processo Sexual
2015	**10043312**	DE/RE	Gengivite	Gengivite
2015	**10043279**	DE/RE	Hemorroida	Hemorroida
2015	**10042065**	DE/RE	Hidratação, Adequada	Hidratação, Adequada

Versão	Código	Eixo	Termo	Definição
2013	**10039923**	DE/RE	Hiperalgesia	Hiperalgesia
2013	**10034990**	DE/RE	Hiperbilirrubinemia	Hiperbilirrubinemia
2015	**10046757**	DE/RE	Hiperêmese	Hiperêmese
2	**10027550**	DE/RE	Hiperglicemia	Hiperglicemia
1	**10000757**	DE/RE	Hipertermia	Hipertermia
2017	**10047221**	DE/RE	Hiperventilação	Hiperventilação
1	**10042012**	DE/RE	Hipervolemia	Volume de Líquidos, Prejudicado
2	**10027566**	DE/RE	Hipoglicemia	Hipoglicemia
1	**10000761**	DE/RE	Hipotermia	Hipotermia
1	**10042020**	DE/RE	Hipovolemia	Volume de Líquidos, Prejudicado
2	**10027901**	DE/RE	Humor Deprimido, Diminuído	Humor, Deprimido
3	**10029771**	DE/RE	Humor Deprimido, no Período Pós-Parto	Humor, Deprimido
1,1	**10022402**	DE/RE	Humor, Deprimido	Humor, Deprimido
2017	**10050027**	DE/RE	Humor, Melhorado	Condição de Humor, Negativa
2015	**10045652**	DE/RE	Humores Lábeis	Equilíbrio do Humor
1,1	**10022795**	DE/RE	Ideação Suicida	Ideação Suicida
1	**10001257**	DE/RE	Identidade Pessoal, Perturbada	Identidade Pessoal
2	**10025664**	DE/RE	Identidade Pessoal, Positiva	Identidade Pessoal
2017	**10047002**	DE/RE	Ilusão	Ilusão
1	**10001079**	DE/RE	Imagem Corporal, Perturbada	Imagem Corporal
2	**10028564**	DE/RE	Imagem Corporal, Positiva	Imagem Corporal
1,1	**10021885**	DE/RE	Impactação Fecal	Impactação
1	**10001578**	DE/RE	Impotência	Impotência
2	**10027120**	DE/RE	Impotência, Diminuída	Impotência
2	**10027718**	DE/RE	Incontinência Intestinal	Incontinência Intestinal
2	**10025686**	DE/RE	Incontinência Urinária	Incontinência Urinária
2	**10026797**	DE/RE	Incontinência Urinária de Esforço	Incontinência de Esforço
2	**10026811**	DE/RE	Incontinência Urinária de Urgência	Incontinência de Urgência
2	**10026778**	DE/RE	Incontinência Urinária Funcional	Incontinência Funcional
2	**10026914**	DE/RE	Incontinência Urinária por Transbordamento	Incontinência por Transbordamento
2	**10026784**	DE/RE	Incontinência Urinária Reflexa	Incontinência Reflexa
2	**10026807**	DE/RE	Incontinência Urinária Total	Incontinência Urinária Total

Versão	Código	Eixo	Termo	Definição
1,1	**10023032**	DE/RE	Infecção	Infecção
3	**10029915**	DE/RE	Infecção do Trato Urinário	Infecção
2	**10028945**	DE/RE	Infecção, Ausente	Infecção, Ausente
3	**10029927**	DE/RE	Inflamação	Inflamação
1	**10000682**	DE/RE	Ingestão de Alimentos, Excessiva	Ingestão de Alimentos
1	**10000607**	DE/RE	Ingestão de Alimentos, Insuficiente (ou Deficitária)	Ingestão de Alimentos
2017	**10047324**	DE/RE	Ingestão de Alimentos, Melhorada	Ingestão de Alimentos
2017	**10047330**	DE/RE	Ingestão de Líquidos, Melhorada	Ingestão de Líquidos, Prejudicada
3	**10029873**	DE/RE	Ingestão de Líquidos, Prejudicada	Ingestão de Líquidos
1,1	**10025535**	DE/RE	Ingestão Nutricional Alta, Prejudicada	Ingestão Nutricional, Prejudicada
1,1	**10025519**	DE/RE	Ingestão Nutricional Baixa, Prejudicada	Ingestão Nutricional, Prejudicada
2013	**10037572**	DE/RE	Ingestão Nutricional, nos Limites Normais	Nutrição
1,1	**10023009**	DE/RE	Ingestão Nutricional, Prejudicada	Nutrição
3	**10029728**	DE/RE	Ingurgitamento Mamário	Ingurgitamento Mamário
2	**10025722**	DE/RE	Inquietação	Inquietação
1	**10000465**	DE/RE	Insucesso do Adulto em Melhorar, como Esperado	Capacidade para Crescer ou Melhorar, como Esperado
1,1	**10022898**	DE/RE	Insucesso em Crescer ou Melhorar, como Esperado	Capacidade para Crescer ou Melhorar, como Esperado
2	**10028501**	DE/RE	Integridade da Pele, Eficaz	Integridade da Pele
2	**10028517**	DE/RE	Integridade da Pele, Melhorada	Integridade da Pele, Prejudicada
1	**10001290**	DE/RE	Integridade da Pele, Prejudicada	Integridade da Pele
2	**10028555**	DE/RE	Integridade Tissular	Integridade Tissular
2	**10028488**	DE/RE	Integridade Tissular da Membrana Mucosa Oral	Integridade Tissular
1	**10001080**	DE/RE	Integridade Tissular, Prejudicada	Integridade Tissular Corporal, Prejudicada
2015	**10042991**	DE/RE	Interação Medicamentosa Adversa, Ausente	Interação Medicamentosa Adversa, Ausente
2015	**10042728**	DE/RE	Interação Medicamentosa, Adversa	Interação Medicamentosa, Adversa
1	**10000431**	DE/RE	Intolerância à Atividade	Intolerância à Atividade
1	**10001647**	DE/RE	Isolamento Social	Isolamento Social
2017	**10050070**	DE/RE	Isolamento Social, Diminuído	Isolamento Social

Versão	Código	Eixo	Termo	Definição
3	**10029936**	DE/RE	Lesão	Lesão
3	**10033594**	DE/RE	Lesão Elétrica, Ausente	Lesão Elétrica, Ausente
3	**10029678**	DE/RE	Lesão Física Decorrente de Abuso	Lesão por Abuso
2	**10029374**	DE/RE	Lesão Perioperatória, Ausente	Lesão Perioperatória, Ausente
3	**10033616**	DE/RE	Lesão por Laser, Ausente	Lesão por Laser, Ausente
1,1	**10023111**	DE/RE	Lesão por Posicionamento Perioperatório	Lesão por Posicionamento Perioperatório
3	**10033628**	DE/RE	Lesão por Posicionamento Perioperatório, Ausente	Lesão por Posicionamento Perioperatório, Ausente
2013	**10038545**	DE/RE	Lesão por Queda, Ausente	Lesão por Queda, Ausente
3	**10033637**	DE/RE	Lesão por Radiação, Ausente	Lesão por Radiação, Ausente
3	**10030074**	DE/RE	Lesão por Transferência	Lesão por Transferência
3	**10033659**	DE/RE	Lesão por Transferência, Ausente	Lesão por Transferência, Ausente
3	**10033587**	DE/RE	Lesão Química, Ausente	Lesão Química, Ausente
3	**10033644**	DE/RE	Lesão Térmica, Ausente	Lesão Térmica, Ausente
2	**10028966**	DE/RE	Lesão, Ausente	Lesão, Ausente
2	**10028658**	DE/RE	Ligação Afetiva Cuidador-Criança, Eficaz	Ligação Afetiva Cuidador-Criança
2	**10027219**	DE/RE	Ligação Afetiva Cuidador-Criança, Prejudicada	Ligação Afetiva Cuidador-Criança
2	**10027964**	DE/RE	Limpeza das Vias Aéreas, Eficaz	Limpeza das Vias Aéreas
1	**10001051**	DE/RE	Limpeza das Vias Aéreas, Prejudicada	Limpeza das Vias Aéreas
1	**10000918**	DE/RE	Manutenção da Saúde, Prejudicada	Capacidade para Executar a Manutenção da Saúde
1	**10001046**	DE/RE	Marcha (Caminhada), Prejudicada	Capacidade para Andar (Caminhar)
1	**10000703**	DE/RE	Medo	Medo
2013	**10037834**	DE/RE	Medo da Morte	Medo da Morte
2013	**10037823**	DE/RE	Medo de Abandono	Medo de Abandono
2013	**10037921**	DE/RE	Medo de Contágio	Medo de Contágio
2015	**10043222**	DE/RE	Medo de Efeitos Colaterais da Medicação	Medo de Efeitos Colaterais da Medicação
2013	**10041671**	DE/RE	Medo de Representar uma Carga para os Outros	Medo de Representar uma Carga para os Outros
2	**10027889**	DE/RE	Medo, Reduzido	Medo
2	**10026967**	DE/RE	Membrana Mucosa Oral (ou Bucal), Prejudicada	Integridade Tissular, Prejudicada

Versão	Código	Eixo	Termo	Definição
2	**10028435**	DE/RE	Memória, Eficaz	Memória, Eficaz
1	**10001203**	DE/RE	Memória, Prejudicada	Memória, Prejudicada
2017	**10047245**	DE/RE	Micção, Eficaz	Micção, Positiva
1,1	**10021790**	DE/RE	Micção, Prejudicada	Micção, Prejudicada
1	**10001363**	DE/RE	Mobilidade em Cadeira de Rodas, Prejudicada	Mobilidade em Cadeira de Rodas
1	**10001067**	DE/RE	Mobilidade na Cama, Prejudicada	Mobilidade na Cama
1	**10001219**	DE/RE	Mobilidade, Prejudicada	Capacidade para Mobilizar-se
1	**10001371**	DE/RE	Não Adesão	Não Adesão
1,1	**10022657**	DE/RE	Não Adesão ao Regime de Exercício Físico	Não Adesão ao Regime de Exercício Físico
3	**10030026**	DE/RE	Não Adesão ao Regime de Imunização	Não Adesão ao Regime de Imunização
1,1	**10022129**	DE/RE	Não Adesão ao Regime de Líquidos	Não Adesão ao Regime de Líquidos
1,1	**10022140**	DE/RE	Não Adesão ao Regime de Segurança	Não Adesão ao Regime de Segurança
1,1	**10022101**	DE/RE	Não Adesão ao Regime de Teste Diagnóstico	Não Adesão ao Regime de Teste Diagnóstico
1,1	**10022117**	DE/RE	Não Adesão ao Regime Dietético	Não Adesão ao Regime Dietético
1,1	**10021682**	DE/RE	Não Adesão ao Regime Medicamentoso	Não Adesão ao Regime Medicamentoso
1,1	**10022155**	DE/RE	Não Adesão ao Regime Terapêutico	Não Adesão ao Regime
1	**10000859**	DE/RE	Náusea	Náusea
2	**10028984**	DE/RE	Náusea, Ausente	Náusea, Ausente
1	**10000624**	DE/RE	Negação	Negação
2015	**10043850**	DE/RE	Negação sobre a Severidade da Doença	Negação sobre a Severidade da Doença
2015	**10044260**	DE/RE	Negação, Ausente	Negação, Ausente
1	**10033573**	DE/RE	Negligência Unilateral	Negligência Unilateral
2	**10033525**	DE/RE	Negligência Unilateral, Diminuída	Negligência Unilateral
2	**10033685**	DE/RE	(*)[1] Nível de Glicose Sanguínea, nos Limites Normais	(*) Nível de Glicose Sanguínea, Eficaz
1,1	**10022528**	DE/RE	Olfato, Prejudicado	Capacidade para Perceber Odores
2	**10025779**	DE/RE	Orgulho, Positivo	Orgulho
2	**10028586**	DE/RE	Orientação, Melhorada (ou Aumentada)	Desorientação

[1] Neste, e nos demais termos em que aparece, a marcação (*) indica que houve alguma alteração editorial.

Versão	Código	Eixo	Termo	Definição
1,1	**10022814**	DE/RE	Paladar, Prejudicado	Capacidade para Perceber Sabores
1,1	**10022674**	DE/RE	Paralisia	Paralisia
2	**10027955**	DE/RE	Parentalidade, Eficaz	Capacidade para Parentalidade
1	**10000939**	DE/RE	Parentalidade, Prejudicada	Capacidade para Parentalidade
2017	**10047073**	DE/RE	Pele, Seca	Pele, Seca
2017	**10047191**	DE/RE	Pensamento Abstrato, Prejudicado	Pensamento Abstrato
2	**10029201**	DE/RE	Perambulação, Ausente	Perambulação, Ausente
2	**10028173**	DE/RE	Percepção Sensorial, Eficaz	Percepção Sensorial
2	**10028540**	DE/RE	Percepção Tátil, Eficaz	Capacidade para Sentir
1,1	**10022619**	DE/RE	Percepção Tátil, Prejudicada	Capacidade para Sentir
1	**10001242**	DE/RE	Percepção, Alterada	Percepção, Prejudicada
2017	**10047437**	DE/RE	Percepção, Melhorada	Percepção, Alterada
3	**10033853**	DE/RE	Perfusão da Ferida, Eficaz	Perfusão da Ferida
2	**10044239**	DE/RE	Perfusão Tissular Periférica, Prejudicada	Perfusão Tissular, Ineficaz
2	**10028593**	DE/RE	Perfusão Tissular, Eficaz	Perfusão Tissular
1	**10001344**	DE/RE	Perfusão Tissular, Ineficaz	Perfusão Tissular
2013	**10039968**	DE/RE	Pesadelo	Pesadelo
2	**10027392**	DE/RE	Peso, nos Limites Normais	Peso, Eficaz
2015	**10043298**	DE/RE	Pirose (Azia)	Pirose (Azia)
3	**10030042**	DE/RE	Polifármacos (ou Polifarmácia)	Polifármacos (ou Polifarmácia)
1,1	**10022954**	DE/RE	Pressão Arterial, Alterada	Pressão Arterial
2	**10027647**	DE/RE	Pressão Arterial, nos Limites Normais	Pressão Arterial
1,1	**10025395**	DE/RE	Pressão Intracraniana, Aumentada	Pressão Intracraniana
2013	**10041824**	DE/RE	Privação do Sono	Sono, Prejudicado
2	**10025590**	DE/RE	Privacidade	Privacidade
1,1	**10023959**	DE/RE	(*) Problema Ambiental	(*) Processo Ambiental, Prejudicado
1,1	**10042319**	DE/RE	Problema com Alta Complexidade do Regime Terapêutico	Regime, Complexo
2015	**10043074**	DE/RE	Problema com Aquisição de Medicação	Capacidade para Adquirir Medicação
3	**10029818**	DE/RE	Problema de Cerúmen	Cerúmen
3	**10029716**	DE/RE	Problema de Comportamento	Problema de Comportamento

Versão	Código	Eixo	Termo	Definição
3	**10029759**	DE/RE	Problema de Continuidade do Cuidado	Continuidade do Cuidado
3	**10029841**	DE/RE	Problema de Emprego	Condição de Emprego
3	**10029943**	DE/RE	Problema de Lactação	Lactação
1,1	**10022559**	DE/RE	Problema de Literacia	Literacia
2	**10027290**	DE/RE	Problema de Peso Corporal	Peso, Prejudicado
3	**10035744**	DE/RE	Problema de Relacionamento	Problema de Relacionamento
2013	**10038316**	DE/RE	Problema de Saneamento	Saneamento
3	**10029856**	DE/RE	Problema de Segurança Ambiental	Segurança Ambiental
3	**10029839**	DE/RE	Problema Emocional	Emoção, Negativa
3	**10029860**	DE/RE	Problema Financeiro	Problema Financeiro
3	**10029904**	DE/RE	Problema Habitacional	Condição Habitacional
2013	**10035524**	DE/RE	Processamento de Informação, Eficaz	Processamento de Informação
1,1	**10022345**	DE/RE	Processo de Luto	Processo de Luto
2013	**10038482**	DE/RE	Processo de Luto Familiar	Processo de Luto Familiar
1	**10000726**	DE/RE	Processo de Luto, Antecipado	Processo de Luto
1	**10001183**	DE/RE	Processo de Luto, Disfuncional	Processo de Luto
1	**10000669**	DE/RE	Processo de Pensamento, Distorcido	Pensamento Distorcido
1	**10001165**	DE/RE	Processo Familiar Disfuncional, com Abuso de Álcool	Processo Familiar, Prejudicado
1,1	**10025232**	DE/RE	Processo Familiar, Eficaz	Processo Familiar, Eficaz
1	**10000788**	DE/RE	Processo Familiar, Interrompido	Família, Disfuncional
1,1	**10023078**	DE/RE	Processo Familiar, Prejudicado	Família, Disfuncional
2015	**10043982**	DE/RE	Proteinúria	Proteinúria
2013	**10040875**	DE/RE	Qualidade de Vida	Qualidade de Vida
2	**10029405**	DE/RE	Queda	Queda
2	**10034704**	DE/RE	Queda, Ausente	Queda, Ausente
2015	**10045578**	DE/RE	Raiva	Raiva
1	**10037426**	DE/RE	Recuperação Cirúrgica, Atrasada (ou Lenta)	Recuperação Cirúrgica, Atrasada (ou Lenta)
2	**10028691**	DE/RE	Recuperação Cirúrgica, Eficaz	Recuperação Cirúrgica
2013	**10035479**	DE/RE	Recuperação de Abuso, Eficaz	Recuperação
2015	**10045787**	DE/RE	Recuperação de Agressão Sexual (ou Estupro), Eficaz	Condição de Recuperação

Versão	Código	Eixo	Termo	Definição
2013	**10037749**	DE/RE	Recuperação Física, Atrasada (ou Lenta)	Recuperação Física, Atrasada (ou Lenta)
1,1	**10022983**	DE/RE	Regime Medicamentoso, Complexo	Regime Medicamentoso, Complexo
1,1	**10022563**	DE/RE	Renda, Inadequada	Renda
2017	**10050441**	DE/RE	Resiliente	Resiliência
3	**10030128**	DE/RE	Respiração Ofegante	Respiração Ofegante
2013	**10041334**	DE/RE	Respiração, Eficaz	Ventilação, Espontânea
1	**10001316**	DE/RE	Respiração, Prejudicada	Ventilação, Espontânea
2	**10028670**	DE/RE	Resposta à Medicação, Eficaz	Resposta à Medicação
3	**10033427**	DE/RE	Resposta à Nutrição Enteral, Eficaz	Resposta à Nutrição Enteral
3	**10033415**	DE/RE	Resposta à Nutrição Enteral, Negativa	Resposta à Nutrição Enteral
2013	**10036423**	DE/RE	Resposta à Terapia, Eficaz	Resposta à Terapia
1,1	**10025209**	DE/RE	Resposta ao Desuso	Resposta ao Desuso
1	**10001597**	DE/RE	Resposta ao Trauma do Estupro	Resposta ao Trauma do Estupro
2	**10027668**	DE/RE	Resposta ao Trauma do Estupro, Melhorada	Resposta ao Trauma do Estupro
2	**10027760**	DE/RE	Resposta ao Trauma, Melhorada	Resposta Pós-Trauma
1	**10001699**	DE/RE	Resposta Pós-Trauma	Resposta ao Trauma
2017	**10050456**	DE/RE	Restrito (ou Confinado) ao Leito	Restrito (ou Confinado) ao Leito
2	**10034654**	DE/RE	Retenção Urinária	Retenção Urinária
1	**10015167**	DE/RE	Risco de Alergia a Látex	Alergia a Látex
3	**10032291**	DE/RE	Risco de Anafilaxia	Choque Anafilático
1	**10015325**	DE/RE	Risco de Angústia Espiritual	Angústia Espiritual
2013	**10035031**	DE/RE	Risco de Apneia	Apneia
1	**10015341**	DE/RE	Risco de Asfixia	Asfixia
1	**10015024**	DE/RE	Risco de Aspiração	Aspiração
1	**10015318**	DE/RE	Risco de Automutilação	Automutilação
1	**10015180**	DE/RE	Risco de Baixa Autoestima, Situacional	Baixa Autoestima
2013	**10035008**	DE/RE	Risco de Bradicardia	Bradicardia
3	**10032270**	DE/RE	Risco de Capacidade para Executar o Cuidado, Prejudicada	Capacidade para Executar o Cuidado
3	**10041296**	DE/RE	Risco de Complicação Associada à Atenção à Saúde	Complicação Associada à Atenção à Saúde

Versão	Código	Eixo	Termo	Definição
1,1	**10023202**	DE/RE	Risco de Complicação com Uso de Contraceptivo	Complicação
2013	**10040457**	DE/RE	Risco de Complicações da Estomia (ou Estoma)	Complicação da Estomia (ou Estoma)
1,1	**10023225**	DE/RE	Risco de Complicações durante a Gestação (Gravidez)	Complicação
1,1	**10023241**	DE/RE	Risco de Complicações durante o Processo Parturitivo (Trabalho de Parto e Parto)	Complicação
1,1	**10023239**	DE/RE	Risco de Complicações durante o Trabalho de Parto	Complicação
1,1	**10023256**	DE/RE	Risco de Complicações Pós-Parto	Complicação
1,1	**10023218**	DE/RE	Risco de Complicações Relacionadas com o Parto (ou Nascimento)	Complicação
1	**10015082**	DE/RE	Risco de Comportamento Infantil, Desorganizado	Comportamento, Desorganizado
1	**10015302**	DE/RE	Risco de Comportamento, Autodestrutivo	Comportamento, Autodestrutivo
2013	**10037224**	DE/RE	Risco de Condição Nutricional, Prejudicada	Condição Nutricional, Prejudicada
3	**10038424**	DE/RE	Risco de Condição Psicossocial, Prejudicada	Condição Psicossocial
1,1	**10023050**	DE/RE	Risco de Confusão	Confusão
1,1	**10023874**	DE/RE	Risco de Confusão, Aguda	Risco de Confusão
1	**10015053**	DE/RE	Risco de Constipação	Constipação
1,1	**10021774**	DE/RE	Risco de Crença Religiosa, Conflituosa	Crença Religiosa, Negativa
1	**10034935**	DE/RE	Risco de Crescimento, Atrasado (ou de Atraso de Crescimento)	Crescimento, Atrasado (ou Atraso de Crescimento)
1	**10034957**	DE/RE	Risco de Crescimento, Desproporcional	Crescimento, Desproporcional
3	**10032355**	DE/RE	Risco de Dano Ambiental	Dano Ambiental
1,1	**10025561**	DE/RE	Risco de Déficit Nutricional	Risco de Ingestão Nutricional, Prejudicada
1,1	**10022070**	DE/RE	Risco de Delírio	Delírio
2013	**10041685**	DE/RE	Risco de Desempenho Escolar, Prejudicado	Desempenho Escolar
3	**10033375**	DE/RE	Risco de Desenvolvimento de Bebê (ou Lactente), Prejudicado	Desenvolvimento de Bebê (ou Lactente)

Versão	Código	Eixo	Termo	Definição
2015	**10046420**	DE/RE	Risco de Desenvolvimento Fetal, Prejudicado	Desenvolvimento Fetal
3	**10032317**	DE/RE	Risco de Desenvolvimento Infantil, Prejudicado	Desenvolvimento Infantil
2013	**10041895**	DE/RE	Risco de Desidratação	Desidratação
1	**10015105**	DE/RE	Risco de Desuso	Desuso
2013	**10037564**	DE/RE	Risco de Diarreia	Diarreia
2013	**10037230**	DE/RE	Risco de Dificuldade com Enfrentamento	Processo de Enfrentamento, Prejudicado
1,1	**10023803**	DE/RE	Risco de Dignidade, Prejudicada	Dignidade, Prejudicada
1	**10015030**	DE/RE	Risco de Disreflexia Autonômica	Disreflexia Autonômica
3	**10032386**	DE/RE	Risco de Doença	Processo Patológico
2013	**10037604**	DE/RE	Risco de Efeito Colateral da Medicação	Efeito Colateral da Medicação
3	**10032364**	DE/RE	Risco de Enfrentamento Familiar, Prejudicado	Processo de Enfrentamento Familiar
1	**10015271**	DE/RE	Risco de Envenenamento	Envenenamento
2013	**10037586**	DE/RE	Risco de Estar com Peso Abaixo do Esperado	Peso Abaixo do Esperado
2	**10027787**	DE/RE	Risco de Estresse do Cuidador	Estresse do Cuidador
1	**10015292**	DE/RE	Risco de Estresse por Mudança de Ambiente	Estresse por Mudança de Ambiente
1,1	**10025471**	DE/RE	Risco de Excesso Nutricional	Risco de Ingestão Nutricional, Prejudicada
1,1	**10025245**	DE/RE	Risco de Exposição a Contaminação	Exposição a Contaminação
2015	**10045532**	DE/RE	Risco de Exposição a Radiação	Exposição a Radiação
2015	**10045521**	DE/RE	Risco de Exposição a Tabagismo Secundário (Passivo)	Exposição a Tabagismo Secundário (Passivo)
2	**10027411**	DE/RE	Risco de Fuga	Fuga
2013	**10037314**	DE/RE	Risco de Função Cardíaca, Prejudicada	Processo Cardíaco, Prejudicado
2015	**10046431**	DE/RE	Risco de Função do Sistema Gastrointestinal, Prejudicada	Processo do Sistema Gastrointestinal, Prejudicado
2013	**10037333**	DE/RE	Risco de Função do Sistema Nervoso, Prejudicada	Processo do Sistema Nervoso
2013	**10037346**	DE/RE	Risco de Função do Sistema Respiratório, Prejudicada	Processo do Sistema Respiratório, Prejudicado
2015	**10045453**	DE/RE	Risco de Função do Sistema Urinário, Prejudicada	Processo do Sistema Urinário, Prejudicado

Versão	Código	Eixo	Termo	Definição
1	**10015228**	DE/RE	Risco de Função Neurovascular Periférica, Prejudicada	Processo Neurovascular, Prejudicado
1,1	**10023176**	DE/RE	Risco de Função Reprodutiva, Prejudicada	Processo do Sistema Reprodutivo, Prejudicado
1,1	**10023182**	DE/RE	Risco de Gestação (Gravidez), Não Intencional	Gestação (Gravidez), Não Intencional
1	**10017268**	DE/RE	Risco de Hemorragia	Hemorragia
2	**10027328**	DE/RE	Risco de Hipertermia	Hipertermia
1,1	**10042031**	DE/RE	Risco de Hipervolemia	Volume de Líquidos, Prejudicado
1	**10017275**	DE/RE	Risco de Hipotermia	Hipotermia
1	**10042049**	DE/RE	Risco de Hipovolemia	Volume de Líquidos, Prejudicado
3	**10032338**	DE/RE	Risco de Humor Deprimido, no Período Pós-Parto	Risco de Humor, Deprimido
3	**10032329**	DE/RE	Risco de Humor, Deprimido	Humor, Deprimido
1	**10015285**	DE/RE	Risco de Impotência	Impotência
2	**10026848**	DE/RE	Risco de Incontinência Urinária, de Urgência	Incontinência, de Urgência
1	**10015133**	DE/RE	Risco de Infecção	Infecção
2013	**10041807**	DE/RE	Risco de Infecção Cruzada	Infecção Cruzada
2013	**10037627**	DE/RE	Risco de Infecção da Membrana Mucosa Oral (ou Bucal)	Risco de Infecção
3	**10032372**	DE/RE	Risco de Infecção Ocular	Risco de Infecção
2015	**10045328**	DE/RE	Risco de Infertilidade	Fertilidade
1	**10015114**	DE/RE	Risco de Ingestão de Alimentos, Excessiva	Ingestão de Alimentos
1,1	**10023021**	DE/RE	Risco de Ingestão de Alimentos, Insuficiente (ou Deficitária)	Ingestão de Alimentos
1,1	**10023013**	DE/RE	Risco de Ingestão Nutricional, Prejudicada	Nutrição
2013	**10040899**	DE/RE	Risco de Insatisfação com a Atenção à Saúde	Satisfação com a Atenção à Saúde
1	**10015237**	DE/RE	Risco de Integridade da Pele, Prejudicada	Integridade da Pele
1	**10015011**	DE/RE	Risco de Intolerância à Atividade	Intolerância à Atividade
2017	**10047213**	DE/RE	Risco de Isolamento Social	Isolamento Social
1	**10015146**	DE/RE	Risco de Lesão	Lesão
1,1	**10023107**	DE/RE	Risco de Lesão Perioperatória	Lesão

Versão	Código	Eixo	Termo	Definição
1	**10015263**	DE/RE	Risco de Lesão por Posicionamento Perioperatório	Lesão por Posicionamento Perioperatório
2013	**10038521**	DE/RE	Risco de Lesão por Queda	Lesão por Queda
2015	**10046449**	DE/RE	Risco de Lesão por Radiação	Lesão por Radiação
3	**10032408**	DE/RE	Risco de Lesão por Transferência	Lesão por Transferência
2	**10027235**	DE/RE	Risco de Ligação Afetiva Cuidador-Criança, Prejudicada	Ligação Afetiva Cuidador-Criança
2	**10027203**	DE/RE	Risco de Ligação Afetiva Pais-Criança, Prejudicada	Ligação Afetiva Pais-Criança
2015	**10042737**	DE/RE	Risco de Medicação Adversa	Interação Medicamentosa, Adversa
1	**10015339**	DE/RE	Risco de Morte Súbita Infantil	Morte Súbita Infantil
1	**10015198**	DE/RE	Risco de Parentalidade, Prejudicada	Capacidade para Parentalidade
1	**10017281**	DE/RE	Risco de Perfusão Tissular, Ineficaz	Perfusão Tissular
2	**10027453**	DE/RE	Risco de Polifármacos (ou Polifarmácia)	Polifármacos (ou Polifarmácia)
2013	**10038495**	DE/RE	Risco de Processo de Luto Familiar, Disfuncional	Processo de Luto Familiar
1,1	**10021735**	DE/RE	Risco de Processo de Luto, Disfuncional	Processo de Luto
2013	**10040945**	DE/RE	Risco de Qualidade de Vida, Negativa	Qualidade de Vida
1	**10015122**	DE/RE	Risco de Queda	Queda
2013	**10039865**	DE/RE	Risco de Resposta à Analgesia Controlada pelo Paciente, Negativa	Resposta à Analgesia Controlada pelo Paciente
2013	**10039877**	DE/RE	Risco de Resposta à Analgesia Controlada por Enfermeira(o), Negativa	Resposta à Analgesia Controlada por Enfermeira(o)
1	**10015259**	DE/RE	Risco de Resposta Pós-Trauma	Resposta ao Trauma
2015	**10042238**	DE/RE	Risco de Ser Vítima de Abuso de Idoso	Vítima de Abuso de Idoso
2015	**10042201**	DE/RE	Risco de Ser Vítima de Abuso Infantil	Vítima de Abuso Infantil
2015	**10044452**	DE/RE	Risco de Ser Vítima de Negligência	Vítima de Negligência
2015	**10044434**	DE/RE	Risco de Ser Vítima de Negligência de Idoso	Vítima de Negligência de Idoso
2015	**10044406**	DE/RE	Risco de Ser Vítima de Negligência Infantil	Vítima de Negligência Infantil
2015	**10042303**	DE/RE	Risco de Ser Vítima de Violência de Parceiro Íntimo	Vítima de Violência de Parceiro Íntimo

Versão	Código	Eixo	Termo	Definição
1	**10015179**	DE/RE	Risco de Solidão	Solidão
2013	**10037615**	DE/RE	Risco de Sono, Prejudicado	Processo de Sono
1	**10015356**	DE/RE	Risco de Suicídio	Suicídio
2	**10027938**	DE/RE	Risco de Suicídio, Diminuído	Risco de Suicídio
1	**10015244**	DE/RE	Risco de Termorregulação, Prejudicada	Termorregulação, Prejudicada
1	**10015360**	DE/RE	Risco de Trauma	Trauma
2	**10027509**	DE/RE	Risco de Trombose Venosa Profunda	Trombose Venosa Profunda
2015	**10042666**	DE/RE	Risco de Úlcera de Pé Diabético	Úlcera de Pé Diabético
2	**10027337**	DE/RE	Risco de Úlcera por Pressão	Úlcera por Pressão
1,1	**10022487**	DE/RE	Risco de Violência	Violência
2013	**10041587**	DE/RE	Risco de Vômito	Vômito
2013	**10038328**	DE/RE	Saneamento, Eficaz	Saneamento
2015	**10043930**	DE/RE	Sangramento Vaginal	Sangramento Vaginal
2	**10028806**	DE/RE	Sangramento, Ausente	Sangramento, Ausente
2013	**10040881**	DE/RE	Satisfação com Atenção à Saúde	Satisfação com Atenção à Saúde
2013	**10040118**	DE/RE	Satisfação com Manejo (Controle) da Dor	Satisfação com Manejo (Controle) da Dor
2013	**10040823**	DE/RE	Sedação, Ausente	Sedação, Ausente
2013	**10040160**	DE/RE	Sedado	Sedação
2013	**10037847**	DE/RE	Sede	Sede
3	**10030233**	DE/RE	Segurança Ambiental, Eficaz	Segurança Ambiental
2015	**10046676**	DE/RE	Sensibilidade nas Mamas	Dor nas Mamas (Mastalgia)
2	**10027344**	DE/RE	Sentido do Olfato, Eficaz	Capacidade para Perceber Odores
2	**10028538**	DE/RE	Sentido do Paladar, Eficaz	Capacidade para Perceber Sabores
1,1	**10023097**	DE/RE	Síndrome do Desuso	Desuso
2013	**10039947**	DE/RE	Sintoma de Abstinência (de Afastamento ou de Retirada de Algo)	Sintoma de Abstinência (de Afastamento ou de Retirada de Algo)
1,1	**10022949**	DE/RE	Sistema Cardiovascular, Prejudicado	Sistema Cardiovascular
2017	**10047136**	DE/RE	Sistema Circulatório, Prejudicado	Processo do Sistema Circulatório, Prejudicado
1,1	**10021742**	DE/RE	Sobrecarga de Estresse	Estresse
2	**10027300**	DE/RE	Sobrepeso	Sobrepeso
1	**10001022**	DE/RE	Socialização, Prejudicada	Capacidade para Socializar-se

Versão	Código	Eixo	Termo	Definição
2	**10025588**	DE/RE	Sofrimento	Sofrimento
1,1	**10024930**	DE/RE	Sono, Adequado	Sono, Adequado
2	**10027226**	DE/RE	Sono, Prejudicado	Sono, Prejudicado
2013	**10040141**	DE/RE	Sonolência	Sonolência
1,1	**10038363**	DE/RE	Suprimento de Água, Inadequado	Suprimento de Água
2015	**10045725**	DE/RE	Suprimento de Alimentos, Adequado	Suprimento de Alimentos
1,1	**10022805**	DE/RE	Suspeita	Suspeita
2013	**10038858**	DE/RE	Tabagismo Prévio	Abandono de Tabagismo
2	**10027288**	DE/RE	Taquicardia	Taquicardia
2	**10027652**	DE/RE	Temperatura Corporal, nos Limites Normais	Temperatura Corporal
1	**10001675**	DE/RE	Tendência para Perambular	Tendência para Perambular
3	**10033848**	DE/RE	Termorregulação, Eficaz	Termorregulação, Eficaz
1	**10033560**	DE/RE	Termorregulação, Prejudicada	Termorregulação, Prejudicada
2	**10027634**	DE/RE	Tolerância à Atividade, Eficaz	Tolerância à Atividade
2013	**10036370**	DE/RE	Tolerância à Dieta	Tolerância à Dieta
2	**10028731**	DE/RE	Tomada de Decisão, Eficaz	Tomada de Decisão, Eficaz
2017	**10047143**	DE/RE	Tosse	Tosse
2017	**10047297**	DE/RE	Tosse, Ausente	Tosse, Ausente
1,1	**10022846**	DE/RE	Tremor	Tremor
2013	**10040662**	DE/RE	Tristeza	Tristeza
2	**10027862**	DE/RE	Tristeza Crônica, Reduzida	Tristeza, Crônica
1	**10000551**	DE/RE	Tristeza, Crônica	Tristeza
1	**10027993**	DE/RE	Troca de Gases, Eficaz	Troca Gasosa
1	**10001177**	DE/RE	Troca de Gases, Prejudicada	Troca Gasosa
2013	**10036406**	DE/RE	Trombose Venosa Profunda, Ausente	Trombose Venosa Profunda, Ausente
3	**10029700**	DE/RE	Úlcera Arterial	Úlcera Arterial
2017	**10050043**	DE/RE	Úlcera Arterial, Ausente	Úlcera Arterial, Ausente
2015	**10042181**	DE/RE	Úlcera Diabética	Úlcera Diabética
2	**10025798**	DE/RE	Úlcera por Pressão	Úlcera por Pressão
2	**10029065**	DE/RE	Úlcera por Pressão, Ausente	Úlcera por Pressão, Ausente
3	**10030100**	DE/RE	Úlcera Venosa	Úlcera Venosa

Versão	Código	Eixo	Termo	Definição
1	**10000994**	DE/RE	Uso do Vaso Sanitário e Higienização, por si próprio, após Evacuar e Urinar, Prejudicados	Capacidade para Usar o Vaso Sanitário e Higienizar-se, após Evacuar e Urinar
2015	**10046761**	DE/RE	Vergonha	Vergonha
2015	**10045584**	DE/RE	Vertigem Postural (Tontura)	Vertigem Postural (Tontura)
2015	**10045681**	DE/RE	Vertigem Postural (Tontura), Ausente	Vertigem Postural (Tontura), Ausente
1	**10000960**	DE/RE	Vestir-se e Arrumar-se (Cuidar da Aparência Externa), Prejudicado	Capacidade para Vestir-se e Arrumar-se (Cuidar da Aparência Externa)
2	**10029168**	DE/RE	Violência, Ausente	Violência, Ausente
2017	**10047353**	DE/RE	Visão, Melhorada	Visão, Prejudicada
1,1	**10022748**	DE/RE	Visão, Prejudicada	Capacidade para Ver
2015	**10042229**	DE/RE	Vítima de Abuso de Idoso	Vítima de Abuso de Idoso
2015	**10042199**	DE/RE	Vítima de Abuso Infantil	Vítima de Abuso Infantil
2015	**10042255**	DE/RE	Vítima de Agressão Sexual (ou Estupro)	Vítima de Agressão Sexual (ou Estupro)
2015	**10044468**	DE/RE	Vítima de Negligência de Idoso	Vítima de Negligência de Idoso
2015	**10044410**	DE/RE	Vítima de Negligência Infantil	Vítima de Negligência Infantil
2015	**10042293**	DE/RE	Vítima de Violência de Parceiro Íntimo	Vítima de Violência de Parceiro Íntimo
2	**10025981**	DE/RE	Vômito	Vômito
2	**10029181**	DE/RE	Vômito, Ausente	Vômito, Ausente

INTERVENÇÕES DE ENFERMAGEM (IE – 1.063 CONCEITOS)

Intervenção de Enfermagem

Uma ação realizada em resposta a um diagnóstico de enfermagem, com a finalidade de produzir um resultado de enfermagem.

Versão	Código	Eixo	Termo	Definição
2015	**10042613**	IE	Acompanhar Paciente	Acompanhar
1	**10034523**	IE	Aconselhamento Genético	Aconselhar
3	**10031062**	IE	Aconselhar o Paciente	Aconselhar
3	**10031043**	IE	Aconselhar sobre Abuso de Drogas	Aconselhar
2013	**10035229**	IE	Aconselhar sobre Amamentação	Aconselhar
2	**10026231**	IE	Aconselhar sobre Angústia Espiritual	Aconselhar

Versão	Código	Eixo	Termo	Definição
2	**10026212**	IE	Aconselhar sobre Esperança	Aconselhar
2	**10026208**	IE	Aconselhar sobre Medos	Aconselhar
3	**10031058**	IE	Aconselhar sobre Tabagismo	Aconselhar
3	**10031036**	IE	Aconselhar sobre Uso de Álcool	Aconselhar
3	**10030383**	IE	Administrar Antibiótico	Administrar
2013	**10037248**	IE	Administrar Antipirético	Administrar
3	**10030417**	IE	Administrar Insulina	Administrar
1,1	**10025444**	IE	Administrar Medicação	Administrar
1	**10001804**	IE	Administrar Medicação e Solução	Administrar
2015	**10046579**	IE	Administrar Medicação Inalatória	Administrar Medicação
2015	**10045815**	IE	Administrar Medicação Intracutânea	Administrar Medicação
2015	**10045827**	IE	Administrar Medicação Intramuscular	Administrar Medicação
2015	**10045836**	IE	Administrar Medicação Intravenosa (ou Endovenosa)	Administrar Medicação
1,1	**10023084**	IE	Administrar Medicação para Dor	Administrar
2015	**10045843**	IE	Administrar Medicação Subcutânea	Administrar Medicação
2015	**10045858**	IE	Administrar Medicação Vaginal	Administrar Medicação
1	**10001794**	IE	Administrar Medicação, após Interpretação do Resultado de Gasometria Arterial	Administrar
2013	**10037037**	IE	Administrar Suplemento Nutricional	Administrar
1	**10001827**	IE	Administrar Tratamento Profilático	Administrar
3	**10030429**	IE	Administrar Vacina	Administrar
2013	**10037044**	IE	Administrar Vitamina	Administrar
3	**10030438**	IE	Administrar Vitamina B12	Administrar
2013	**10039542**	IE	Advogar pela Amamentação	Advogar
1	**10001938**	IE	Advogar pelo Paciente	Advogar: Apelar em nome do paciente.
2013	**10038741**	IE	Agendar Consulta de Acompanhamento (ou Consulta Subsequente)	Agendar
2013	**10035168**	IE	Alimentar Bebê (ou Lactente) com Mamadeira	Alimentar
2015	**10046150**	IE	Alimentar Paciente	Alimentar
1	**10032227**	IE	Analgesia Controlada pelo Paciente	Ação
2013	**10039798**	IE	Analgesia Controlada por Enfermeira(o)	Ação
3	**10030472**	IE	Aplicar Bandagem de Compressão	Aplicar
2013	**10036468**	IE	Aplicar Compressa Fria	Aplicar
2013	**10039617**	IE	Aplicar Compressa Quente	Aplicar

Versão	Código	Eixo	Termo	Definição
2013	**10036182**	IE	Aplicar Contenção Física	Aplicar
1	**10002472**	IE	Aplicar Dispositivo de Segurança	Aplicar
3	**10030486**	IE	Aplicar Meias Elásticas	Aplicar
2017	**10050350**	IE	Aplicar Unguento	Aplicar
3	**10032816**	IE	Apoiar Amamentação	Apoiar
3	**10032800**	IE	Apoiar Capacidade para Gerenciar o Regime	Apoiar
1	**10019161**	IE	Apoiar Condição Psicológica	Apoiar
2015	**10044701**	IE	Apoiar Continência Intestinal	Apoiar
2015	**10044698**	IE	Apoiar Continência Urinária	Apoiar
2	**10026458**	IE	Apoiar Crenças	Apoiar
1,1	**10024570**	IE	Apoiar Cuidador	Apoiar
3	**10032828**	IE	Apoiar Cuidador durante Treinamento de Uso do Vaso Sanitário e Higienização, após Evacuar e Urinar	Apoiar Cuidador
3	**10032837**	IE	Apoiar Cuidador, durante o Desmame	Apoiar Cuidador
3	**10032844**	IE	Apoiar Família	Apoiar
2015	**10044531**	IE	Apoiar Imagem Corporal, Positiva	Apoiar
2	**10026489**	IE	Apoiar Processo de Expressão do Luto	Apoiar
2013	**10041254**	IE	Apoiar Processo de Morrer, Digno	Apoiar
1,1	**10024589**	IE	Apoiar Processo de Tomada de Decisão	Apoiar
3	**10032859**	IE	Apoiar Processo Familiar de Enfrentamento	Apoiar
2	**10026470**	IE	Apoiar Processo Familiar de Expressão do Luto	Apoiar
2	**10026462**	IE	Apoiar Processo Familiar de Tomada de Decisão	Apoiar
1,1	**10024591**	IE	Apoiar Ritos Espirituais	Apoiar
2	**10026491**	IE	Apoiar Uso de Terapia Tradicional	Apoiar
1,1	**10024171**	IE	Arranjar (Organizar) Serviço de Transporte	Arranjar (Organizar)
3	**10030493**	IE	Arranjar (Organizar) Transporte de Dispositivo	Arranjar (Organizar)
2013	**10039162**	IE	Arteterapia	Arteterapia
2017	**10050275**	IE	Auxiliar a Arrumar-se (Cuidar da Aparência Externa)	Auxiliar
2015	**10045964**	IE	Auxiliar a Criança a Usar o Vaso Sanitário e Fazer Higienização, após Evacuar e Urinar	Auxiliar
2017	**10050268**	IE	Auxiliar a Vestir-se	Auxiliar
3	**10030821**	IE	Auxiliar na Higiene	Auxiliar
2013	**10037269**	IE	Auxiliar na Ingestão de Alimentos ou Líquidos	Auxiliar
2013	**10038986**	IE	Auxiliar na Marcha (Caminhada)	Auxiliar

Versão	Código	Eixo	Termo	Definição
2013	**10036520**	IE	Auxiliar na Marcha (Caminhada) com Uso de Dispositivo	Auxiliar
2013	**10036508**	IE	Auxiliar na Mobilidade	Auxiliar
2015	**10045972**	IE	Auxiliar na Mobilidade na Cama	Auxiliar
2013	**10035763**	IE	Auxiliar no Autocuidado	Auxiliar
3	**10030813**	IE	Auxiliar no Controle da Raiva	Auxiliar
1,1	**10023531**	IE	Auxiliar no Uso do Vaso Sanitário e na Higienização, após Evacuar e Urinar	Auxiliar
1	**10002866**	IE	Auxiliar o Cirurgião, durante a Cirurgia	Auxiliar
3	**10030809**	IE	Auxiliar o Prestador (ou Provedor) de Cuidados de Saúde	Auxiliar
1	**10041038**	IE	Avaliar a Casa, antes do Cuidado Domiciliário	Avaliar
2015	**10044153**	IE	Avaliar Adesão ao Regime Terapêutico	Avaliar
2013	**10039561**	IE	Avaliar Amamentação	Avaliar
1	**10007218**	IE	Avaliar Cicatrização da Ferida	Avaliar
1	**10007078**	IE	Avaliar Condição Cardíaca, após Cirurgia	Avaliar
2013	**10035217**	IE	Avaliar Condição de Imunização	Avaliar
3	**10033998**	IE	Avaliar Condição Endócrina	Avaliar
3	**10034007**	IE	Avaliar Condição Gastrointestinal	Avaliar
3	**10034011**	IE	Avaliar Condição Geniturinária	Avaliar
3	**10034030**	IE	Avaliar Condição Musculoesquelética	Avaliar
1	**10007097**	IE	Avaliar Condição Neurológica, após Cirurgia	Avaliar
1	**10007169**	IE	Avaliar Condição Respiratória, após Cirurgia	Avaliar
3	**10033980**	IE	Avaliar Contagem de Dispositivos Cirúrgicos e Compressas/Gazes	Avaliar
3	**10034024**	IE	Avaliar Manejo (Controle) de Amostra (ou Espécimen)	Avaliar
1	**10007202**	IE	Avaliar Perfusão Tissular, após Cirurgia	Avaliar
2013	**10039557**	IE	Avaliar Plano de Amamentação	Avaliar
3	**10031252**	IE	Avaliar Plano de Cuidados	Avaliar
3	**10031268**	IE	Avaliar Regime Terapêutico	Avaliar
2013	**10036554**	IE	Avaliar Resposta à Anestesia, após Cirurgia	Avaliar
1	**10007182**	IE	Avaliar Resposta à Medicação	Avaliar
1	**10007176**	IE	Avaliar Resposta à Terapia com Líquidos (ou Hidratação)	Avaliar
1	**10007195**	IE	Avaliar Resposta à Termorregulação	Avaliar

Versão	Código	Eixo	Termo	Definição
3	**10034053**	IE	Avaliar Resposta ao Manejo (Controle) da Dor	Avaliar
2015	**10044195**	IE	Avaliar Resposta ao Tratamento	Avaliar
1	**10007107**	IE	Avaliar Resposta Psicossocial à Instrução	Avaliar
1	**10007148**	IE	Avaliar Resposta Psicossocial à Instrução sobre Dor	Avaliar
1,1	**10022688**	IE	Avaliar Resposta Psicossocial à Instrução sobre Exercício Físico	Avaliar
1	**10007124**	IE	Avaliar Resposta Psicossocial à Instrução sobre Ferida	Avaliar
1	**10007130**	IE	Avaliar Resposta Psicossocial à Instrução sobre Medicação	Avaliar
1	**10007111**	IE	Avaliar Resposta Psicossocial à Instrução sobre Nutrição	Avaliar
1	**10007153**	IE	Avaliar Resposta Psicossocial ao Plano de Cuidado	Avaliar
3	**10034048**	IE	Avaliar Risco de Infecção, após Cirurgia	Avaliar
2013	**10040490**	IE	Avaliar Satisfação com Atenção à Saúde	Avaliar
3	**10034069**	IE	Avaliar Sinais e Sintomas de Infecção, após Cirurgia	Avaliar
3	**10034076**	IE	Avaliar Tubos e Drenos	Avaliar
2013	**10037540**	IE	Avaliar, após Queda	Avaliar
2015	**10045986**	IE	Banhar o Paciente	Banhar
1	**10004073**	IE	Categorizar Ferida Cirúrgica	Categorizar
3	**10030884**	IE	(*) Cateterizar Bexiga Urinária	Cateterizar
3	**10030911**	IE	Checar Identidade do Paciente	Checar
3	**10030924**	IE	Checar Segurança de Dispositivo	Checar
3	**10030907**	IE	Checar Técnica de Inalação	Checar
2013	**10035887**	IE	Colaborar com a Família	Colaborar
2015	**10043100**	IE	Colaborar com a Família na Aquisição de Medicação	Colaborar
1,1	**10023577**	IE	Colaborar com Assistente Social	Colaborar
2015	**10043163**	IE	Colaborar com Cuidador no Manejo (Controle) do Regime Medicamentoso	Colaborar
2013	**10039416**	IE	Colaborar com Equipe Interprofissional	Colaborar
2015	**10043995**	IE	Colaborar com Equipe Interprofissional nos Cuidados com Ferida	Colaborar
2013	**10039601**	IE	Colaborar com Especialista em Dor	Colaborar
1,1	**10023554**	IE	Colaborar com Farmacêutico	Colaborar

Versão	Código	Eixo	Termo	Definição
2015	**10043090**	IE	Colaborar com Farmacêutico na Aquisição de Medicação	Colaborar
2017	**10050378**	IE	Colaborar com Fisioterapeuta	Colaborar
1,1	**10023565**	IE	Colaborar com Médico	Colaborar
2013	**10040435**	IE	Colaborar com Nutricionista	Colaborar
2013	**10035873**	IE	Colaborar com Paciente	Colaborar
2013	**10039574**	IE	Colaborar com Paciente no Plano de Amamentação	Colaborar
2015	**10046047**	IE	Colaborar com Prestador (ou Provedor) de Cuidados de Saúde	Colaborar
2015	**10043116**	IE	Colaborar com Prestador (ou Provedor) de Cuidados de Saúde na Aquisição de Medicação	Colaborar
2015	**10043562**	IE	Colaborar com Prestador (ou Provedor) de Cuidados de Saúde na Reconciliação Medicamentosa	Colaborar com Prestador (ou Provedor) de Cuidados
2015	**10042970**	IE	Colaborar com Prestador (ou Provedor) de Cuidados de Saúde no Regime Medicamentoso	Colaborar
2013	**10038274**	IE	Colaborar com Serviço Educacional	Colaborar
3	**10030953**	IE	Colaborar com Serviço Jurídico	Colaborar
2013	**10038261**	IE	Colaborar com Serviço Religioso	Colaborar
3	**10030948**	IE	Colaborar na Terapia com Líquidos (ou Hidratação)	Colaborar
3	**10030930**	IE	Colaborar na Terapia Eletrolítica	Colaborar
1	**10004561**	IE	Colaborar no Início da Analgesia Controlada pelo Paciente	Colaborar
2013	**10039812**	IE	Colaborar no Início da Analgesia Controlada por Enfermeira(o)	Colaborar
2013	**10039831**	IE	Colaborar no Plano de Manejo (Controle) da Dor	Colaborar
2	**10026190**	IE	Colaborar no Regime Dietético	Colaborar
3	**10030687**	IE	Coleta de Dados na Admissão	Obter Dados
1	**10004588**	IE	Coletar Amostra (ou Espécimen)	Coletar
2015	**10046052**	IE	Coletar Amostra (ou Espécimen) de Sangue Arterial	Coletar Amostra (ou Espécimen)
2015	**10046068**	IE	Coletar Amostra (ou Espécimen) de Sangue Capilar	Coletar Amostra (ou Espécimen)
2015	**10044633**	IE	Coletar Amostra (ou Espécimen) de Sangue Venoso	Coletar Amostra (ou Espécimen)
3	**10030969**	IE	Coletar Células Cervicais	Coletar
1	**10016217**	IE	Colocar ou Pôr Agente Hemostático	Colocar ou Pôr

Versão	Código	Eixo	Termo	Definição
2015	**10044078**	IE	Compressões no Peito (ou Tórax)	Ressuscitação Cardíaca
1	**10020736**	IE	Confirmar (ou Comprovar) Alergia	Confirmar (ou Comprovar)
1	**10020743**	IE	Confirmar (ou Comprovar) Consentimento, antes de Cirurgia	Confirmar (ou Comprovar)
1	**10020770**	IE	Confirmar (ou Comprovar) Localização e Lateralidade do Ato Cirúrgico	Confirmar (ou Comprovar)
3	**10033296**	IE	Confirmar (ou Comprovar) Morte	Confirmar (ou Comprovar)
1	**10020758**	IE	Confirmar (ou Comprovar) Paciente, antes de Cirurgia	Confirmar (ou Comprovar)
2015	**10046669**	IE	Confirmar (ou Comprovar) Presença de Dispositivo Corretivo	Confirmar (ou Comprovar)
2015	**10043159**	IE	Consultar Farmacêutico sobre Medicamento Genérico	Consultar
1	**10005029**	IE	Consultar o Prestador (ou Provedor) de Cuidados de Saúde	Consultar
1,1	**10024331**	IE	Consultar para Manejo (Controle) de Dor	Consultar
2015	**10043233**	IE	Consultar Prestador (ou Provedor) de Cuidados de Saúde sobre Efeitos Colaterais da Medicação	Consultar
1,1	**10021816**	IE	Consultar Serviço de Cuidado Domiciliário	Consultar
3	**10034506**	IE	Contar Dispositivos Cirúrgicos e Compressas/ Gazes	Contar
1	**10033951**	IE	Contar Dispositivos Cirúrgicos e Compressas/ Gazes, durante a Cirurgia	Contar
2015	**10046081**	IE	Coordenar Conferência	Coordenar
2013	**10040984**	IE	Coordenar Conferência (Conversação em Grupo) Familiar	Coordenar
3	**10031027**	IE	Coordenar Plano de Cuidados	Coordenar
3	**10032757**	IE	Cuidados com a Pele	Ação
2015	**10045033**	IE	Cuidados com as Orelhas	Ação
2013	**10037102**	IE	Cuidados com Bebê (ou Lactente)	Ação
2015	**10046010**	IE	Cuidados com Catarata	Ação
3	**10033277**	IE	Cuidados com Cateter Urinário	Ação
2013	**10035181**	IE	Cuidados com Circuncisão	Ação
2015	**10046075**	IE	Cuidados com Colostomia	Ação
3	**10032788**	IE	Cuidados com Estomia (ou Estoma)	Ação
1	**10033347**	IE	Cuidados com Ferida	Ação
2015	**10046412**	IE	Cuidados com Ferida Aberta	Cuidados com Ferida

Versão	Código	Eixo	Termo	Definição
3	**10032863**	IE	Cuidados com Ferida Cirúrgica	Cuidados com Ferida
2015	**10046034**	IE	Cuidados com Ferida Fechada	Cuidados com Ferida
3	**10031690**	IE	Cuidados com Ferida Maligna	Cuidados com Ferida
3	**10033208**	IE	Cuidados com Ferida Traumática	Cuidados com Ferida
2015	**10043464**	IE	Cuidados com Fratura	Ação
3	**10031592**	IE	Cuidados com Local de Dispositivo Invasivo	Ação
2015	**10043472**	IE	Cuidados com Molde (Suporte Ortopédico ou Tala, de gesso, plástico ou fibra de vidro)	Ação
3	**10032150**	IE	Cuidados com Nefrostomia	Ação
3	**10031275**	IE	Cuidados com os Olhos	Ação
2015	**10042818**	IE	Cuidados com os Pés	Ação
2015	**10045098**	IE	Cuidados com Prótese Dentária	Ação
2013	**10036124**	IE	Cuidados com Terapia Eletroconvulsiva	Ação
3	**10033161**	IE	Cuidados com Traqueostomia	Ação
2015	**10046113**	IE	Cuidados com Tubo de Drenagem	Ação
2015	**10044679**	IE	Cuidados com Tubo Enteral	Ação
2015	**10046145**	IE	Cuidados com Tubo Gástrico	Ação
3	**10033254**	IE	Cuidados com Úlcera	Ação
3	**10031117**	IE	Cuidados com Úlcera Diabética	Cuidados com Úlcera
3	**10032420**	IE	Cuidados com Úlcera por Pressão	Cuidados com Úlcera
2015	**10045274**	IE	Cuidados com Urostomia	Ação
3	**10032184**	IE	Cuidados Orais (ou Bucais)	Ação
2015	**10045154**	IE	Cuidados Perineais	Ação
2013	**10037490**	IE	Cuidados Pós-Morte	Preparar
1,1	**10024354**	IE	Demonstrar Administração de Medicação	Demonstrar
1,1	**10040248**	IE	Demonstrar Prevenção de Quedas	Demonstrar
1,1	**10021695**	IE	Demonstrar Técnica de Injeção Subcutânea	Demonstrar
1,1	**10024365**	IE	Demonstrar Técnica de Relaxamento	Demonstrar
2017	**10050384**	IE	Diminuir Barulho	Diminuir
2013	**10039221**	IE	Diminuir Estimulação	Diminuir
2013	**10039232**	IE	Distração	Técnica de Distração
3	**10032567**	IE	Encaminhar a Prestador (ou Provedor) de Cuidados de Saúde	Encaminhar
2015	**10043128**	IE	Encaminhar para Assistente Social	Encaminhar

Versão	Código	Eixo	Termo	Definição
2013	**10039485**	IE	Encaminhar para Classe de Educação sobre Amamentação, durante Período Pré-Natal	Encaminhar
2013	**10038371**	IE	Encaminhar para Cuidado Domiciliário	Encaminhar
2013	**10040419**	IE	Encaminhar para Enfermeira(o) Estomaterapeuta	Encaminhar
2013	**10039492**	IE	Encaminhar para Grupo de Apoio à Amamentação	Encaminhar
2017	**10046788**	IE	Encaminhar para Nutricionista	Encaminhar
2015	**10042792**	IE	Encaminhar para Podiatra (ou Podologista)	Encaminhar
2015	**10044554**	IE	Encaminhar para Serviço Auxiliar de Saúde	Encaminhar
2013	**10038385**	IE	Encaminhar para Serviço Comunitário	Encaminhar
2015	**10046483**	IE	Encaminhar para Serviço Comunitário de Refeições	Encaminhar
2013	**10038787**	IE	Encaminhar para Serviço de Autoajuda	Encaminhar
3	**10032579**	IE	Encaminhar para Serviço de Emergência	Encaminhar
2017	**10046939**	IE	Encaminhar para Serviço de Manejo (Controle), por si próprio	Encaminhar
3	**10032580**	IE	Encaminhar para Serviço de Planejamento Familiar	Encaminhar
2015	**10044577**	IE	Encaminhar para Serviço de Terapia da Fala	Encaminhar
2013	**10038242**	IE	Encaminhar para Serviço Educacional	Encaminhar
2013	**10038257**	IE	Encaminhar para Serviço Financeiro	Encaminhar
2	**10026174**	IE	Encaminhar para Serviço Funerário	Encaminhar
3	**10032598**	IE	Encaminhar para Serviço Habitacional	Encaminhar
2	**10026404**	IE	Encaminhar para Serviço Jurídico	Encaminhar
1,1	**10024543**	IE	Encaminhar para Serviço Religioso	Encaminhar
1,1	**10024558**	IE	Encaminhar para Terapia de Grupo de Apoio	Encaminhar
1,1	**10024536**	IE	Encaminhar para Terapia Familiar	Encaminhar
1,1	**10024019**	IE	Encaminhar para Terapia Física	Encaminhar
2	**10026415**	IE	Encaminhar para Terapia Ocupacional	Encaminhar
1,1	**10024377**	IE	Encorajar Afirmações Positivas	Encorajar
1,1	**10041415**	IE	Encorajar Repouso	Encorajar
1	**10006834**	IE	Encorajar Uso de Técnica Respiratória, ou de Tosse	Encorajar
1,1	**10024349**	IE	Entrar em Acordo para Adesão	Entrar em Acordo
2013	**10035771**	IE	Entrar em Acordo para Comportamento Positivo	Entrar em Acordo

Versão	Código	Eixo	Termo	Definição
2	**10026323**	IE	Envolver-se no Processo de Tomada de Decisão	Envolver-se
1,1	**10024396**	IE	Estabelecer Confiança	Estabelecer
2013	**10038827**	IE	Estabelecer Data para Abandono de Tabagismo	Estabelecer
1,1	**10023738**	IE	Estabelecer Rapport (Relação de Compreensão Mútua)	Estabelecer
2013	**10036239**	IE	Estimular Reflexão do Paciente, após Contenção, sobre Experiência Vivida (*Debriefing*)	Estimular Reflexão sobre Experiência Vivida (*Debriefing*)
3	**10032258**	IE	Exame Físico	Ação
2015	**10043527**	IE	Executar Amplitude de Movimento, Passiva	Executar
2015	**10043602**	IE	(*) Executar Desimpactação Fecal	Executar
2015	**10043618**	IE	Executar Enema	Executar
1	**10007391**	IE	Explicar Direitos do Paciente	Explicar
2013	**10036304**	IE	Facilitar Aceitação do Envelhecimento	Facilitar
1,1	**10024401**	IE	Facilitar Acesso a Tratamento	Facilitar
2013	**10036273**	IE	Facilitar Adesão ao Regime	Facilitar
2013	**10035927**	IE	Facilitar Capacidade da Família para Participar no Plano de Cuidado	Facilitar
2013	**10038196**	IE	Facilitar Capacidade para Comunicar Necessidades	Facilitar
2	**10026616**	IE	Facilitar Capacidade para Comunicar Sentimentos	Facilitar
2	**10026277**	IE	Facilitar Capacidade para Executar o Papel	Facilitar
2	**10026265**	IE	Facilitar Capacidade para Falar sobre o Processo de Morrer	Facilitar
2013	**10040501**	IE	Facilitar Capacidade para Participar no Planejamento do Cuidado	Facilitar
2013	**10035716**	IE	Facilitar Controle de Impulso	Facilitar
2013	**10035958**	IE	Facilitar Processo de Luto	Facilitar
2013	**10035856**	IE	Facilitar Recuperação de Abuso de Álcool	Facilitar
2013	**10035860**	IE	Facilitar Recuperação de Abuso de Drogas	Facilitar
1,1	**10024417**	IE	Facilitar Recuperação Financeira	Facilitar
2013	**10036452**	IE	Fazer Progredir (ou Promover) a Mobilidade	Fazer Progredir (ou Promover)
2013	**10036447**	IE	Fazer Progredir (ou Promover) o Regime Dietético	Fazer Progredir (ou Promover)
1	**10017571**	IE	Fazer Rastreamento (*Screening*) de Abuso	Fazer Rastreamento (*Screening*)

Versão	Código	Eixo	Termo	Definição
2015	**10045476**	IE	Fazer Rastreamento (*Screening*) de Abuso de Álcool	Fazer Rastreamento (*Screening*)
2015	**10046496**	IE	Fazer Rastreamento (*Screening*) de Abuso de Drogas	Fazer Rastreamento (*Screening*)
1	**10017592**	IE	Fazer Rastreamento (*Screening*) de Abuso de Substância	Fazer Rastreamento (*Screening*)
3	**10032703**	IE	Fazer Rastreamento (*Screening*) de Audição	Fazer Rastreamento (*Screening*)
2013	**10035199**	IE	Fazer Rastreamento (*Screening*) de Bebê (ou Lactente), antes da Alta	Fazer Rastreamento (*Screening*)
2013	**10038578**	IE	Fazer Rastreamento (*Screening*) de Câncer	Fazer Rastreamento (*Screening*)
3	**10032719**	IE	Fazer Rastreamento (*Screening*) de Desenvolvimento de Bebê (ou Lactente)	Fazer Rastreamento (*Screening*)
3	**10032695**	IE	Fazer Rastreamento (*Screening*) de Desenvolvimento Infantil	Fazer Rastreamento (*Screening*)
2015	**10045022**	IE	Fazer Rastreamento (*Screening*) de Humor, Deprimido	Fazer Rastreamento (*Screening*)
3	**10032726**	IE	Fazer Rastreamento (*Screening*) de Paciente	Fazer Rastreamento (*Screening*)
2013	**10038836**	IE	Fazer Rastreamento (*Screening*) de Tabagismo	Fazer Rastreamento (*Screening*)
2013	**10038584**	IE	Fazer Rastreamento (*Screening*) de Tuberculose	Fazer Rastreamento (*Screening*)
3	**10032735**	IE	Fazer Rastreamento (*Screening*) de Visão	Fazer Rastreamento (*Screening*)
2015	**10042958**	IE	Fazer Triagem	Fazer Triagem
2015	**10046477**	IE	Fisioterapia Torácica	Fisioterapia Torácica
2013	**10035152**	IE	Fototerapia	Fototerapia
1	**10006966**	IE	Garantir (ou Assegurar) Continuidade de Cuidado	Garantir (ou Assegurar)
3	**10031724**	IE	Gerenciar Acesso Venoso Central (Linha Central)	Gerenciar
2013	**10037187**	IE	Gerenciar Acompanhamento de Rastreamento (*Screening*)	Gerenciar
1	**10011687**	IE	Gerenciar Amostra (ou Espécimen)	Gerenciar
3	**10031711**	IE	Gerenciar Ansiedade	Gerenciar
2015	**10044971**	IE	Gerenciar Atividade do Paciente	Gerenciar
3	**10031977**	IE	Gerenciar Cateter Urinário	Gerenciar
1	**10011639**	IE	Gerenciar Coleta de Amostra (ou Espécimen)	Gerenciar
2013	**10035970**	IE	Gerenciar Comportamento Agressivo	Gerenciar

Versão	Código	Eixo	Termo	Definição
3	**10031833**	IE	Gerenciar Comportamento Negativo	Gerenciar
2013	**10036021**	IE	Gerenciar Comportamento Sexual, Inapropriado	Gerenciar
3	**10031822**	IE	Gerenciar Condição de Saúde, após a Hospitalização	Gerenciar
3	**10034608**	IE	Gerenciar Condição Financeira	Gerenciar
2013	**10036013**	IE	Gerenciar Condição Nutricional	Gerenciar
2013	**10035991**	IE	Gerenciar Conservação de Energia	Gerenciar
3	**10031931**	IE	Gerenciar Cuidado Pós-Parto	Gerenciar
3	**10031949**	IE	Gerenciar Cuidado Pré-Natal	Gerenciar
3	**10031880**	IE	Gerenciar Cuidados com Nefrostomia	Gerenciar
3	**10041427**	IE	Gerenciar Defecação (ou Eliminação Intestinal)	Gerenciar
2013	**10035989**	IE	Gerenciar Delírio	Gerenciar
2015	**10043821**	IE	Gerenciar Desidratação	Gerenciar
3	**10031920**	IE	Gerenciar Diálise Peritoneal	Gerenciar
2015	**10043641**	IE	Gerenciar Diarreia	Gerenciar
3	**10031776**	IE	Gerenciar Dispositivo	Gerenciar
3	**10042530**	IE	Gerenciar Dispositivo de Continência	Gerenciar
2013	**10036605**	IE	Gerenciar Dispositivo Vasopneumático	Gerenciar Dispositivo
3	**10031912**	IE	Gerenciar Doença	Gerenciar
1	**10011660**	IE	Gerenciar Dor	Gerenciar
2013	**10036793**	IE	Gerenciar Edema	Gerenciar
1,1	**10021837**	IE	Gerenciar Efeito Colateral da Medicação	Gerenciar
3	**10031851**	IE	Gerenciar Emoção, Negativa	Gerenciar
3	**10031782**	IE	Gerenciar Encoprese	Gerenciar
3	**10031805**	IE	Gerenciar Enurese	Gerenciar
2017	**10050345**	IE	Gerenciar Escoriação	Gerenciar
2015	**10046289**	IE	Gerenciar Fadiga	Gerenciar
2013	**10041721**	IE	Gerenciar Febre	Gerenciar
2015	**10046262**	IE	Gerenciar Glicose Sanguínea	Gerenciar
2015	**10046291**	IE	Gerenciar Hemodiálise	Gerenciar
2015	**10046317**	IE	Gerenciar Hidratação	Gerenciar
2013	**10035286**	IE	Gerenciar Hiperglicemia	Gerenciar
2013	**10035272**	IE	Gerenciar Hipoglicemia	Gerenciar
2013	**10036256**	IE	Gerenciar Humor	Gerenciar

Versão	Código	Eixo	Termo	Definição
3	**10031769**	IE	Gerenciar Humor Deprimido, no Pós-parto	Gerenciar
2015	**10046301**	IE	Gerenciar Incontinência Intestinal	Gerenciar
3	**10031879**	IE	Gerenciar Incontinência Urinária	Gerenciar
1	**10011656**	IE	Gerenciar Manejo (Controle) de Amostra (ou Espécimen)	Gerenciar
1	**10011641**	IE	Gerenciar Medicação	Gerenciar
2013	**10035238**	IE	Gerenciar Micção	Gerenciar
2015	**10043673**	IE	Gerenciar Náusea	Gerenciar
2015	**10046270**	IE	Gerenciar Níveis Sanguíneos	Gerenciar
3	**10031795**	IE	Gerenciar Nutrição Enteral	Gerenciar
3	**10031908**	IE	Gerenciar Nutrição Parenteral	Gerenciar
2015	**10043799**	IE	Gerenciar Perambulação	Gerenciar
3	**10031846**	IE	Gerenciar Processo de Enfrentamento, Prejudicado	Gerenciar
1	**10011673**	IE	Gerenciar Regime	Gerenciar
3	**10031954**	IE	Gerenciar Regime de Cuidado com Estomia (ou com Estoma)	Gerenciar
1,1	**10023890**	IE	Gerenciar Regime de Exercício Físico	Gerenciar
2015	**10043723**	IE	Gerenciar Regime de Reabilitação Cardíaca	Gerenciar
1,1	**10023861**	IE	Gerenciar Regime Dietético	Gerenciar
1,1	**10023888**	IE	Gerenciar Regime Medicamentoso	Gerenciar
3	**10031867**	IE	Gerenciar Resposta à Situação, Negativa	Gerenciar
1,1	**10024429**	IE	Gerenciar Resposta ao Tratamento, Negativa	Gerenciar
2015	**10045430**	IE	Gerenciar Sangramento Vaginal	Gerenciar
2015	**10044512**	IE	Gerenciar Sedação	Gerenciar
2013	**10038718**	IE	Gerenciar Sintoma de Abstinência (de Afastamento ou de Retirada de Algo)	Gerenciar
3	**10031965**	IE	Gerenciar Sintomas	Gerenciar
2015	**10042096**	IE	Gerenciar Terapia com Líquidos (ou Hidratação)	Gerenciar
1	**10011694**	IE	Gerenciar Transporte	Gerenciar
2015	**10046329**	IE	Gerenciar Vômito	Gerenciar
2013	**10039311**	IE	Hemoterapia	Hemoterapia
2013	**10039209**	IE	Hidroterapia	Hidroterapia
1	**10009654**	IE	Identificar Atitude em Relação à Dor	Identificar
1	**10009649**	IE	Identificar Atitude em Relação ao Cuidado	Identificar

Versão	Código	Eixo	Termo	Definição
1	**10009683**	IE	Identificar Barreiras à Comunicação	Identificar
1	**10009665**	IE	Identificar Condição Cardíaca, antes de Cirurgia	Identificar
3	**10034146**	IE	Identificar Condição Endócrina, antes de Cirurgia	Identificar
1	**10009612**	IE	Identificar Condição Fisiológica	Identificar
3	**10034167**	IE	Identificar Condição Gastrointestinal, antes de Cirurgia	Identificar
3	**10034179**	IE	Identificar Condição Geniturinária, antes de Cirurgia	Identificar
3	**10034180**	IE	Identificar Condição Musculoesquelética, antes de Cirurgia	Identificar
1	**10044241**	IE	Identificar Condição Psicossocial	Identificar
3	**10034198**	IE	Identificar Condição Respiratória, antes de Cirurgia	Identificar
3	**10034151**	IE	Identificar Expectativa sobre Cuidado Domiciliário	Identificar
2	**10027154**	IE	Identificar Parte Anormal do Corpo, antes do Posicionamento Perioperatório	Identificar
2013	**10035697**	IE	Identificar Percepções Alteradas	Identificar
1	**10009704**	IE	Identificar Perfusão Tissular, antes de Cirurgia	Identificar
1	**10009696**	IE	Identificar Risco de Hemorragia	Identificar
2013	**10039693**	IE	Implementar Cuidado Grupal (*Cluster Care*)	Implementar
2015	**10044861**	IE	Implementar Cuidados com Ventilador Mecânico	Implementar
2013	**10039705**	IE	Implementar Cuidados de Conforto	Implementar
2015	**10042763**	IE	Implementar Cuidados durante o Parto (ou Nascimento)	Implementar
2015	**10045371**	IE	Implementar Cuidados Pós-Parto	Implementar
2015	**10045363**	IE	Implementar Cuidados Pré-Natais	Implementar
1	**10009872**	IE	Implementar Guia de Conduta para Dor	Implementar
2015	**10046178**	IE	Implementar Nutrição Enteral	Implementar
2015	**10046184**	IE	Implementar Nutrição Parenteral	Implementar
2013	**10036336**	IE	Implementar Precauções contra Suicídio	Implementar
2013	**10036327**	IE	Implementar Regime de Contenção Física	Implementar
2015	**10044793**	IE	Implementar Regime de Dieta Zero (ou NPO - *Nihil Per Os*)	Implementar
2015	**10042361**	IE	Implementar Regime de Hemodiálise	Implementar
2013	**10038972**	IE	Implementar Regime de Imobilização	Implementar

Versão	Código	Eixo	Termo	Definição
3	**10031559**	IE	Implementar Regime de Imunização	Implementar
2013	**10037276**	IE	Implementar Regime de Manejo (Controle) da Convulsão	Implementar
2013	**10036315**	IE	Implementar Regime de Reclusão (ou Isolamento)	Implementar
2013	**10036565**	IE	Implementar Regime de Segurança	Implementar
2013	**10039428**	IE	Iniciar Amamentação	Iniciar
1	**10010245**	IE	Iniciar Analgesia Controlada pelo Paciente	Iniciar
2013	**10039808**	IE	Iniciar Analgesia Controlada por Enfermeira(o)	Iniciar
3	**10034200**	IE	Inserir Dispositivo de Acesso Vascular	Inserir
2015	**10046099**	IE	Intermediação Cultural	Intermediação Cultural
1	**10010503**	IE	Interpretar Resultado de Gasometria Arterial	Interpretar
2013	**10041188**	IE	Irrigar Bexiga	Irrigar
2013	**10040474**	IE	Irrigar Colostomia	Irrigar
2015	**10045290**	IE	Irrigar Urostomia	Irrigar
2015	**10044803**	IE	Lavar o Paciente	Lavar
2013	**10040708**	IE	Lidar com Medicação	Lidar
2013	**10039629**	IE	Ludoterapia	Ludoterapia
2013	**10035818**	IE	Manejar (Controlar) Alucinação	Manejar (Controlar) Alucinação
3	**10035825**	IE	Manejar (Controlar) Crise	Terapia de Crise
2013	**10035802**	IE	Manejar (Controlar) Delírio	Manejar (Controlar) Delírio
1,1	**10042507**	IE	Manejar (Controlar) Segurança Ambiental	Gerenciar
2013	**10036577**	IE	Manter Acesso Intravenoso (ou Endovenoso)	Manter
2013	**10041525**	IE	Manter Alarme de Segurança contra Queda	Manter
2013	**10041556**	IE	Manter Colchão com Borda Elevada	Manter
1	**10011527**	IE	Manter Dignidade e Privacidade	Manter
2015	**10042595**	IE	Manter Dispositivo Protético	Manter
2013	**10036596**	IE	Manter Dreno da Ferida	Manter
2013	**10035293**	IE	Manter Integridade da Pele	Manter
2013	**10037398**	IE	Manter Técnica de Isolamento	Manter
2013	**10036583**	IE	Manter Terapia Intravenosa (ou Endovenosa)	Manter
2013	**10036646**	IE	Manter Ventilação	Manter
2015	**10046258**	IE	Manter Ventilação com Ventilador Mecânico	Manter Ventilação
3	**10031674**	IE	Manter Vias Aéreas	Manter

Versão	Código	Eixo	Termo	Definição
2013	**10037351**	IE	Manter Vias Aéreas Permeáveis	Manter
3	**10031983**	IE	Massagear Bebê (ou Lactente)	Massagear
2013	**10037000**	IE	Medir (ou Verificar) Altura	Medir (ou Verificar)
2013	**10035451**	IE	Medir (ou Verificar) Circunferência Cefálica	Medir (ou Verificar)
2013	**10036819**	IE	Medir (ou Verificar) Circunferência Peitoral (ou Torácica)	Medir (ou Verificar)
2013	**10039250**	IE	Medir (ou Verificar) Débito de Líquidos	Medir (ou Verificar)
2013	**10036826**	IE	Medir (ou Verificar) Frequência Cardíaca	Medir (ou Verificar)
2015	**10043440**	IE	Medir (ou Verificar) Frequência de Batimentos Cardíacos Fetais	Medir (ou Verificar)
2013	**10041212**	IE	Medir (ou Verificar) Glicose Sanguínea	Medir (ou Verificar)
2013	**10039245**	IE	Medir (ou Verificar) Ingestão de Líquidos	Medir (ou Verificar)
2015	**10043455**	IE	Medir (ou Verificar) Movimentos Fetais	Medir (ou Verificar)
2015	**10046338**	IE	Medir (ou Verificar) Movimentos Respiratórios	Medir (ou Verificar)
3	**10031996**	IE	Medir (ou Verificar) Pressão Arterial	Medir (ou Verificar)
2015	**10044740**	IE	Medir (ou Verificar) Pulso Radial	Medir (ou Verificar)
3	**10032006**	IE	Medir (ou Verificar) Temperatura Corporal	Medir (ou Verificar)
2013	**10036343**	IE	Monitorar Abstinência (Afastamento ou Retirada de Algo)	Monitorar
3	**10032075**	IE	Monitorar Abuso Infantil	Monitorar
2015	**10043878**	IE	Monitorar Adesão à Medicação	Monitorar
3	**10032081**	IE	Monitorar Altura	Monitorar
2015	**10042936**	IE	Monitorar Cicatrização de Ferida	Monitorar
3	**10034285**	IE	Monitorar Condição Cardíaca	Monitorar
1	**10012183**	IE	Monitorar Condição Fisiológica	Monitorar
2013	**10035326**	IE	Monitorar Condição Neurológica	Monitorar
1	**10012196**	IE	Monitorar Condição Respiratória	Monitorar
2015	**10045424**	IE	Monitorar Confusão	Monitorar
2015	**10044667**	IE	Monitorar Contrações Uterinas	Monitorar
2013	**10035319**	IE	Monitorar Débito de Líquidos	Monitorar
2015	**10046372**	IE	Monitorar Descarga (ou Fluxo) Vaginal	Monitorar
2015	**10046340**	IE	Monitorar Desenvolvimento Fetal	Monitorar
2015	**10046364**	IE	Monitorar Dispositivo Mecânico de Suporte Cardíaco	Monitorar
2013	**10038929**	IE	Monitorar Dor	Monitorar
2015	**10043884**	IE	Monitorar Efeito Colateral da Medicação	Monitorar

Versão	Código	Eixo	Termo	Definição
3	**10032068**	IE	Monitorar Enfrentamento Familiar, Prejudicado	Monitorar
2013	**10040852**	IE	Monitorar Equilíbrio de Líquidos (ou Balanço Hídrico)	Monitorar
3	**10032034**	IE	Monitorar Glicose Sanguínea	Monitorar
2013	**10036614**	IE	Monitorar Ingestão de Alimentos	Monitorar
2013	**10035303**	IE	Monitorar Ingestão de Líquidos	Monitorar
2013	**10037211**	IE	Monitorar Motilidade Intestinal	Monitorar
2013	**10036992**	IE	Monitorar Nível de Bilirrubina	Monitorar
2013	**10036032**	IE	Monitorar Nutrição	Monitorar
2013	**10035335**	IE	Monitorar Perfusão Tissular	Monitorar
3	**10032121**	IE	Monitorar Peso	Monitorar
3	**10032052**	IE	Monitorar Pressão Arterial	Monitorar
2015	**10046355**	IE	Monitorar Pressão Intracraniana	Monitorar
2013	**10036633**	IE	Monitorar Pulso Pedioso	Monitorar
3	**10032109**	IE	Monitorar Resposta ao Tratamento	Monitorar
3	**10032099**	IE	Monitorar Resultado Laboratorial	Monitorar
2013	**10037442**	IE	Monitorar Risco de Queda	Monitorar
2013	**10039883**	IE	Monitorar Risco de Resposta Negativa à Analgesia Controlada pelo Paciente	Monitorar
2013	**10039896**	IE	Monitorar Risco de Resposta Negativa à Analgesia Controlada por Enfermeira(o)	Monitorar
3	**10032047**	IE	Monitorar Saturação de Oxigênio Sanguíneo Usando Oxímetro de Pulso	Monitorar
1	**10012203**	IE	Monitorar Sinais e Sintomas de Infecção	Monitorar
3	**10032113**	IE	Monitorar Sinais Vitais	Monitorar
1	**10012165**	IE	Monitorar Temperatura Corporal	Monitorar
2013	**10037092**	IE	Monitorar Terapia Respiratória	Monitorar
2013	**10036622**	IE	Monitorar Tolerância à Atividade	Monitorar
1,1	**10023944**	IE	Monitorar Usando um Alarme de Saída	Monitorar
2013	**10039170**	IE	Musicoterapia	Musicoterapia
3	**10030440**	IE	Notificar sobre Emprego	Notificar
3	**10030455**	IE	Notificar sobre Habitação	Notificar
1	**10013517**	IE	Observar Percepção, Alterada	Observar
2013	**10039060**	IE	Obter Dados de Conhecimento sobre Analgesia Controlada pelo Paciente	Obter Dados
2015	**10046607**	IE	Obter Dados de Conhecimento sobre Cicatrização de Ferida	Obter Dados

Versão	Código	Eixo	Termo	Definição
2015	**10046598**	IE	Obter Dados de Conhecimento sobre Cuidados com Ferida	Obter Dados
2013	**10039104**	IE	Obter Dados de Conhecimento sobre Dor	Obter Dados
2013	**10037984**	IE	Obter Dados de Conhecimento sobre Infecção Cruzada	Obter Dados
2013	**10039041**	IE	Obter Dados de Conhecimento sobre Manejo (Controle) da Dor	Obter Dados
2013	**10039780**	IE	Obter Dados de Conhecimento sobre Prevenção de Queda	Obter Dados
2013	**10039039**	IE	Obter Dados de Conhecimento sobre Regime Medicamentoso	Obter Dados de Conhecimento sobre Regime
2013	**10036481**	IE	Obter Dados de Conhecimento sobre Regime Terapêutico	Obter Dados
2013	**10039767**	IE	Obter Dados de Conhecimento sobre Segurança Ambiental	Obter Dados
2013	**10039733**	IE	Obter Dados de Conhecimento sobre Terapia Física	Obter Dados
2013	**10039136**	IE	Obter Dados de Conhecimento sobre Terapia Tradicional	Obter Dados
2013	**10041126**	IE	Obter Dados sobre a Pele	Obter Dados
2013	**10035433**	IE	Obter Dados sobre Abstinência (Afastamento ou Retirada de Algo)	Obter Dados
2015	**10044107**	IE	Obter Dados sobre Abuso de Álcool	Obter Dados
2015	**10045929**	IE	Obter Dados sobre Abuso de Drogas	Obter Dados
2015	**10045938**	IE	Obter Dados sobre Abuso de Substância	Obter Dados
2	**10026249**	IE	Obter Dados sobre Aceitação da Condição de Saúde	Obter Dados
1,1	**10024185**	IE	Obter Dados sobre Adesão	Obter Dados
2015	**10044481**	IE	Obter Dados sobre Adesão à Dieta	Obter Dados sobre Adesão
2013	**10037868**	IE	Obter Dados sobre Adesão ao Regime de Imunização	Obter Dados sobre Adesão
2015	**10044499**	IE	Obter Dados sobre Adesão ao Regime de Líquidos	Obter Dados sobre Adesão
2015	**10044508**	IE	Obter Dados sobre Adesão ao Regime de Segurança	Obter Dados sobre Adesão
2013	**10037852**	IE	Obter Dados sobre Adesão ao Regime Medicamentoso	Obter Dados sobre Adesão
2015	**10045889**	IE	Obter Dados sobre Adesão ao Regime Terapêutico	Obter Dados sobre Adesão

Versão	Código	Eixo	Termo	Definição
2013	**10038891**	IE	Obter Dados sobre Alodinia	Obter Dados sobre Dor
2013	**10036755**	IE	Obter Dados sobre Amamentação	Obter Dados
2013	**10039395**	IE	Obter Dados sobre Amamentação, no Pós-Parto	Obter Dados sobre Amamentação
2013	**10039526**	IE	Obter Dados sobre Amamentação, no Pré-Natal	Obter Dados sobre Amamentação
2	**10026064**	IE	Obter Dados sobre Ambiente	Obter Dados
2013	**10040044**	IE	Obter Dados sobre Amplitude de Movimento, Ativa	Obter Dados
2013	**10041745**	IE	Obter Dados sobre Ansiedade	Obter Dados
2013	**10038901**	IE	Obter Dados sobre Apetite	Obter Dados
2013	**10030589**	IE	Obter Dados sobre Apoio Emocional	Obter Dados
1,1	**10024298**	IE	Obter Dados sobre Apoio Social	Obter Dados
2015	**10045120**	IE	Obter Dados sobre as Orelhas	Obter Dados
2015	**10042479**	IE	Obter Dados sobre Atitude em Relação à Cirurgia	Obter Dados
2013	**10040636**	IE	Obter Dados sobre Atitude em Relação à Condição de Saúde	Obter Dados
1	**10002694**	IE	Obter Dados sobre Atitude em Relação à Condição Nutricional	Obter Dados
1,1	**10024192**	IE	Obter Dados sobre Atitude em Relação à Doença	Obter Dados
1	**10002687**	IE	Obter Dados sobre Atitude em Relação ao Manejo (Controle) de Medicação	Obter Dados
1,1	**10024205**	IE	Obter Dados sobre Atitude em Relação ao Regime Terapêutico	Obter Dados
2017	**10050140**	IE	Obter Dados sobre Audição	Obter Dados
1,1	**10021844**	IE	Obter Dados sobre Autocuidado	Obter Dados
3	**10030747**	IE	Obter Dados sobre Autocuidado com a Pele	Obter Dados
1,1	**10024280**	IE	Obter Dados sobre Autoeficácia	Obter Dados
2	**10027079**	IE	Obter Dados sobre Autoestima	Obter Dados
2	**10027080**	IE	Obter Dados sobre Autoimagem	Obter Dados
1,1	**10024214**	IE	Obter Dados sobre Barreiras para Adesão	Obter Dados
2017	**10050101**	IE	Obter Dados sobre Capacidade para Alimentar-se	Obter Dados
2013	**10038917**	IE	Obter Dados sobre Capacidade para Andar (Caminhar)	Obter Dados
3	**10030515**	IE	Obter Dados sobre Capacidade para Comunicação pela Fala	Obter Dados

Versão	Código	Eixo	Termo	Definição
2013	**10037966**	IE	Obter Dados sobre Capacidade para Executar o Cuidado	Obter Dados
2015	**10044130**	IE	Obter Dados sobre Capacidade para Gerenciar Estresse	Obter Dados
3	**10030536**	IE	Obter Dados sobre Capacidade para Preparar Alimentos	Obter Dados
2	**10026040**	IE	Obter Dados sobre Capacidades (ou Aptidões)	Obter Dados
2	**10025883**	IE	Obter Dados sobre Cognição	Obter Dados
2017	**10046790**	IE	Obter Dados sobre Comportamento	Obter Dados
2013	**10035684**	IE	Obter Dados sobre Comportamento Agressivo	Obter Dados
1,1	**10024251**	IE	Obter Dados sobre Comportamento de Exercício Físico	Obter Dados
1	**10002747**	IE	Obter Dados sobre Comportamento de Ingestão de Alimentos ou Líquidos	Obter Dados
2013	**10038022**	IE	Obter Dados sobre Comportamento Sexual	Obter Dados
2017	**10046816**	IE	Obter Dados sobre Comportamentos do Cuidador	Obter Dados
2013	**10036738**	IE	Obter Dados sobre Condição Cardíaca	Obter Dados
1	**10002706**	IE	Obter Dados sobre Condição Cardíaca, Usando Dispositivo de Monitoração	Obter Dados
3	**10030625**	IE	Obter Dados sobre Condição da Habitação	Obter Dados
3	**10030768**	IE	Obter Dados sobre Condição Espiritual	Obter Dados
2013	**10037950**	IE	Obter Dados sobre Condição Financeira	Obter Dados
3	**10030694**	IE	Obter Dados sobre Condição Fisiológica	Obter Dados
2013	**10036475**	IE	Obter Dados sobre Condição Intestinal	Obter Dados
2013	**10036772**	IE	Obter Dados sobre Condição Neurológica	Obter Dados
1	**10002768**	IE	Obter Dados sobre Condição Neurológica, antes de Cirurgia	Obter Dados
3	**10030660**	IE	Obter Dados sobre Condição Nutricional	Obter Dados
2015	**10044202**	IE	Obter Dados sobre Condição Oral (Bucal)	Obter dados
3	**10030734**	IE	Obter Dados sobre Condição Psicológica	Obter Dados
2013	**10036786**	IE	Obter Dados sobre Condição Respiratória	Obter Dados
1	**10002799**	IE	Obter Dados sobre Condição Respiratória, Usando Dispositivo de Monitoração	Obter Dados
3	**10030752**	IE	Obter Dados sobre Condição Social	Obter Dados
2013	**10036499**	IE	Obter Dados sobre Condição Urinária	Obter Dados
2013	**10040691**	IE	Obter Dados sobre Conflito de Decisão	Obter Dados
3	**10033882**	IE	Obter Dados sobre Conhecimento	Obter dados

Versão	Código	Eixo	Termo	Definição
3	**10030639**	IE	Obter Dados sobre Conhecimento da Doença	Obter Dados
2017	**10046902**	IE	Obter Dados sobre Conhecimento de Material Instrucional	Obter Dados
3	**10033876**	IE	Obter Dados sobre Conhecimento do Cuidador	Obter Dados sobre Cuidador
2017	**10046918**	IE	Obter Dados sobre Conhecimento do Cuidador a respeito de Material Instrucional	Obter Dados
3	**10030591**	IE	Obter Dados sobre Conhecimento Familiar em relação à Doença	Obter Dados
2017	**10050186**	IE	Obter Dados sobre Consciência (Cognição)	Obter Dados
3	**10030558**	IE	Obter Dados sobre Continência Intestinal	Obter Dados
3	**10030781**	IE	Obter Dados sobre Continência Urinária	Obter Dados
1	**10002710**	IE	Obter Dados sobre Controle da Dor	Obter Dados
2	**10026161**	IE	Obter Dados sobre Controle do Sintoma	Obter Dados
2017	**10046800**	IE	Obter Dados sobre Crenças	Obter Dados
1,1	**10024233**	IE	Obter Dados sobre Crenças Culturais	Obter Dados
2017	**10046828**	IE	Obter Dados sobre Crenças do Cuidador	Obter Dados
1,1	**10024308**	IE	Obter Dados sobre Crenças Espirituais	Obter Dados
1,1	**10024312**	IE	Obter Dados sobre Crenças Espirituais da Família	Obter Dados
3	**10030562**	IE	Obter Dados sobre Cuidador	Obter Dados
2015	**10045108**	IE	Obter Dados sobre Cuidados com Prótese Dentária	Obter Dados
2017	**10050155**	IE	Obter Dados sobre Deglutição	Obter Dados
2017	**10050129**	IE	Obter Dados sobre Delírio	Obter Dados
2017	**10050089**	IE	Obter Dados sobre Desconforto	Obter Dados
2013	**10038177**	IE	Obter Dados sobre Desempenho Escolar	Obter Dados
3	**10030570**	IE	Obter Dados sobre Desenvolvimento Infantil	Obter Dados
2015	**10043656**	IE	Obter Dados sobre Diarreia	Obter Dados
2017	**10046885**	IE	Obter Dados sobre Disposição (ou Prontidão) da Família para Manejo (Controle), por si própria	Obter Dados
2013	**10038623**	IE	Obter Dados sobre Disposição (ou Prontidão) para Abandono de Tabagismo	Obter Dados
2013	**10035678**	IE	Obter Dados sobre Disposição (ou Prontidão) para Alta	Obter Dados
1	**10002781**	IE	Obter Dados sobre Disposição (ou Prontidão) para Aprender	Obter Dados
2017	**10046871**	IE	Obter Dados sobre Disposição (ou Prontidão) da Família para Manejo (Controle), por si própria	Obter Dados

Versão	Código	Eixo	Termo	Definição
2013	**10038165**	IE	Obter Dados sobre Disposição (ou Prontidão) para Revelação (ou Exposição) da Condição de Saúde	Obter Dados
2	**10026119**	IE	Obter Dados sobre Dor	Obter Dados
2015	**10045177**	IE	Obter Dados sobre Edema	Obter Dados
2013	**10039087**	IE	Obter Dados sobre Efeito Colateral da Medicação	Obter Dados
1	**10002723**	IE	Obter Dados sobre Enfrentamento	Obter Dados
2	**10026600**	IE	Obter Dados sobre Enfrentamento Familiar	Obter Dados
2013	**10037457**	IE	Obter Dados sobre Equilíbrio	Obter Dados
2013	**10037881**	IE	Obter Dados sobre Equilíbrio de Líquidos (ou Balanço Hídrico)	Obter Dados
2013	**10040529**	IE	Obter Dados sobre Estomia (ou Estoma)	Obter Dados
1,1	**10024222**	IE	Obter Dados sobre Estresse do Cuidador	Obter Dados
2	**10026072**	IE	Obter Dados sobre Expectativas	Obter Dados
2017	**10050206**	IE	Obter Dados sobre Expectoração (ou Escarro)	Obter Dados
2015	**10044013**	IE	Obter Dados sobre Exposição a Contágio	Obter Dados
1	**10002775**	IE	Obter Dados sobre Exposição a Radiação	Obter Dados
2	**10026086**	IE	Obter Dados sobre Fadiga	Obter Dados
3	**10030799**	IE	Obter Dados sobre Ferida	Obter Dados
2017	**10050172**	IE	Obter Dados sobre Fezes	Obter Dados
3	**10030543**	IE	Obter Dados sobre Fluxo Sanguíneo Arterial, Usando Ultrassom	Obter Dados
2017	**10050210**	IE	Obter Dados sobre Função Motora Fina	Obter Dados
2015	**10042839**	IE	Obter Dados sobre Função Neurovascular	Obter Dados
2015	**10042873**	IE	Obter Dados sobre Função Neurovascular Periférica	Obter Dados sobre Função Neurovascular
2013	**10038889**	IE	Obter Dados sobre Hiperalgesia	Obter Dados sobre Dor
2013	**10038938**	IE	Obter Dados sobre Humor	Obter Dados
2	**10026055**	IE	Obter Dados sobre Humor, Deprimido	Obter Dados
2013	**10037071**	IE	Obter Dados sobre Idade Gestacional	Obter Dados
2015	**10045891**	IE	Obter Dados sobre Imagem Corporal	Obter Dados
2017	**10050091**	IE	Obter Dados sobre Ingestão de Alimentos	Obter Dados
2015	**10044176**	IE	Obter Dados sobre Ingestão de Líquidos	Obter Dados
3	**10033922**	IE	Obter Dados sobre Integridade da Pele	Obter Dados
3	**10033933**	IE	Obter Dados sobre Integridade da Pele, antes de Cirurgia	Obter Dados

Versão	Código	Eixo	Termo	Definição
2015	**10042943**	IE	Obter Dados sobre Lesão	Obter Dados
2015	**10044032**	IE	Obter Dados sobre Lesão Elétrica	Obter Dados sobre Lesão
2015	**10044169**	IE	Obter Dados sobre Lesão por Laser	Obter Dados sobre Lesão
2015	**10044045**	IE	Obter Dados sobre Lesão por Radiação	Obter Dados
2015	**10044050**	IE	Obter Dados sobre Lesão por Transferência	Obter Dados
2015	**10044021**	IE	Obter Dados sobre Lesão Química	Obter Dados sobre Lesão
2015	**10043734**	IE	Obter Dados sobre Marcapasso	Obter Dados
1,1	**10024267**	IE	Obter Dados sobre Medo	Obter Dados
2	**10026093**	IE	Obter Dados sobre Medo da Morte	Obter Dados
2	**10026254**	IE	Obter Dados sobre Medo de Representar um Fardo para os Outros	Obter Dados
2015	**10043775**	IE	Obter Dados sobre Memória	Obter Dados
2017	**10050164**	IE	Obter Dados sobre Micção	Obter Dados
3	**10030527**	IE	Obter Dados sobre Mobilidade	Obter Dados
2017	**10050223**	IE	Obter Dados sobre Movimento Corporal	Obter Dados
2015	**10043694**	IE	Obter Dados sobre Náusea	Obter Dados
2013	**10037875**	IE	Obter Dados sobre Necessidade Dietética	Obter Dados
3	**10033368**	IE	Obter Dados sobre Necessidades	Obter Dados
3	**10030618**	IE	Obter Dados sobre Necessidades de Cuidado de Saúde e Social	Obter Dados
2017	**10050234**	IE	Obter Dados sobre Necrose	Obter Dados
1,1	**10024246**	IE	Obter Dados sobre Negação	Obter Dados
2015	**10043809**	IE	Obter Dados sobre Nível de Estresse	Obter Dados
2015	**10043752**	IE	Obter Dados sobre Orientação	Obter Dados
2013	**10037059**	IE	Obter Dados sobre os Olhos	Obter Dados
2013	**10037909**	IE	Obter Dados sobre Padrão de Higiene	Obter Dados
2013	**10037913**	IE	Obter Dados sobre Padrão de Higiene Oral (ou Bucal)	Obter Dados
2	**10026142**	IE	Obter Dados sobre Papéis	Obter Dados
2013	**10040538**	IE	Obter Dados sobre Pele Periestomal	Obter Dados
3	**10030775**	IE	Obter Dados sobre Perfusão Tissular	Obter Dados
2015	**10042856**	IE	Obter Dados sobre Perfusão Tissular, Periférica	Obter Dados sobre Perfusão Tissular
2013	**10040586**	IE	Obter Dados sobre Preferências	Obter Dados

Versão	Código	Eixo	Termo	Definição
2015	**10042927**	IE	Obter Dados sobre Pressão Plantar	Obter Dados
2017	**10050117**	IE	Obter Dados sobre Processamento de Informações	Obter Dados
2	**10026103**	IE	Obter Dados sobre Processo de Luto	Obter Dados
3	**10030602**	IE	Obter Dados sobre Processo Familiar	Obter Dados
2013	**10040658**	IE	Obter Dados sobre Qualidade de Vida	Obter Dados
1,1	**10024279**	IE	Obter Dados sobre Resposta à Orientação	Obter Dados
2013	**10038964**	IE	Obter Dados sobre Resposta Psicológica à Dor	Obter Dados
2013	**10040398**	IE	Obter Dados sobre Resposta Psicológica à Estomia (ou Estoma)	Obter Dados
3	**10030656**	IE	Obter Dados sobre Retenção Urinária Usando Ultrassom	Obter Dados
2013	**10036740**	IE	Obter Dados sobre Risco de Apneia	Obter Dados
3	**10033895**	IE	Obter Dados sobre Risco de Complicação Adquirida no Hospital	Obter Dados
2013	**10040461**	IE	Obter Dados sobre Risco de Complicação na Estomia (ou Estoma)	Obter Dados
2013	**10040921**	IE	Obter Dados sobre Risco de Condição Nutricional, Prejudicada	Obter Dados
2013	**10040932**	IE	Obter Dados sobre Risco de Desidratação	Obter Dados
2013	**10041713**	IE	Obter Dados sobre Risco de Doença	Obter Dados
3	**10033905**	IE	Obter Dados sobre Risco de Hipertermia	Obter Dados
1	**10002809**	IE	Obter Dados sobre Risco de Hipotermia	Obter Dados
3	**10030706**	IE	Obter Dados sobre Risco de Humor Deprimido, no Período Pós-Parto	Obter Dados
2015	**10045940**	IE	Obter Dados sobre Risco de Interação Medicamentosa, Adversa	Obter Dados
3	**10030723**	IE	Obter Dados sobre Risco de Lesão por Transferência	Obter Dados
1	**10002813**	IE	Obter Dados sobre Risco de Perfusão Tissular, Ineficaz	Obter Dados
1,1	**10023520**	IE	Obter Dados sobre Risco de Quedas	Obter Dados
2013	**10037435**	IE	Obter Dados sobre Risco de Quedas, na Admissão	Obter Dados sobre Risco de Quedas
3	**10033914**	IE	Obter Dados sobre Risco de Termorregulação, Negativa	Obter Dados
2015	**10042678**	IE	Obter Dados sobre Risco de Úlcera de Pé Diabético	Obter Dados
3	**10030710**	IE	Obter Dados sobre Risco de Úlcera por Pressão	Obter Dados

Versão	Código	Eixo	Termo	Definição
2015	**10045955**	IE	Obter Dados sobre Risco de Violência	Obter Dados
2013	**10038046**	IE	Obter Dados sobre Saneamento	Obter Dados
2013	**10039751**	IE	Obter Dados sobre Segurança Ambiental	Obter Dados
2013	**10037997**	IE	Obter Dados sobre Serviço de Coleta de Resíduos (Lixo e Esgoto)	Obter Dados
2013	**10038079**	IE	Obter Dados sobre Serviço de Saúde Escolar	Obter Dados
2015	**10044182**	IE	Obter Dados sobre Sinais e Sintomas de Infecção	Obter Dados
2013	**10037295**	IE	Obter Dados sobre Sinal de Desconforto	Obter Dados
2017	**10050193**	IE	Obter Dados sobre Sistema Circulatório	Obter Dados
2013	**10036764**	IE	Obter Dados sobre Sono	Obter Dados
2013	**10037932**	IE	Obter Dados sobre Suprimento de Água	Obter Dados
2013	**10037899**	IE	Obter Dados sobre Suprimento de Alimentos	Obter Dados
1,1	**10022912**	IE	Obter Dados sobre Suprimento de Medicação	Obter Dados
1	**10002821**	IE	Obter Dados sobre Suscetibilidade a Infecção	Obter Dados
2013	**10038606**	IE	Obter Dados sobre Tabagismo	Obter Dados
2015	**10043781**	IE	Obter Dados sobre Tendência para Perambular	Obter Dados
2013	**10037945**	IE	Obter Dados sobre Tolerância à Atividade	Obter Dados
2013	**10040689**	IE	Obter Dados sobre Tomada de Decisão	Obter Dados
2013	**10038014**	IE	Obter Dados sobre Tradição Face à Morte	Obter Dados
2013	**10038940**	IE	Obter Dados sobre Tristeza	Obter Dados
2015	**10042802**	IE	Obter Dados sobre Úlcera de Pé Diabético	Obter Dados
2013	**10040847**	IE	Obter Dados sobre Úlcera por Pressão	Obter Dados
2015	**10045901**	IE	Obter Dados sobre Uso de Contraceptivo	Obter Dados
1,1	**10024320**	IE	Obter Dados sobre Uso de Terapias Tradicionais	Obter Dados
2015	**10045917**	IE	Obter Dados sobre Vertigem Postural (Tontura)	Obter Dados
2017	**10050138**	IE	Obter Dados sobre Visão	Obter Dados
3	**10030673**	IE	Obter Dados, durante Encontro	Obter Dados
2017	**10050313**	IE	Oferecer Bebida (ou Líquidos)	Oferecer
2013	**10040712**	IE	Orientar a Lidar com Medicação	Orientar
3	**10033135**	IE	Orientar Autocateterismo	Orientar
2017	**10046994**	IE	Orientar Automonitoramento	Orientar
2013	**10038203**	IE	Orientar Comunidade sobre Doença	Orientar
3	**10033086**	IE	Orientar Cuidador	Orientar

Versão	Código	Eixo	Termo	Definição
1	**10019518**	IE	Orientar Cuidador Familiar sobre Procedimento Cirúrgico, antes de Cirurgia	Orientar
3	**10033103**	IE	Orientar Cuidador sobre Desmame	Orientar Cuidador
3	**10033093**	IE	Orientar Cuidador sobre Treinamento de Uso do Vaso Sanitário e Higienização, após Evacuar e Urinar	Orientar Cuidador
3	**10033119**	IE	Orientar Família sobre Comportamento de Busca de Saúde	Orientar
2	**10026518**	IE	Orientar Família sobre Delírio	Orientar
2013	**10036900**	IE	Orientar Família sobre Desenvolvimento de Bebê (ou Lactente)	Orientar
2013	**10036857**	IE	Orientar Família sobre Dispositivo	Orientar
1,1	**10021719**	IE	Orientar Família sobre Doença	Orientar
2013	**10036944**	IE	Orientar Família sobre Equilíbrio de Líquidos (ou Balanço Hídrico)	Orientar
2013	**10036959**	IE	Orientar Família sobre Fototerapia	Orientar
2013	**10036985**	IE	Orientar Família sobre Hemoterapia	Orientar
2013	**10038337**	IE	Orientar Família sobre Manejo (Controle) da Dor	Orientar
2013	**10036971**	IE	Orientar Família sobre Monitoramento de Condição Respiratória	Orientar
2013	**10038131**	IE	Orientar Família sobre Padrão de Higiene	Orientar
2013	**10036928**	IE	Orientar Família sobre Prevenção de Infecção	Orientar
2013	**10041732**	IE	Orientar Família sobre Prevenção de Infecção Cruzada	Orientar
1,1	**10040269**	IE	Orientar Família sobre Prevenção de Queda	Orientar
2	**10026525**	IE	Orientar Família sobre Regime Dietético	Orientar
1,1	**10024656**	IE	Orientar Família sobre Regime Terapêutico	Orientar sobre Regime Terapêutico
2013	**10036130**	IE	Orientar Família sobre Serviços Comunitários	Orientar
2013	**10038149**	IE	Orientar Família sobre Suscetibilidade a Infecção	Orientar
2013	**10038550**	IE	Orientar Família sobre Técnica de Transferência	Orientar
2013	**10036888**	IE	Orientar Família sobre Terapia com Líquidos (ou Hidratação)	Orientar
2013	**10036890**	IE	Orientar Família sobre Terapia Eletrolítica	Orientar
2013	**10041462**	IE	Orientar Família sobre Termorregulação	Orientar
2013	**10036874**	IE	Orientar Família sobre Teste Diagnóstico	Orientar
3	**10032973**	IE	Orientar Massagem de Bebê (ou Lactente)	Orientar

Versão	Código	Eixo	Termo	Definição
3	**10033126**	IE	Orientar Paciente	Orientar
2013	**10038226**	IE	Orientar Serviço Escolar sobre Doença	Orientar
2013	**10038647**	IE	Orientar sobre Abandono de Tabagismo	Orientar
2015	**10045005**	IE	Orientar sobre Abuso	Orientar
2015	**10044900**	IE	Orientar sobre Abuso de Álcool	Orientar
2015	**10044916**	IE	Orientar sobre Abuso de Drogas	Orientar
1,1	**10024639**	IE	Orientar sobre Abuso de Substâncias	Orientar
2015	**10043639**	IE	Orientar sobre Administração de Enema	Orientar
2013	**10037139**	IE	Orientar sobre Alimentação Infantil	Orientar
2013	**10036835**	IE	Orientar sobre Amamentação	Orientar
2015	**10045067**	IE	Orientar sobre Aparelho Auditivo	Orientar
1,1	**10024660**	IE	Orientar sobre Aumento da Tolerância à Atividade	Orientar
2015	**10045014**	IE	Orientar sobre Autocuidado	Orientar
3	**10033029**	IE	Orientar sobre Autocuidado com a Pele	Orientar
1	**10034974**	IE	Orientar sobre Cicatrização da Ferida	Orientar
2013	**10040604**	IE	Orientar sobre Complicações da Estomia (ou Estoma)	Orientar
2013	**10040615**	IE	Orientar sobre Complicações da Pele Periestomal	Orientar
3	**10032956**	IE	Orientar sobre Comportamento de Busca de Saúde	Orientar
3	**10033038**	IE	Orientar sobre Comportamento Sexual	Orientar
2013	**10036169**	IE	Orientar sobre Comunicação, Efetiva	Orientar
2015	**10043515**	IE	Orientar sobre Conservação de Energia	Orientar
2013	**10036148**	IE	Orientar sobre Controle de Impulso	Orientar
2013	**10038080**	IE	Orientar sobre Controle do Sintoma	Orientar
2015	**10045046**	IE	Orientar sobre Cuidado com as Orelhas	Orientar
2015	**10045051**	IE	Orientar sobre Cuidado com os Olhos	Orientar
3	**10032885**	IE	Orientar sobre Cuidados com a Mama, durante o Período Pós-Parto	Orientar sobre Regime Terapêutico
3	**10032892**	IE	Orientar sobre Cuidados com a Mama, durante o Período Pré-Natal	Orientar sobre Regime Terapêutico
2013	**10037118**	IE	Orientar sobre Cuidados com Bebê (ou Lactente)	Orientar
2015	**10045080**	IE	Orientar sobre Cuidados com Catarata	Orientar
2015	**10045257**	IE	Orientar sobre Cuidados com Cateter Urinário	Orientar

Versão	Código	Eixo	Termo	Definição
3	**10033055**	IE	Orientar sobre Cuidados com Estomia (ou Estoma)	Orientar sobre Regime Terapêutico
1	**10034961**	IE	Orientar sobre Cuidados com Ferida	Orientar
2015	**10043486**	IE	Orientar sobre Cuidados com Fratura	Orientar
2015	**10043493**	IE	Orientar sobre Cuidados com Molde (Suporte Ortopédico ou Tala, de gesso, plástico ou fibra de vidro)	Orientar
3	**10032987**	IE	Orientar sobre Cuidados com Nefrostomia	Orientar sobre Regime Terapêutico
2015	**10042825**	IE	Orientar sobre Cuidados com os Pés	Orientar
2015	**10045112**	IE	Orientar sobre Cuidados com Prótese Dentária	Orientar
2015	**10044888**	IE	Orientar sobre Cuidados com Traqueostomia	Orientar
2015	**10045448**	IE	Orientar sobre Cuidados com Tubo de Drenagem	Orientar
2015	**10044680**	IE	Orientar sobre Cuidados com Tubo Enteral	Orientar
2015	**10042887**	IE	Orientar sobre Cuidados com Úlcera Diabética	Orientar
2015	**10044218**	IE	Orientar sobre Cuidados com Úlcera por Pressão	Orientar
2015	**10045288**	IE	Orientar sobre Cuidados com Urostomia	Orientar
2015	**10044874**	IE	Orientar sobre Cuidados com Ventilador Mecânico	Orientar
2015	**10044475**	IE	Orientar sobre Cuidados de Conforto a Pessoas em Fim de Vida (Hospice)	Orientar
2015	**10045385**	IE	Orientar sobre Cuidados no Pós-Parto	Orientar
2015	**10045392**	IE	Orientar sobre Cuidados no Pré-Natal	Orientar
2013	**10038108**	IE	Orientar sobre Cuidados Orais (ou Bucais)	Orientar sobre Regime Terapêutico
2015	**10045165**	IE	Orientar sobre Cuidados Perineais	Orientar
2015	**10045469**	IE	Orientar sobre Desenvolvimento Fetal	Orientar
2015	**10043832**	IE	Orientar sobre Desidratação	Orientar
2015	**10045242**	IE	Orientar sobre Diálise Peritoneal	Orientar
2015	**10046533**	IE	Orientar sobre Dieta	Orientar
3	**10032902**	IE	Orientar sobre Dispositivo	Orientar
2013	**10037474**	IE	Orientar sobre Dispositivo para Mobilização	Orientar sobre Dispositivo
1,1	**10024116**	IE	Orientar sobre Doença	Orientar
2013	**10039115**	IE	Orientar sobre Dor	Orientar
2015	**10045183**	IE	Orientar sobre Edema	Orientar
2015	**10044614**	IE	Orientar sobre Efeitos Colaterais da Medicação	Orientar

Versão	Código	Eixo	Termo	Definição
2015	**10045482**	IE	Orientar sobre Eliminação	Orientar
2013	**10040125**	IE	Orientar sobre Exercício Físico	Orientar
2015	**10045545**	IE	Orientar sobre Exposição a Tabagismo Secundário (Passivo)	Orientar
2015	**10044826**	IE	Orientar sobre Fisioterapia Torácica	Orientar
2015	**10045196**	IE	Orientar sobre Função do Sistema Urinário	Orientar
2015	**10045079**	IE	Orientar sobre Gestação (Gravidez)	Orientar
2015	**10045235**	IE	Orientar sobre Hemodiálise	Orientar
2015	**10044549**	IE	Orientar sobre Higiene	Orientar
2015	**10043438**	IE	Orientar sobre Higiene Vaginal	Orientar
2015	**10042480**	IE	Orientar sobre Hospitalização	Orientar
2015	**10043504**	IE	Orientar sobre Imobilização	Orientar
2015	**10045337**	IE	Orientar sobre Infertilidade	Orientar
3	**10032941**	IE	Orientar sobre Infestação de Piolhos (ou Pediculose)	Orientar
3	**10032939**	IE	Orientar sobre Ingestão de Líquidos	Orientar
2015	**10045203**	IE	Orientar sobre Irrigação da Bexiga Urinária	Orientar
2013	**10040488**	IE	Orientar sobre Irrigação da Colostomia	Orientar
2015	**10045300**	IE	Orientar sobre Irrigação de Urostomia	Orientar
2013	**10036842**	IE	Orientar sobre Ligação Afetiva Cuidador-Criança	Orientar
2015	**10043660**	IE	Orientar sobre Manejo (Controle) da Diarreia	Orientar
1	**10019489**	IE	Orientar sobre Manejo (Controle) da Dor	Orientar
2013	**10038098**	IE	Orientar sobre Manejo (Controle) da Febre	Orientar
2015	**10045261**	IE	Orientar sobre Manejo (Controle) da Incontinência Urinária	Orientar
2015	**10043687**	IE	Orientar sobre Manejo (Controle) da Náusea	Orientar
2013	**10038681**	IE	Orientar sobre Manejo (Controle) do Estresse	Orientar
2013	**10038725**	IE	Orientar sobre Manejo (Controle) dos Sintomas de Abstinência (de Afastamento ou de Retirada de Algo)	Orientar
2015	**10043747**	IE	Orientar sobre Marcapasso	Orientar
1	**10019470**	IE	Orientar sobre Medicação	Orientar
2015	**10044772**	IE	Orientar sobre Medição (ou Verificação) de Movimentos Respiratórios	Orientar
2015	**10044148**	IE	Orientar sobre Medição (ou Verificação) de Pressão Arterial	Orientar

Versão	Código	Eixo	Termo	Definição
2015	**10045550**	IE	Orientar sobre Medição (ou Verificação) de Pulso Radial	Orientar
2015	**10044738**	IE	Orientar sobre Medição (ou Verificação) de Temperatura Corporal	Orientar
1,1	**10024687**	IE	Orientar sobre Medidas de Segurança	Orientar
1,1	**10024618**	IE	Orientar sobre Nutrição	Orientar
2015	**10046546**	IE	Orientar sobre Nutrição Enteral	Orientar
2015	**10044717**	IE	Orientar sobre Nutrição Parenteral	Orientar
2015	**10045407**	IE	Orientar sobre o Parto (ou Nascimento)	Orientar
2015	**10044786**	IE	Orientar sobre Oxigenoterapia	Orientar
3	**10032918**	IE	Orientar sobre Padrão de Ingestão de Alimentos	Orientar
3	**10032994**	IE	Orientar sobre Parentalidade, Eficaz	Orientar
3	**10033001**	IE	Orientar sobre Peso, Eficaz	Orientar
3	**10032925**	IE	Orientar sobre Planejamento Familiar	Orientar
2013	**10038112**	IE	Orientar sobre Prevenção de Infecção Cruzada	Orientar
2013	**10041470**	IE	Orientar sobre Prevenção de Osteoporose	Orientar
1,1	**10040253**	IE	Orientar sobre Prevenção de Queda	Orientar
2013	**10038668**	IE	Orientar sobre Prevenção de Recaída	Orientar
2013	**10036861**	IE	Orientar sobre Prevenção de Úlcera por Pressão	Orientar
2015	**10044651**	IE	Orientar sobre Procedimento	Orientar
2	**10026502**	IE	Orientar sobre Processo de Morrer	Orientar
2013	**10036153**	IE	Orientar sobre Processo Familiar	Orientar
2015	**10046522**	IE	Orientar sobre Quimioterapia	Orientar
3	**10033017**	IE	Orientar sobre Reabilitação	Orientar sobre Regime Terapêutico
2015	**10046514**	IE	Orientar sobre Reação Alérgica	Orientar
2015	**10043710**	IE	Orientar sobre Regime de Reabilitação Cardíaca	Orientar
1,1	**10024625**	IE	Orientar sobre Regime Terapêutico	Orientar
3	**10033064**	IE	Orientar sobre Saúde durante Viagem (ou sobre Saúde do Viajante)	Orientar sobre Regime Terapêutico
2015	**10044937**	IE	Orientar sobre Segurança Ambiental	Orientar
2013	**10037160**	IE	Orientar sobre Segurança da Criança	Orientar
2015	**10044944**	IE	Orientar sobre Segurança de Dispositivo	Orientar
3	**10032960**	IE	Orientar sobre Segurança do Domicílio	Orientar
2013	**10038773**	IE	Orientar sobre Serviço de Autoajuda	Orientar

Versão	Código	Eixo	Termo	Definição
2013	**10040380**	IE	Orientar sobre Sono	Orientar
2013	**10038120**	IE	Orientar sobre Suprimento de Água	Orientar
2013	**10038843**	IE	Orientar sobre Tabagismo	Orientar
2015	**10045411**	IE	Orientar sobre Técnica de Alimentação	Orientar
2013	**10037461**	IE	Orientar sobre Técnica de Deambulação	Orientar
2015	**10043625**	IE	(*) Orientar sobre Técnica de Desimpactação Fecal	Orientar
2013	**10038804**	IE	Orientar sobre Técnica de Redução de Risco	Orientar
2013	**10041489**	IE	Orientar sobre Técnica de Transferência	Orientar
2013	**10036531**	IE	Orientar sobre Terapia Anticoagulante	Orientar
2015	**10043813**	IE	Orientar sobre Terapia com Líquidos (ou Hidratação)	Orientar
2015	**10044622**	IE	Orientar sobre Terapia com Radiação	Orientar
2015	**10043768**	IE	Orientar sobre Terapia de Orientação para a Realidade	Orientar
2015	**10044835**	IE	Orientar sobre Terapia Inalatória (ou Nebulização)	Orientar
2015	**10043536**	IE	Orientar sobre Terapia Recreacional	Orientar
2015	**10045226**	IE	Orientar sobre Treinamento de Bexiga	Orientar
2015	**10043558**	IE	Orientar sobre Treinamento Intestinal	Orientar
2015	**10045149**	IE	Orientar sobre Troca de Cobertura de Ferida (ou Curativo)	Orientar
2013	**10039073**	IE	Orientar sobre Uso de Analgesia Controlada pelo Paciente	Orientar
2015	**10044605**	IE	Orientar sobre Uso de Caixa de Pílulas	Orientar
2015	**10045344**	IE	Orientar sobre Uso de Contraceptivo	Orientar
2013	**10040909**	IE	Orientar sobre Uso de Dispositivo de Apoio	Orientar
2013	**10040913**	IE	Orientar sobre Uso de Dispositivo de Cobertura	Orientar
3	**10033072**	IE	Orientar sobre Vacina	Orientar
2013	**10037488**	IE	Orientar sobre Vitamina	Orientar
1,1	**10024673**	IE	Orientar Técnica de Memória	Orientar
2013	**10038699**	IE	Orientar Técnica de Relaxamento	Orientar
2013	**10040555**	IE	Orientar Técnica de Relaxamento Muscular Progressivo	Orientar
2013	**10039213**	IE	Orientar Técnica Respiratória	Orientar
1,1	**10023717**	IE	Orientar Técnicas de Adaptação	Orientar

Versão	Código	Eixo	Termo	Definição
1,1	**10024641**	IE	Orientar Técnicas de Adaptação para Déficit Sensorial	Orientar
2013	**10039369**	IE	Oxigenoterapia	Oxigenoterapia
3	**10033323**	IE	Pesar Paciente	Pesar
1	**10006016**	IE	Planejar Alta	Planejar
1	**10006028**	IE	Planejar Alta por Cuidador Familiar	Planejar Alta
2013	**10035915**	IE	Planejar o Cuidado	Ação
1	**10014761**	IE	Posicionar Paciente	Posicionar
2015	**10045495**	IE	Preparar a Criança para o Papel de Irmãos	Preparar
1	**10015484**	IE	Preparar a Pele, antes de Cirurgia	Preparar
1	**10015523**	IE	Prescrever Medicação	Prescrever
1,1	**10025213**	IE	Prevenção de Gestação (Gravidez)	Prevenir: Ações para evitar o aumento da família, como o uso de estratégias de prevenção de nascimento.
2013	**10037501**	IE	Prevenção de Osteoporose	Prevenção de Osteoporose
2013	**10040211**	IE	Prevenção de Queda	Prevenção de Queda
2013	**10038652**	IE	Prevenção de Recaída	Prevenir
2015	**10042904**	IE	Prevenção de Úlcera de Pé Diabético	Prevenção de Úlcera de Pé Diabético
2013	**10040224**	IE	Prevenção de Úlcera por Pressão	Prevenção de Úlcera por Pressão
1,1	**10024953**	IE	Prevenção de Violência	Prevenir
1	**10015677**	IE	Prevenir Alergia ao Látex	Prevenir
2015	**10046454**	IE	Prevenir Constipação	Prevenir
2013	**10036916**	IE	Prevenir Infecção	Prevenir
1	**10015649**	IE	Prevenir Infecção Cruzada	Prevenir
1	**10015654**	IE	Prevenir Lesão Elétrica	Prevenir
1	**10015683**	IE	Prevenir Lesão Mecânica	Prevenir
1	**10015665**	IE	Prevenir Lesão por Laser	Prevenir
1	**10015696**	IE	Prevenir Lesão por Radiação	Prevenir
1	**10015631**	IE	Prevenir Lesão Química	Prevenir
1	**10015704**	IE	Prevenir Lesão Térmica	Prevenir
1,1	**10024438**	IE	Priorizar Regime Terapêutico	Priorizar
2013	**10037783**	IE	Promover Aceitação de Condição de Saúde	Promover

Versão	Código	Eixo	Termo	Definição
2013	**10038051**	IE	Promover Adesão à Medicação	Promover
1,1	**10021703**	IE	Promover Adesão à Medicação Usando Caixa de Pílulas	Promover
3	**10032449**	IE	Promover Adesão ao Regime	Promover
2013	**10041628**	IE	Promover Adesão ao Regime de Exercício Físico	Promover
2013	**10039437**	IE	Promover Amamentação, Exclusiva	Promover
2013	**10038300**	IE	Promover Apoio Espiritual	Promover
2013	**10036078**	IE	Promover Apoio Familiar	Promover
1,1	**10024464**	IE	Promover Apoio Social	Promover
2013	**10036097**	IE	Promover Autoconsciência (ou Autocognição)	Promover
2	**10026347**	IE	Promover Autocuidado	Promover
2013	**10035962**	IE	Promover Autoeficácia	Promover
1,1	**10024455**	IE	Promover Autoestima	Promover
2013	**10041157**	IE	Promover Capacidade para Transferir-se, por si próprio	Promover
3	**10032465**	IE	Promover Comportamento de Busca de Saúde	Promover
2013	**10036066**	IE	Promover Comunicação Familiar, Eficaz	Promover
3	**10032505**	IE	Promover Condição Psicológica, Positiva	Promover
2013	**10035374**	IE	Promover Desenvolvimento de Bebê (ou Lactente)	Promover
3	**10032454**	IE	Promover Desenvolvimento Infantil	Promover
2013	**10036717**	IE	Promover Eliminação Intestinal, Eficaz	Promover
2013	**10036729**	IE	Promover Eliminação Urinária, Eficaz	Promover
2013	**10035936**	IE	Promover Enfrentamento, Eficaz	Promover
1,1	**10024440**	IE	Promover Esperança	Promover
2	**10026334**	IE	Promover Estabelecimento de Limites	Promover
2013	**10040834**	IE	Promover Exercício Físico	Promover
1,1	**10025221**	IE	Promover Gestação (Gravidez)	Promover: Ações e processos comportamentais de aumento das chances de fertilização e do processo fisiológico de concepção, como o monitoramento da ovulação por meio da temperatura basal do corpo e outros indicadores fisiológicos.
3	**10032477**	IE	Promover Higiene	Promover

Versão	Código	Eixo	Termo	Definição
3	**10032483**	IE	Promover Higiene Oral (ou Bucal)	Promover
2013	**10035342**	IE	Promover Ligação Afetiva Cuidador-Criança	Promover
2013	**10038469**	IE	Promover Manejo (Controle) de Sintoma, por si próprio	Promover
2013	**10037636**	IE	Promover Marcha (Caminhada) com uso de Dispositivo	Promover
2013	**10037379**	IE	Promover Mobilidade Física	Promover
2017	**10050366**	IE	Promover o Banho, por si próprio	Promover
2013	**10039519**	IE	Promover Orientação sobre Amamentação na Comunidade	Promover
2013	**10036218**	IE	Promover Papel de Cuidador	Promover
3	**10032496**	IE	Promover Parentalidade, Eficaz	Promover
2013	**10036084**	IE	Promover Processo Familiar, Eficaz	Promover
2013	**10035759**	IE	Promover Relacionamentos, Positivos	Promover
2013	**10037689**	IE	Promover Rotina Intestinal	Promover
2013	**10037691**	IE	Promover Rotina Vesical	Promover
2013	**10035361**	IE	Promover Técnica de Contato Pele a Pele	Promover
2013	**10036045**	IE	Promover Terapia Recreacional	Promover
1	**10015817**	IE	Promover Termorregulação, Positiva	Promover
2013	**10037643**	IE	Promover Uso de Óculos	Promover
2013	**10041594**	IE	Promover Uso de Protetores de Quadril (Pelve)	Promover
1,1	**10024472**	IE	Promover Uso de Técnica de Memória	Promover
2013	**10040564**	IE	Promover Uso de Técnica de Relaxamento Muscular Progressivo	Promover
2017	**10050321**	IE	Promover Uso do Vaso Sanitário e Higienização, por si próprio, após Evacuar e Urinar	Promover
2	**10026368**	IE	Proteger Crenças Culturais	Proteger
2	**10026381**	IE	Proteger Crenças Religiosas	Proteger
1	**10015919**	IE	Proteger Direitos do Paciente	Proteger
1	**10015886**	IE	Proteger Paciente, antes de Cirurgia	Proteger
1	**10015893**	IE	Proteger Paciente, durante Ato Neurocirúrgico	Proteger
1	**10015903**	IE	Proteger Prontuário e Pertences do Paciente	Proteger
2015	**10043185**	IE	Prover (Proporcionar, Fornecer) Agenda de Medicação	Prover (Proporcionar, Fornecer)
2013	**10041161**	IE	Prover (Proporcionar, Fornecer) Alimento	Prover (Proporcionar, Fornecer)

Versão	Código	Eixo	Termo	Definição
2017	**10046973**	IE	Prover (Proporcionar, Fornecer) Apoio ao Cuidador para Manejo (Controle), por si próprio	Prover (Proporcionar, Fornecer)
2	**10027051**	IE	Prover (Proporcionar, Fornecer) Apoio Emocional	Prover (Proporcionar, Fornecer)
2	**10027067**	IE	Prover (Proporcionar, Fornecer) Apoio Espiritual	Prover (Proporcionar, Fornecer)
2017	**10046960**	IE	Prover (Proporcionar, Fornecer) Apoio para Manejo (Controle), por si próprio	Prover (Proporcionar, Fornecer)
2	**10027046**	IE	Prover (Proporcionar, Fornecer) Apoio Social	Prover (Proporcionar, Fornecer)
2015	**10043003**	IE	Prover (Proporcionar, Fornecer) Caixa de Pílulas	Prover (Proporcionar, Fornecer)
2017	**10050281**	IE	Prover (Proporcionar, Fornecer) Colchão para Alívio da Pressão	Prover (Proporcionar, Fornecer)
2015	**10046465**	IE	Prover (Proporcionar, Fornecer) Coordenação de Cuidados de Enfermagem	Prover (Proporcionar, Fornecer)
2013	**10037367**	IE	Prover (Proporcionar, Fornecer) Dispositivo de Apoio	Prover (Proporcionar, Fornecer)
2015	**10043205**	IE	Prover (Proporcionar, Fornecer) Dispositivo de Memória	Prover (Proporcionar, Fornecer)
2013	**10039714**	IE	Prover (Proporcionar, Fornecer) Dispositivo de Neuroestimulação de Superfície	Prover (Proporcionar, Fornecer)
1,1	**10024527**	IE	Prover (Proporcionar, Fornecer) Dispositivos de Segurança	Prover (Proporcionar, Fornecer)
2015	**10042697**	IE	Prover (Proporcionar, Fornecer) Lista de Medicação	Prover (Proporcionar, Fornecer)
1,1	**10024493**	IE	Prover (Proporcionar, Fornecer) Material Instrucional	Prover (Proporcionar, Fornecer)
2	**10026375**	IE	Prover (Proporcionar, Fornecer) Orientação Familiar Antecipatória	Prover (Proporcionar, Fornecer)
2017	**10050247**	IE	Prover (Proporcionar, Fornecer) Paliação	Prover (Proporcionar, Fornecer)
2	**10026399**	IE	Prover (Proporcionar, Fornecer) Privacidade	Prover (Proporcionar, Fornecer)
1,1	**10024504**	IE	Prover (Proporcionar, Fornecer) Privacidade para Comportamento Espiritual	Prover (Proporcionar, Fornecer)
2013	**10039025**	IE	Prover (Proporcionar, Fornecer) Rotina de Hora para Dormir	Prover (Proporcionar, Fornecer)
3	**10032522**	IE	Prover (Proporcionar, Fornecer) Serviço de Promoção da Saúde	Prover (Proporcionar, Fornecer)
3	**10032533**	IE	Prover (Proporcionar, Fornecer) Serviço de Promoção da Saúde para Desenvolvimento Infantil	Prover (Proporcionar, Fornecer) Serviço de Promoção da Saúde

Versão	Código	Eixo	Termo	Definição
2013	**10038509**	IE	Prover (Proporcionar, Fornecer) Suprimento de Água, Adequado	Prover (Proporcionar, Fornecer)
2015	**10043589**	IE	Prover Caixa de Pílulas com Alarme de Voz	Prover (Proporcionar, Fornecer)
1	**10016168**	IE	Punção Venosa	Puncionar
2015	**10044583**	IE	Quimioterapia	Quimioterapia
2013	**10036549**	IE	Reconciliação Medicamentosa	Gerenciar Regime Medicamentoso
1,1	**10024562**	IE	Reforçar Adesão	Reforçar
1,1	**10022537**	IE	Reforçar Autoeficácia	Reforçar
2	**10026436**	IE	Reforçar Capacidades (ou Aptidões)	Reforçar
2013	**10036176**	IE	Reforçar Comportamento, Positivo	Reforçar
2017	**10050309**	IE	Reforçar Comunicação	Reforçar Capacidades
2	**10026427**	IE	Reforçar Conquistas	Reforçar
2013	**10036107**	IE	Reforçar Controle de Impulso	Reforçar
2	**10026188**	IE	Reforçar Definição de Prioridades	Reforçar
2	**10026443**	IE	Reforçar Identidade Pessoal	Reforçar
2013	**10039002**	IE	Reforçar Regime Comportamental	Reforçar
2013	**10036701**	IE	Reforçar Regime de Terapia Física	Reforçar
2013	**10036512**	IE	Reforçar Técnica de Exercício Muscular ou Articular	Reforçar
2015	**10042645**	IE	Relatar Condição a Equipe Interprofissional	Relatar
1	**10016825**	IE	Relatar Condição a Membro da Família	Relatar
1	**10016802**	IE	Relatar Dispositivo Implantável	Relatar
2015	**10046653**	IE	Relatar Presença de Dispositivo Cardíaco Implantável	Relatar
1	**10016785**	IE	Relatar Resultado de Gasometria Arterial	Relatar
1	**10016839**	IE	Relatar Resultado de Teste	Relatar
3	**10031332**	IE	Remover Cerúmen com Jato de Água ou Outro Líquido	Remover (Algo) com Jato de Água ou Outro Líquido
3	**10032648**	IE	Remover Grampo de Ferida	Remover
3	**10032630**	IE	Remover Sutura	Remover
2015	**10042962**	IE	Ressuscitação Cardiopulmonar	Ressuscitação Cardiopulmonar
2015	**10044097**	IE	Ressuscitação Pulmonar	Ressuscitação Pulmonar
2015	**10044890**	IE	Sugar (ou Aspirar) Vias Aéreas	Sugar (ou Aspirar)

Versão	Código	Eixo	Termo	Definição
2013	**10036680**	IE	Suspender Uso de Cateter Urinário	Suspender Uso
2013	**10036679**	IE	Suspender Uso de Dreno de Ferida	Suspender Uso
2013	**10036667**	IE	Suspender Uso de Terapia Intravenosa (ou Endovenosa)	Suspender Uso
3	**10032871**	IE	Suturar Ferida	Suturar
2013	**10041142**	IE	Técnica de Transferência Usando Aparato de Elevação	Usar Técnica de Transferência
2017	**10050252**	IE	Terapia Ambiental (ou do Meio Ambiente)	Terapia Ambiental (ou do Meio Ambiente)
2013	**10039284**	IE	Terapia Anticoagulante	Terapia Anticoagulante
2013	**10039158**	IE	Terapia com Dispositivo Auxiliar	Terapia com Dispositivo Auxiliar
2013	**10039330**	IE	Terapia com Líquidos (ou Hidratação)	Terapia com Líquidos (ou Hidratação)
2013	**10039189**	IE	Terapia com Massagem	Terapia com Massagem
2013	**10036260**	IE	Terapia de Manejo (Controle) da Raiva	Terapia de Manejo (Controle) da Raiva
2013	**10041072**	IE	Terapia de Orientação para a Realidade	Terapia de Orientação para a Realidade
2013	**10039191**	IE	Terapia de Relaxamento	Terapia de Relaxamento
2013	**10039376**	IE	Terapia de Reminiscência	Terapia de Reminiscência
2015	**10044764**	IE	Terapia de Tração	Terapia de Tração
2013	**10039382**	IE	Terapia de Validação	Terapia de Validação
2013	**10039353**	IE	Terapia do Humor (ou do Riso)	Terapia do Humor (ou do Riso)
2013	**10039324**	IE	Terapia Eletrolítica	Terapia Eletrolítica
2015	**10044819**	IE	Terapia Inalatória (ou Nebulização)	Terapia Inalatória (ou Nebulização)
2013	**10041086**	IE	Terapia para Abandono de Tabagismo	Terapia para Abandono de Tabagismo
2015	**10044963**	IE	Terapia para Violência de Parceiro Íntimo	Terapia para Violência de Parceiro Íntimo
2015	**10042632**	IE	Terapia por Acupressão	Terapia por Acupressão
2013	**10035147**	IE	Terapia por Compressão	Terapia por Compressão
2013	**10039348**	IE	Terapia Recreacional	Terapia Recreacional
2013	**10039143**	IE	Terapia Tradicional	Terapia Tradicional
3	**10031140**	IE	Teste Diagnóstico	Ação

Versão	Código	Eixo	Termo	Definição
3	**10033188**	IE	Transferir Paciente	Transferir
1	**10020095**	IE	Transportar Paciente	Transportar
3	**10033249**	IE	Tratamento de Verruga	Tratar
3	**10033231**	IE	Tratar Condição da Pele	Tratar
2015	**10044729**	IE	Tratar Constipação	Tratar
3	**10033220**	IE	Tratar Lesão	Tratar
2015	**10044646**	IE	Tratar Reação Alérgica	Tratar
2015	**10045131**	IE	Trocar Cobertura de Ferida (ou Curativo)	Trocar
2017	**10050332**	IE	Trocar Fralda	Trocar
1	**10005103**	IE	Usar Contraceptivo	Prevenção de Gestação (Gravidez): Agir para prevenir a concepção usando dispositivos ou medicação.
2013	**10035467**	IE	Usar Posicionamento de Apoio	Técnica de Posicionamento
2017	**10050299**	IE	Usar Técnica Calmante	Técnica Calmante
2013	**10036202**	IE	Usar Técnica de Desescalada (ou de Redução Paulatina)	Técnica de Desescalada (ou de Redução Paulatina)
2015	**10042388**	IE	Usar Técnica de Entrevista Motivacional	Técnica de Entrevista Motivacional
2015	**10044985**	IE	Usar Técnica de Redução de Risco	Técnica de Redução de Risco
2015	**10044992**	IE	Usar Técnica de Relaxamento	Técnica de Relaxamento
2013	**10041135**	IE	Usar Técnica de Transferência	Técnica de Transferência
2013	**10041784**	IE	Utilizar Técnica Asséptica	Técnica Asséptica
2015	**10045219**	IE	Utilizar Técnica de Treinamento de Bexiga	Técnica de Treinamento de Bexiga
2015	**10043543**	IE	Utilizar Técnica de Treinamento do Intestino	Técnica de Treinamento do Intestino
3	**10031164**	IE	Vestir Paciente	Vestir
1	**10005093**	IE	Vigilância Contínua	Vigilância: Monitoramento ininterrupto

CONCEITOS PRIMITIVOS

(2.401 CONCEITOS)

EIXO FOCO (F – 1.418 CONCEITOS)

Foco

Área de atenção relevante para a enfermagem.

Versão	Código	Eixo	Termo	Definição
2013	**10041692**	F	Abandono	Comportamento, Prejudicado
2013	**10037796**	F	Abandono de Criança	Abandono
2013	**10038756**	F	Abandono de Tabagismo	Tabagismo, Ausente
1	**10000262**	F	Abortamento	Processo do Sistema Reprodutivo, Prejudicado: Interrupção ou término da gravidez e expulsão de um feto. Interrupção ou término da gravidez e expulsão de um feto não viável.
1	**10018646**	F	Abortamento, Espontâneo	Abortamento: Ocorre sem causa aparente ou intervenção.
1	**10000291**	F	Absorção	Processo Corporal: Incorporação de alimentos e líquidos nutrientes pelo corpo, via canal alimentar.
2013	**10035422**	F	Abstinência (Afastamento ou Retirada de Algo)	Condição
2015	**10045566**	F	Abuso	Violência
1	**10002137**	F	Abuso de Álcool (ou Alcoolismo)	Abuso de Substância: Uso indevido de álcool.
2	**10028777**	F	Abuso de Álcool (ou Alcoolismo), Ausente	Abuso de Substância, Ausente
1	**10006346**	F	Abuso de Drogas	Abuso de Substância: Uso indevido de drogas.
2	**10028875**	F	Abuso de Drogas, Ausente	Abuso de Substância, Ausente

Versão	Código	Eixo	Termo	Definição
1	**10018992**	F	Abuso de Substância	Comportamento, Prejudicado: Uso indevido de substância química ativa para um efeito não terapêutico, que pode ser prejudicial à saúde e causar dependência.
2	**10029134**	F	Abuso de Substância, Ausente	Comportamento, Positivo
1	**10019766**	F	Abuso de Tabaco (ou de Fumo)	Abuso de Substância: Uso indevido de tabaco (ou de fumo)
2	**10029152**	F	Abuso de Tabaco (ou de Fumo), Ausente	Abuso de Substância, Ausente
1	**10012513**	F	Ação, Problemática	Ação
1	**10000329**	F	Aceitação	Enfrentamento: Reduzir ou eliminar barreiras, apreensões ou tensões.
2013	**10036294**	F	Aceitação do Envelhecimento	Aceitação
1	**10044273**	F	Aceitação do Estado de Saúde	Aceitação
1	**10000340**	F	Acesso	Condição: Potencialidade para entrar (em algum lugar) ou para usar algo.
2013	**10041306**	F	Acesso a Transporte	Acesso
1,1	**10024821**	F	Acesso a Tratamento	Acesso
1	**10010780**	F	Acesso Intravenoso (ou Endovenoso)	Acesso: Entrar em uma veia; (estar) dentro de uma veia.
1	**10032010**	F	Acidose Metabólica	Desequilíbrio Ácido-Base
1	**10032653**	F	Acidose Respiratória	Desequilíbrio Ácido-Base
1	**10029553**	F	Acne	Pele, Prejudicada: Erupção da pele causada por inflamação de glândulas da pele, ou folículos pilosos.
2013	**10037173**	F	Acompanhamento de Rastreamento (*Screening*)	Regime
1	**10000355**	F	Aculturação	Assimilação: Modificações em um grupo ou indivíduo, resultantes de contato com uma cultura diferente.
1	**10001741**	F	Adaptação	Enfrentamento: Gerenciamento de novas situações.

Versão	Código	Eixo	Termo	Definição
1	**10030298**	F	Adesão	Condição, Positiva: Ação iniciada pela própria pessoa para promover o bem-estar, a recuperação e a reabilitação, seguindo as orientações sem se desviar e estando devotada a um quadro de ações ou comportamentos. Em concordância com o regime terapêutico, toma os medicamentos como orientado, muda comportamentos para melhor, apresenta sinais de melhora, busca os medicamentos na data devida e demonstra internalização do valor de comportamentos de cuidado com a saúde, assim como da obediência às instruções relativas ao tratamento. (A adesão é frequentemente associada a apoio familiar e de outros significativos, conhecimento sobre medicamentos e processo de doença, motivação pessoal ou relacionamento com profissional de saúde.)
3	**10030320**	F	Adesão ao Regime de Exercício Físico	Adesão ao Regime
3	**10030349**	F	Adesão ao Regime de Imunização	Adesão ao Regime
3	**10030331**	F	Adesão ao Regime de Líquidos	Adesão ao Regime
3	**10033869**	F	Adesão ao Regime de Reabilitação	Adesão ao Regime
3	**10030312**	F	Adesão ao Regime Dietético	Adesão ao Regime
1,1	**10030354**	F	Adesão ao Regime Medicamentoso	Adesão ao Regime
3	**10030365**	F	Adesão ao Regime Terapêutico	Adesão
3	**10030308**	F	Adesão ao Teste Diagnóstico	Adesão ao Regime
3	**10030377**	F	Adesão às Precauções de Segurança	Adesão ao Regime
1	**10002438**	F	Afasia	Cognição, Prejudicada: Função da linguagem, de uso e compreensão de palavras, defeituosa ou ausente.
1	**10007406**	F	Afasia Expressiva	Afasia: Incapacidade parcial ou total para formar ou expressar palavras, oralmente ou por escrito, não necessariamente acompanhada por distúrbio na compreensão das palavras e da linguagem.
1	**10009893**	F	Afasia Impressiva	Afasia: Distúrbio na compreensão das palavras, escritas e faladas.
1,1	**10024809**	F	Afirmação, Positiva	Comunicação, Eficaz

Versão	Código	Eixo	Termo	Definição
1	**10002035**	F	Agitação	Hiperatividade: Circunstância de excitação psicomotora despropositada, atividade incansável, andar ritmado, liberação da tensão nervosa associada a ansiedade, medo ou estresse mental.
1	**10002042**	F	Agnosia	Pensamento, Distorcido: Perda total ou parcial da capacidade para reconhecer objetos familiares ou pessoas, resultante de lesão cerebral, associada aos sentidos auditivo, visual, olfativo, gustativo ou tátil.
1	**10012521**	F	Agregação de Entidade, Prejudicada	Conjunto de Coisas
1	**10007698**	F	Agricultura	Executar: Criação de animais e cultivo de lavoura para alimentar pessoas e animais.
1	**10020957**	F	Água	Material: Líquido incolor, composto de hidrogênio e oxigênio, essencial para a vida da maioria das plantas e dos animais, influenciando a vida e o desenvolvimento dos seres humanos.
1	**10032023**	F	Alcalose Metabólica	Desequilíbrio Ácido-Base
1	**10032669**	F	Alcalose Respiratória	Desequilíbrio Ácido-Base
1	**10041119**	F	Alergia	Processo do Sistema Imune, Prejudicado: Resposta imunológica a um antígeno estranho.
1	**10011185**	F	Alergia a Látex	Alergia: Resposta imunológica resultante do contato com produtos derivados de borracha.
1	**10011878**	F	Alergia a Medicação	Alergia
1	**10018336**	F	Alergia a Picada de Cobra	Alergia
1	**10010307**	F	Alergia a Picada de Inseto	Alergia
1	**10008091**	F	Alergia Alimentar	Alergia: Resposta imunológica resultante do contato com alimento ao qual a pessoa se tornou sensibilizada.
2017	**10047485**	F	Alergia, Ausente	Processo do Sistema Imune, Eficaz
1	**10002159**	F	Alexia	Afasia Impressiva: Incapacidade para compreender palavras escritas.
1	**10003582**	F	Alimentação por Mamadeira	Padrão de Ingestão de Alimentos ou Líquidos
1	**10017730**	F	Alimentação, por si próprio	Alimentar
2013	**10038870**	F	Alodinia	Dor
1	**10008912**	F	Altura	Dimensão Física

Versão	Código	Eixo	Termo	Definição
1	**10008635**	F	Alucinação	Percepção, Prejudicada: Registro aparente de estímulos sensoriais que não estão efetivamente presentes. Classificada de acordo com os sentidos, como alucinações auditivas, visuais, olfativas, gustativas ou táteis.
1	**10003645**	F	Amamentação	Padrão de Ingestão de Alimentos ou Líquidos: Nutrir o bebê (ou lactente) pelo fornecimento de leite das mamas.
1	**10007273**	F	Amamentação, Exclusiva	Amamentação: Alimentação, em livre demanda, exclusivamente com leite materno, excluindo todos os outros alimentos, nos primeiros quatro a seis meses de vida da criança.
1	**10002205**	F	Ambivalência	Emoção: Experiência de sentimentos contraditórios e opostos sobre um mesmo objeto.
1	**10002233**	F	Amnésia	Memória, Prejudicada: Perda de memória, associada a dano cerebral ou crise emocional.
1	**10018531**	F	Amostra (ou Espécimen)	Entidade
2015	**10045870**	F	Amostra (ou Espécimen) de Sangue Arterial	Amostra (ou Espécimen)
2015	**10046006**	F	Amostra (ou Espécimen) de Sangue Capilar	Amostra (ou Espécimen)
2015	**10044596**	F	Amostra (ou Espécimen) de Sangue Venoso	Amostra (ou Espécimen)
1	**10006118**	F	Angústia	Emoção, Negativa: Sentimentos de dor intensa e severa, tristeza e aflição.
1	**10018583**	F	Angústia Espiritual	Angústia: Rompimento na crença pessoal sobre a vida; interrogações sobre o significado da vida, associadas a questionamentos sobre sofrimento, separação de laços religiosos ou culturais, alteração nas crenças ou sistemas de valor, sentimentos de sofrimento intenso e raiva contra a divindade.
1,1	**10025542**	F	Angústia Moral	Conflito de Decisão
1	**10002331**	F	Animal	Organismo: Ser vivo com a potencialidade de experiência sensorial e poder de movimento voluntário.
1	**10006187**	F	Animal Doméstico	Animal: Animal domesticado, pertencente a uma pessoa.
1	**10021099**	F	Animal Selvagem	Animal: Animal silvestre, não domesticado e não controlado, influenciando a vida e o desenvolvimento dos seres humanos.
1	**10002429**	F	Ansiedade	Emoção, Negativa: Sentimentos de ameaça, perigo ou angústia.

Versão	Código	Eixo	Termo	Definição
1	**10017880**	F	Ansiedade da Separação	Ansiedade: Sentimentos de medo e apreensão, causados pela separação do ambiente familiar e de pessoas significantes, por exemplo, bebês (ou lactentes) sendo separados das mães ou de figura maternal, acompanhada de choro, lágrimas, reações de lamento, falta de expressão da emoção, desinteresse, negação e resignação.
2013	**10041001**	F	Ansiedade Face à Morte	Ansiedade
1	**10002455**	F	Apetite	Condição: Sensação de desejo de satisfazer necessidades corporais de nutrientes ou de determinados tipos de alimentos.
2013	**10035012**	F	Apneia	Processo do Sistema Respiratório, Prejudicado
2017	**10046956**	F	Apoio ao Manejo (Controle), por si próprio	Fenômeno
2	**10027022**	F	Apoio Emocional	Fenômeno
1,1	**10027033**	F	Apoio Espiritual	Fenômeno
1,1	**10023680**	F	Apoio Familiar	Fenômeno
1,1	**10024074**	F	Apoio Social	Fenômeno
2017	**10047039**	F	Apraxia	Processo do Sistema Nervoso
1	**10011246**	F	Aprendizagem	Pensar: Processo de aquisição de conhecimento ou habilidade por meio de estudo, instrução, prática, treinamento ou experiência sistemáticos.
1	**10004492**	F	Aprendizagem Cognitiva	Aprendizagem: Aquisição de conhecimento associado ao uso consciente da inteligência e pensamento.
1	**10018225**	F	Aprendizagem de Habilidade	Aprendizagem: Aquisição de perícia (ou competência) em capacidades práticas, associada a treinamento, a repetição e a exercício.
1	**10002061**	F	Ar	Material: Substância gasosa invisível que circunda a terra, necessária para a sobrevivência da maioria das plantas e da vida animal.
1	**10008129**	F	Armazenamento de Alimentos	Executar: O alimento é estocado em temperatura adequada, em recipiente higiênico coberto, que está em um local ou espaço limpo, e em um prédio apropriado, localizado, ventilado, protegido e mantido.
1	**10002536**	F	Arritmia	Processo Cardíaco, Prejudicado: Variação do ritmo normal de contração atrial e ventricular do miocárdio.

Versão	Código	Eixo	Termo	Definição
1	**10017753**	F	Arrumação (Cuidado com Aparência Externa), por si próprio	Arrumar-se (Cuidar da Aparência Externa)
1	**10009076**	F	Arrumação da Casa	Executar: Prática de cuidar ou dar atenção adequada para tornar o ambiente ou a habitação confortável, aconchegante, fazendo a própria pessoa e os outros sentirem-se bem; prover um ambiente doméstico seguro e bem gerenciado.
1	**10041946**	F	Ascite	Retenção de Líquidos
1	**10002656**	F	Aspiração	Processo do Sistema Respiratório, Prejudicado: Inalação de substâncias gástricas ou externas para a traqueia ou pulmões.
2	**10028796**	F	Aspiração, Ausente	Processo do Sistema Respiratório, Positivo
1	**10017954**	F	Assédio Sexual	Comportamento Agressivo: Ações sexualmente motivadas de violação física ou verbal, de uma ou mais pessoas que exercem poder e que limitam o direito da vítima a igualdade de oportunidade, de privacidade e de estar livre de estupro.
1	**10002845**	F	Assimilação	Enfrentamento: Processo de recepção de novos fatos, de resposta a novas situações ou de incorporação de informações e experiências recentes na realidade existencial de uma pessoa.
1	**10002924**	F	Atenção	Concentração: Introjeção objetivada e processamento da informação.
1	**10002930**	F	Atitude	Processo Psicológico: Modelos e opiniões mentais.
2	**10025617**	F	Atitude do Cuidador	Atitude
1	**10002982**	F	Atitude em Relação à Cirurgia	Atitude: Opinião sobre cirurgia planejada ou realizada.
2013	**10040627**	F	Atitude em Relação à Condição de Saúde	Atitude
1	**10002976**	F	Atitude em Relação à Condição Nutricional	Atitude: Opinião sobre a saúde e o peso, em relação à ingestão de alimentos.
1	**10002995**	F	Atitude em Relação à Dor	Atitude: Opinião sobre a intensidade e a qualidade da dor.
1	**10002948**	F	Atitude em Relação ao Cuidado	Atitude: Opinião sobre o tratamento e sobre o prestador (ou provedor) de cuidados de saúde.
1	**10041029**	F	Atitude em Relação ao Cuidado Domiciliário	Atitude: Opinião sobre o tratamento recebido no domicílio.

Versão	Código	Eixo	Termo	Definição
1	**10002953**	F	Atitude em Relação ao Manejo (Controle) da Medicação	Atitude: Opinião sobre o regime medicamentoso e o tratamento.
1,1	**10024747**	F	Atitude em Relação ao Processo Patológico	Atitude
1,1	**10024752**	F	Atitude em Relação ao Regime	Atitude
1,1	**10023549**	F	Atitude em Relação ao Regime de Exercício Físico	Atitude
1,1	**10022418**	F	Atitude em Relação ao Regime Dietético	Atitude
1,1	**10023646**	F	Atitude Familiar	Atitude
1	**10012532**	F	Atitude, Prejudicada	Atitude
1	**10017805**	F	Atividade Autoexecutável	Executar
1	**10016008**	F	Atividade Psicomotora	Processo do Sistema Nervoso: Ordenação do movimento em atividades mentais conscientes, modo voluntário de mover e mobilizar o aparato corporal, requerendo algum grau de coordenação neuromuscular.
1,1	**10025094**	F	Atividade Psicomotora, Prejudicada	Atividade Psicomotora
1	**10018434**	F	Ato de Apoio Social	Apoiar
1	**10012702**	F	Ato de Comunicação Familiar, Prejudicado	Ato de Comunicação, Prejudicado
1	**10012623**	F	Ato de Comunicação, Prejudicado	Comunicação
1	**10008814**	F	Audição	Percepção Sensorial: Faculdade para ouvir, devido a respostas a estímulos dos órgãos da audição; potencialidade para ouvir.
2013	**10041220**	F	Ausência de Efeito Colateral da Medicação	Resposta à Medicação
2015	**10042759**	F	Ausência de Interação Medicamentosa, Adversa	Resposta à Medicação
1	**10017642**	F	Autoconsciência (ou Autocognição)	Consciência (ou Cognição): Reconhecimento de disposições da pessoa para manter ou abandonar ações, isto é, razão de primeira ordem para a ação.
1	**10017690**	F	Autocontrole	Volição: Disposição para cuidar do que é necessário para manter-se, conservar-se ativo, e para lidar com as necessidades básicas, individuais e essenciais, e com as atividades da vida (diária).

Versão	Código	Eixo	Termo	Definição
1	**10017661**	F	Autocuidado	Atividade Autoexecutável: Cuidar do que é preciso para se manter, assegurar a sobrevivência e lidar com necessidades básicas, individuais e essenciais, e atividades da vida diária.
3	**10032742**	F	Autocuidado da Pele	Autocuidado
1,1	**10024911**	F	Autoeficácia	Crença
1	**10017724**	F	Autoestima	Autoimagem: Opinião sobre si mesmo e visão do próprio valor e capacidades; verbalização de crenças sobre si mesmo, confiança em si mesmo; verbalização de autoaceitação e autolimitação, desafiando imagens negativas de si mesmo; aceitação de elogios, encorajamento, assim como de crítica construtiva.
1	**10017776**	F	Autoimagem	Crença: Concepção ou imagem mental de si mesmo.
1,1	**10023963**	F	Autoimagem, Negativa	Autoimagem
1	**10014925**	F	Autoimagem, Positiva	Autoimagem
2017	**10046987**	F	Automonitoramento	Desempenho
1	**10017795**	F	Automutilação	Comportamento, Autodestrutivo: Executar lesões autoinfligidas, mas não letais, que produzam danos nos tecidos, como cortes e queimaduras, com o propósito de machucar-se ou aliviar a ansiedade.
2	**10029110**	F	Automutilação, Ausente	Comportamento Autodestrutivo, Ausente
1	**10003054**	F	Autonomia	Direitos do Paciente: Condição de autogovernança e autodirecionamento.
2013	**10037670**	F	Autorrevelação (ou Autoexposição)	Comportamento: Revelação de informação por comunicação oral ou escrita.
1	**10011472**	F	Baixa Autoestima	Autoestima
1	**10004400**	F	Baixa Autoestima, Crônica	Baixa Autoestima
1	**10020263**	F	Baixo Peso	Peso, Prejudicado
1	**10017657**	F	Banho, por si próprio	Banhar
1	**10013564**	F	Barreira na Comunicação	Obstrução: Impedimento ou bloqueio para trocar pensamentos, mensagens ou informação.
1,1	**10024768**	F	Barreira para Adesão	Obstrução
2013	**10041443**	F	Bilirrubina	Substância Corporal
1	**10003613**	F	Bradicardia	Arritmia: Batimentos cardíacos lentos; frequência de pulso inferior a 60 batimentos por minuto em adultos.

Versão	Código	Eixo	Termo	Definição
1	**10003759**	F	Bulimia	Comportamento de Ingestão de Alimentos, Compulsivo: Comportamentos relacionados com compulsão insaciável por alimentos, apetite excessivo, episódios de grande consumo de alimentos seguido por vômito autoinduzido, associado a depressão, autoprivação.
1	**10009263**	F	Caça	Executar: Obter alimento necessário para manutenção da vida diária por métodos de caça.
2015	**10046703**	F	Cãibra Muscular	Dor Musculoesquelética
1	**10018045**	F	Calafrio	Termorregulação: Tremor involuntário com contrações musculares ou sensação de contorção por frio, associada a diminuição da temperatura corporal abaixo do nível termostático, como efeito colateral da anestesia ou fase de frio da febre.
1	**10006913**	F	Campo de Energia	Entidade: O fluxo de energia ou padrões de energia ao redor de uma pessoa.
1	**10019713**	F	Candidíase	Infecção: Cobertura esbranquiçada associada a infecção por fungos, manchas esbranquiçadas e úlceras pouco profundas.
1	**10000034**	F	Capacidade	Condição
1	**10010640**	F	Capacidade Adaptativa Intracraniana	Dimensão Física
2013	**10035894**	F	Capacidade da Família para Participar no Planejamento do Cuidado	Capacidade para Participar
2013	**10035390**	F	Capacidade do Cuidador para Executar o Cuidado	Capacidade
2015	**10043061**	F	Capacidade para Adquirir Medicação	Capacidade
1	**10000047**	F	Capacidade para Ajustar-se	Capacidade
1	**10000166**	F	Capacidade para Alimentar-se	Capacidade: Ingestão de alimentos e líquidos pela boca.
1	**10000258**	F	Capacidade para Andar (Caminhar)	Capacidade
1	**10000178**	F	Capacidade para Arrumar-se (Cuidar da Aparência Externa)	Capacidade: Manter pele, boca, cabelo e unhas limpos.
2013	**10038183**	F	Capacidade para Comunicar Necessidades	Capacidade para Comunicar-se

Versão	Código	Eixo	Termo	Definição
2	**10026587**	F	Capacidade para Comunicar Sentimentos	Capacidade para Comunicar-se
1	**10000052**	F	Capacidade para Comunicar-se	Capacidade
1,1	**10025039**	F	Capacidade para Comunicar-se pela Fala	Capacidade para Comunicar-se
1	**10014790**	F	Capacidade para Comunicar-se, Eficaz	Capacidade para Comunicar-se
1	**10000243**	F	Capacidade para Crescer ou Melhorar, como Esperado	Capacidade
1	**10000236**	F	Capacidade para Deglutir	Capacidade
1	**10000075**	F	Capacidade para Executar	Capacidade
1	**10000099**	F	Capacidade para Executar a Arrumação da Casa	Capacidade
1	**10000184**	F	Capacidade para Executar a Higiene	Capacidade: Ter o cuidado de manter o corpo limpo e bem arrumado.
1	**10000081**	F	Capacidade para Executar a Manutenção da Saúde	Capacidade
2013	**10040346**	F	Capacidade para Executar Atividade Recreacional	Capacidade
2015	**10043035**	F	Capacidade para Executar Função Motora Fina	Capacidade
1,1	**10023729**	F	Capacidade para Executar o Autocuidado	Capacidade
1,1	**10025311**	F	Capacidade para Executar o Autocuidado, Positiva	Capacidade para Executar o Autocuidado
2	**10025640**	F	Capacidade para Executar o Cuidado	Capacidade
1	**10000113**	F	Capacidade para Executar o Papel	Capacidade
2	**10026573**	F	Capacidade para Falar sobre o Processo de Morrer	Capacidade para Comunicar-se
3	**10034568**	F	Capacidade para Fazer Compras	Capacidade

Versão	Código	Eixo	Termo	Definição
3	**10034534**	F	Capacidade para Manejar (Controlar) as Finanças	Capacidade
2015	**10044124**	F	Capacidade para Manejar (Controlar) o Estresse	Capacidade
1	**10000068**	F	Capacidade para Manejar (Controlar) o Regime	Capacidade
1	**10014800**	F	Capacidade para Manejar (Controlar) o Regime, Positiva	Capacidade para Manejar (Controlar) o Regime
3	**10029511**	F	Capacidade para Monitorar	Capacidade
1	**10012108**	F	Capacidade para Mover-se	Capacidade: Movimentação voluntária do corpo.
1,1	**10023434**	F	Capacidade para Ouvir (ou Auditiva)	Capacidade
1	**10000109**	F	Capacidade para Parentalidade	Capacidade
1,1	**10025376**	F	Capacidade para Participar	Capacidade
2013	**10035110**	F	Capacidade para Participar no Planejamento do Cuidado	Capacidade para Participar
1,1	**10023475**	F	Capacidade para Perceber Odores	Capacidade
1,1	**10023481**	F	Capacidade para Perceber Sabores	Capacidade
3	**10029524**	F	Capacidade para Preparar Alimentos	Capacidade
1	**10000215**	F	Capacidade para Proteger (ou Proteger-se)	Capacidade
1,1	**10021800**	F	Capacidade para Sentir (ou Tátil)	Capacidade
1	**10000227**	F	Capacidade para Socialização	Capacidade
1	**10000121**	F	Capacidade para Tomar Banho	Capacidade: Lavar o corpo ou partes dele.
1	**10000204**	F	Capacidade para Transferir-se	Capacidade: Potencialidade para mover-se ou mudar o corpo de um local para outro.

Versão	Código	Eixo	Termo	Definição
1	**10000197**	F	Capacidade para Usar o Vaso Sanitário e Higienizar-se, após Evacuar e Urinar	Capacidade: Realizar atividades relacionadas ao uso do vaso sanitário e higienização, após evacuar e urinar.
1,1	**10023468**	F	Capacidade para Ver (ou Visual)	Capacidade
1	**10000145**	F	Capacidade para Vestir-se	Capacidade: Pôr ou tirar roupas apropriadas.
1	**10000150**	F	Capacidade para Vestir-se e Arrumar-se (Cuidar da Aparência Externa)	Capacidade
1,1	**10024035**	F	Capacidade Sensorial	Capacidade
1	**10003802**	F	Caquexia	Desnutrição: Situação de magreza, perda de massa muscular, fraqueza e emagrecimento, associados habitualmente a problema geral de saúde, ou a doenças como câncer ou tuberculose.
1	**10004170**	F	Característica	Fenômeno
1	**10004041**	F	Catarata	Processo Corporal, Prejudicado
1	**10004056**	F	Catatonia	Hipoatividade: Distúrbio motor evidente, manifestado comumente por imobilidade, com extrema rigidez muscular ou atividade impulsiva excessiva, associado a transtornos mentais como esquizofrenia.
3	**10030897**	F	Célula Cervical	Substância Corporal
1	**10017516**	F	Cena de Acidente	Papel
1	**10006501**	F	Cerúmen	Secreção
1	**10018050**	F	Choque	Processo do Sistema Circulatório, Prejudicado: Insuficiência circulatória por falha no retorno venoso para o coração, com consequente redução do débito cardíaco, inadequado fluxo de sangue, perda do volume circulatório, disfunção celular ameaçadora à vida, associado a ansiedade intensa, fraqueza, sudorese, respiração curta, hipotensão, arritmia, edema da laringe, náusea e diarreia, queda súbita e drástica da pressão arterial, esfriamento da pele, taquicardia e oligúria.
1	**10002308**	F	Choque Anafilático	Choque: Insuficiência circulatória rápida, devido a hipersensibilidade ou reação alérgica a alérgenos encontrados em alimentos, drogas, agentes químicos ou outros.
1	**10003915**	F	Choque Cardiogênico	Choque: Insuficiência circulatória, devido a diminuição do débito cardíaco.

Versão	Código	Eixo	Termo	Definição
1	**10009599**	F	Choque Hipovolêmico	Choque: Insuficiência circulatória periférica rápida, em resposta a perda sanguínea, desidratação grave e a outras situações significativas que afetam o volume de sangue.
1	**10013139**	F	Choque Neurogênico	Choque: Insuficiência circulatória periférica rápida, em reação à produção de vasodilatação pelo sistema nervoso.
1	**10017898**	F	Choque Séptico	Choque: Insuficiência circulatória periférica rápida, causada por uma infecção generalizada, acompanhada de purulência e bacilemia.
1	**10020631**	F	Choque Vasogênico	Choque: Insuficiência circulatória periférica rápida, como uma reação a uma acentuada vasodilatação.
1	**10005415**	F	Choro	Comunicação: Ações voluntárias ou involuntárias, variando de lágrimas a soluços, em resposta à dor, medo ou processo de luto.
1	**10021236**	F	Cicatrização de Ferida	Cura
1	**10034872**	F	Cinestesia	Percepção: Faculdade de perceber e estar consciente da posição e dos movimentos corporais, devido a respostas a estímulos de nervos sensoriais nos músculos e nas articulações.
2013	**10035446**	F	Circunferência Cefálica	Dimensão Física
2013	**10036803**	F	Circunferência Peitoral (ou Torácica)	Dimensão Física
1	**10010952**	F	Ciúme	Emoção, Negativa: Sentimento de suspeição ou ressentimento de rivalidade no amor ou afeição; os sentimentos de ciúmes são direcionados aos outros em vez de dirigidos a si mesmo; associado a ciúme entre irmãos.
1	**10021006**	F	Clima	Processo Ambiental: Estado da atmosfera, em um determinado tempo ou lugar, relativo à temperatura, pressão, umidade, nebulosidade, ou quaisquer outras mudanças meteorológicas, influenciando a vida e o desenvolvimento de seres humanos.
1	**10004526**	F	Clima Frio	Clima: Temperatura ambiental fria.
1	**10009179**	F	Clima Quente	Clima: Temperatura exterior muito acima da temperatura do corpo humano e, deste modo, influenciando a vida e o desenvolvimento de seres humanos.
1	**10009237**	F	Clima Úmido	Clima
1	**10018362**	F	Coesão Social	Processo Social: Processo ou ato de manter-se unido.

Versão	Código	Eixo	Termo	Definição
1	**10004485**	F	Cognição	Processo Psicológico: Processo intelectual envolvendo todos os aspectos da percepção, do pensamento, do raciocínio e da memória.
2	**10028351**	F	Cognição, Positiva	Cognição
1	**10012610**	F	Cognição, Prejudicada	Cognição
1	**10008898**	F	Colapso por Calor	Termorregulação, Prejudicada: Insuficiência na regulação do termostato interno quando exposto ao sol ou a altas temperaturas por um longo período de tempo, redução da transpiração, temperatura corporal extremamente elevada, taquicardia, pele seca e quente, cefaleia, confusão, convulsões, inconsciência e colapso.
1	**10004535**	F	Cólica	Dor Visceral: Desconforto, de moderado a severo, originado por espasmos de músculos lisos em órgãos ocos, como o intestino, os ureteres ou os ductos biliares.
1	**10011953**	F	Cólica Menstrual	Dor Visceral: Sensação de dor, originada por espasmo nos músculos uterinos; a sensação de dor é normalmente descrita como contrações espasmódicas intensas, pulsáteis, e como sensações de desconforto no abdome e região lombar.
1	**10017748**	F	Colocação ou Retirada de Roupas, por si próprio	Vestir-se ou Despir-se
1	**10004629**	F	Coma	Consciência, Prejudicada: Inconsciência profunda sem respostas fisiológicas, incluindo ausência de respostas à dor.
1	**10008748**	F	Comitê de Saúde	Estrutura
2013	**10037754**	F	Comparecimento	Condição
2013	**10037765**	F	Comparecimento Escolar	Comparecimento
1,1	**10025459**	F	Complicação	Fenômeno
3	**10041277**	F	Complicação Associada à Atenção à Saúde	Complicação
2013	**10040442**	F	Complicação da Estomia (ou Estoma)	Complicação
2013	**10040593**	F	Complicação da Pele Periestomal	Complicação
2	**10028834**	F	Complicação, Ausente	Fenômeno
1	**10003217**	F	Comportamento	Processo Intencional: Ações.
1	**10002026**	F	Comportamento Agressivo	Comportamento, Prejudicado: Ação ou atitude brutal, arrogante, expressa verbalmente, fisicamente ou simbolicamente.

Versão	Código	Eixo	Termo	Definição
2013	**10035632**	F	Comportamento Agressivo, Ausente	Comportamento, Positivo
1	**10002660**	F	Comportamento Assertivo	Comportamento: Expressar pensamentos pessoais de modo direto e confiante.
1	**10017707**	F	Comportamento Autodestrutivo	Comportamento, Prejudicado: Execução de atividades, iniciadas pela própria pessoa, com o propósito de ferir-se ou causar dano a si mesmo; violência direcionada a si mesmo.
2	**10029096**	F	Comportamento Autodestrutivo, Ausente	Comportamento, Positivo
1	**10008782**	F	Comportamento de Busca de Saúde	Comportamento: Maneira previsível para identificar, utilizar, gerenciar e assegurar recursos de atenção à saúde; expectativas relacionadas a modos aceitáveis para solicitar e obter assistência dos outros.
1	**10007294**	F	Comportamento de Exercício Físico	Comportamento
1	**10004896**	F	Comportamento de Ingestão de Alimentos, Compulsivo	Comportamento de Ingestão de Alimentos, Prejudicado: Comer repetidamente; impulso irresistível para alimentar-se, apesar de não estar com fome.
1	**10012668**	F	Comportamento de Ingestão de Alimentos, Prejudicado	Padrão de Ingestão de Alimentos
2013	**10040754**	F	Comportamento de Isolamento (ou de Retraimento, Introversão)	Comportamento
1	**10017129**	F	Comportamento de Repouso	Comportamento
1	**10018565**	F	Comportamento Espiritual	Comportamento
1	**10013796**	F	Comportamento Infantil, Organizado	Comportamento, Organizado
1	**10010463**	F	Comportamento Interativo	Relacionar-se: Interagir com os outros
2013	**10040777**	F	Comportamento Lúdico	Comportamento
1	**10017949**	F	Comportamento Sexual	Comportamento
1	**10012901**	F	Comportamento Sexual, Prejudicado	Comportamento Sexual
1	**10004883**	F	Comportamento, Compulsivo	Comportamento, Prejudicado: Comportamento repetitivo, que interfere no desempenho diário; atos repetitivos conduzidos para reduzir a ansiedade ou os pensamentos obsessivos.

Versão	Código	Eixo	Termo	Definição
1	**10006059**	F	Comportamento, Desorganizado	Comportamento, Prejudicado: Ações desordenadas e confusas, que não se integram em resposta a sugestões do meio ambiente.
1	**10013777**	F	Comportamento, Organizado	Comportamento, Positivo
1	**10014816**	F	Comportamento, Positivo	Comportamento
1	**10018066**	F	Compras	Executar: Comprar itens necessários para manutenção da vida diária; comprar, negociar ou trocar itens necessários para o lar.
1	**10011312**	F	Comprimento	Dimensão Física
1	**10005334**	F	Compulsão	Volição, Prejudicada: Urgência incontrolável para consumir substâncias, especialmente alimento, drogas, ou outros estimulantes.
1	**10004705**	F	Comunicação	Comportamento Interativo: Dar ou trocar informação usando comportamentos verbais e não verbais, face a face, ou usando meios sincrônicos ou assincrônicos apoiados pela tecnologia.
2013	**10036050**	F	Comunicação Familiar, Eficaz	Comunicação, Eficaz
1	**10014828**	F	Comunicação, Eficaz	Comunicação
1	**10004910**	F	Concentração	Cognição: Atenção e atividade mental focalizadas para armazenar ou recordar conhecimento.
1	**10018793**	F	Condição	Características: Situação de uma pessoa em relação aos outros; posição relativa de uma pessoa.
1	**10003927**	F	Condição Cardíaca	Condição
3	**10033946**	F	Condição Cardiovascular	Condição
3	**10031210**	F	Condição de Emprego	Condição
2017	**10047503**	F	Condição de Humor, Negativa	Condição de Humor
2017	**10050460**	F	Condição de Humor, Positiva	Condição de Humor
2013	**10035201**	F	Condição de Imunização	Condição
1	**10019750**	F	Condição de Perfusão Tissular	Condição
3	**10032624**	F	Condição do Relacionamento	Condição
3	**10033979**	F	Condição Endócrina	Condição
1	**10018614**	F	Condição Espiritual	Condição
3	**10031299**	F	Condição Financeira	Condição

Versão	Código	Eixo	Termo	Definição
1	**10014546**	F	Condição Fisiológica	Condição
3	**10034122**	F	Condição Gastrointestinal	Condição
3	**10034133**	F	Condição Geniturinária	Condição
3	**10031402**	F	Condição Habitacional	Condição
2	**10027681**	F	Condição Intestinal	Condição
3	**10034292**	F	Condição Musculoesquelética	Condição
1	**10013141**	F	Condição Neurológica	Condição
3	**10034387**	F	Condição Neurológica, Eficaz	Condição Neurológica
1	**10012787**	F	Condição Neurológica, Prejudicada	Condição Neurológica
1	**10013419**	F	Condição Nutricional	Condição: Peso e massa corporal em relação à ingestão nutricional e de nutrientes específicos, estimados de acordo com a altura, a estrutura corporal e a idade.
1	**10014892**	F	Condição Nutricional, Positiva	Condição Nutricional
1	**10012804**	F	Condição Nutricional, Prejudicada	Condição Nutricional
2015	**10044225**	F	Condição Oral (ou Bucal)	Condição Gastrointestinal
1	**10015988**	F	Condição Psicológica	Condição
2013	**10038392**	F	Condição Psicológica, Negativa	Condição Psicológica
2013	**10038407**	F	Condição Psicológica, Positiva	Condição Psicológica
1	**10016962**	F	Condição Respiratória	Condição
1	**10018410**	F	Condição Social	Condição
2	**10026766**	F	Condição Urinária	Condição
1	**10014960**	F	Condição, Positiva	Condição
1	**10012940**	F	Condição, Prejudicada	Condição
1	**10025934**	F	Confiança	Emoção: Sentimento de confiança, crença na bondade, força e confiabilidade de outras pessoas.
1	**10004934**	F	Confidencialidade	Direitos do Paciente
3	**10031378**	F	Confinamento no Lar	Condição
1	**10005587**	F	Conflito de Decisão	Cognição, Prejudicada

Versão	Código	Eixo	Termo	Definição
1	**10010041**	F	Conflito Industrial	Ação, Problemática: Divergência entre os dois lados da indústria, isto é, gestores e trabalhadores, com relação às condições de trabalho, incluindo notificações e salários.
1,1	**10025330**	F	Confortável	Conforto
1	**10004655**	F	Conforto	Condição: Sensação de tranquilidade física e bem-estar corporal.
1	**10004947**	F	Confusão	Pensamento, Distorcido: Memória prejudicada com desorientação em relação a pessoa, a lugar e a tempo.
2	**10028852**	F	Confusão, Ausente	Cognição, Positiva
1	**10004952**	F	Congestão	Condição, Prejudicada: Acúmulo excessivo de sangue ou outros líquidos em uma determinada parte do corpo.
1	**10011042**	F	Conhecimento	Condição: Conteúdo específico de pensamento, fundamentado em sabedoria adquirida, ou em informação ou habilidades aprendidas, cognição e reconhecimento da informação.
2013	**10041600**	F	Conhecimento da Família	Conhecimento
2013	**10041616**	F	Conhecimento da Família sobre Doença	Conhecimento da Família
1	**10008753**	F	Conhecimento em Saúde	Conhecimento: Consciência (ou cognição) dos problemas comuns de saúde, práticas saudáveis e serviços de saúde disponíveis; capacidade para reconhecer sinais e sintomas de doenças e para compartilhar a informação com os outros significativos.
2013	**10042553**	F	Conhecimento sobre Abuso de Álcool	Conhecimento
2013	**10042576**	F	Conhecimento sobre Abuso de Drogas	Conhecimento
2015	**10046236**	F	Conhecimento sobre Alimentação Infantil	Conhecimento
3	**10031619**	F	Conhecimento sobre Amamentação	Conhecimento
2013	**10039056**	F	Conhecimento sobre Analgesia Controlada pelo Paciente	Conhecimento
1	**10011035**	F	Conhecimento sobre Cicatrização de Ferida	Conhecimento
3	**10031657**	F	Conhecimento sobre Comportamento Sexual	Conhecimento

Versão	Código	Eixo	Termo	Definição
2015	**10043897**	F	Conhecimento sobre Contracepção	Conhecimento
2015	**10046227**	F	Conhecimento sobre Cuidados com Bebê (ou Lactente)	Conhecimento
1	**10011026**	F	Conhecimento sobre Cuidados com Ferida	Conhecimento
2015	**10046215**	F	Conhecimento sobre Desenvolvimento Fetal	Conhecimento
3	**10031626**	F	Conhecimento sobre Desenvolvimento Infantil	Conhecimento
3	**10031642**	F	Conhecimento sobre Diálise Peritoneal	Conhecimento
2013	**10039094**	F	Conhecimento sobre Dor	Conhecimento
2015	**10046243**	F	Conhecimento sobre Gestação (Gravidez)	Conhecimento
3	**10031635**	F	Conhecimento sobre Higiene Oral (ou Bucal)	Conhecimento
2013	**10037978**	F	Conhecimento sobre Infecção Cruzada	Conhecimento
3	**10034259**	F	Conhecimento sobre Manejo (Controle) de Dor	Conhecimento
2017	**10046892**	F	Conhecimento sobre Material Instrucional	Conhecimento
1,1	**10026659**	F	Conhecimento sobre Medicação	Conhecimento
1,1	**10021973**	F	Conhecimento sobre Medidas de Segurança	Conhecimento
2015	**10043365**	F	Conhecimento sobre Parentalidade	Conhecimento
2015	**10046204**	F	Conhecimento sobre Parto (ou Nascimento)	Conhecimento
2013	**10039779**	F	Conhecimento sobre Prevenção de Queda	Conhecimento
1,1	**10024907**	F	Conhecimento sobre Processo de Mudança de Comportamento	Conhecimento
1,1	**10021956**	F	Conhecimento sobre Processo Patológico	Conhecimento
1,1	**10021892**	F	Conhecimento sobre Regime	Conhecimento

Versão	Código	Eixo	Termo	Definição
1,1	**10023793**	F	Conhecimento sobre Regime de Exercício Físico	Conhecimento sobre Regime
2015	**10042106**	F	Conhecimento sobre Regime de Líquidos	Conhecimento sobre Regime
1,1	**10021902**	F	Conhecimento sobre Regime Dietético	Conhecimento sobre Regime
1,1	**10021918**	F	Conhecimento sobre Regime Medicamentoso	Conhecimento sobre Regime
3	**10034271**	F	Conhecimento sobre Resposta ao Procedimento	Conhecimento
3	**10034263**	F	Conhecimento sobre Resposta Psicossocial ao Procedimento	Conhecimento
2015	**10043349**	F	Conhecimento sobre Saúde durante Viagem (ou sobre Saúde do Viajante)	Conhecimento
2013	**10039746**	F	Conhecimento sobre Segurança Ambiental	Conhecimento
2	**10027363**	F	Conhecimento sobre Serviço Comunitário	Conhecimento
2013	**10039722**	F	Conhecimento sobre Terapia Física	Conhecimento
2013	**10039127**	F	Conhecimento sobre Terapia Tradicional	Conhecimento
1,1	**10021871**	F	Conhecimento sobre Teste Diagnóstico	Conhecimento
1	**10014885**	F	Conhecimento, Adequado	Conhecimento
1	**10001986**	F	Conjunto de Atos	Ação
1	**10002003**	F	Conjunto de Coisas	Entidade
1	**10002019**	F	Conjunto de Processos	Processo
1	**10001993**	F	Conjunto de Processos Corporais	Processo Corporal
1	**10004975**	F	Consciência	Condição: Resposta mental a impressões de uma combinação dos sentidos, mantendo a mente alerta e sensível ao ambiente externo.
1	**10003083**	F	Consciência (ou Cognição)	Cognição

Versão	Código	Eixo	Termo	Definição
1	**10017688**	F	Consciência de Si Mesmo	Crença, Prejudicada: Opinião de si mesmo como sendo uma pessoa separada e distinta dos outros, tendo limites pessoais, sendo um indivíduo com experiências, desejos e atos.
1	**10012634**	F	Consciência, Prejudicada	Consciência
1	**10004981**	F	Consentimento	Condição
1	**10006909**	F	Conservação de Energia	Processo do Sistema Regulatório: Manejo (controle) ativo da energia para iniciar e manter atividade.
1	**10004999**	F	Constipação	Processo do Sistema Gastrointestinal, Prejudicado: Diminuição na frequência de defecação, acompanhada por dificuldade ou passagem incompleta de fezes; passagem de fezes excessivamente secas e endurecidas.
1	**10010143**	F	Construção Informal	Construção: Estruturas residenciais temporárias, erguidas com infraestrutura informal ou limitada, alta densidade populacional, posse insegura para os ocupantes, sem demarcação de propriedade; frequentemente associadas a superpopulação / privacidade inexistente ou limitada, baixo padrão de vida, situada em área de alto risco, com risco aumentado para doenças e acidentes.
1,1	**10025369**	F	Contaminação	Processo Ambiental
2	**10027699**	F	Continência Intestinal	Condição Intestinal
2	**10027739**	F	Continência Intestinal, Positiva	Continência Intestinal
2	**10026663**	F	Continência Urinária	Condição Urinária
2	**10026745**	F	Continência Urinária, Positiva	Condição de Continência
1	**10005064**	F	Continuidade	Condição
1	**10005072**	F	Continuidade do Cuidado	Continuidade
1	**10020523**	F	Contração Uterina	Processo do Sistema Reprodutivo: Pressão rítmica e dolorosa da musculatura do segmento superior do útero durante o nascimento, começando de modo suave e se tornando gradualmente mais intensa; a contração ocorre em geral a cada dois minutos e dura mais de um minuto, com a função de diminuir o tamanho e dilatar por completo o colo do útero, e de facilitar a descida fetal.
1,1	**10025428**	F	Contraceptivo	Entidade

Versão	Código	Eixo	Termo	Definição
1	**10010975**	F	Contratura Articular	Processo do Sistema Musculoesquelético, Prejudicado: Reflexo da articulação, fibrose do tecido conectivo na cápsula da articulação, impedindo a mobilidade normal da mão, do dedo, do cotovelo, do ombro, do pé, do joelho ou do dedo do pé; movimento limitado ou incapacidade para mover, alinhamento anormal da articulação, associado a atrofia e encurtamento das fibras musculares devido a falta de movimento articular passivo e ativo; ou associado a perda da elasticidade normal da pele devido a formação de tecido cicatricial extenso sobre a articulação.
1	**10005135**	F	Controle	Condição: Exercer forte influência sobre uma situação.
1	**10005157**	F	Controle da Dor	Controle
3	**10031015**	F	Controle da Raiva	Controle
2013	**10035700**	F	Controle do Impulso	Controle
2	**10025812**	F	Controle do Sintoma	Controle
2013	**10040071**	F	Controle do Sintoma de Abstinência (de Afastamento ou de Retirada de Algo)	Controle do Sintoma
1	**10005161**	F	Contusão	Ferida Traumática: Contusão na pele e tecido subjacente.
2015	**10046505**	F	Convulsão	Processo do Sistema Musculoesquelético, Prejudicado
2017	**10047307**	F	Convulsão, Ausente	Processo do Sistema Musculoesquelético, Positivo
1,1	**10022223**	F	Corrimento Nasal	Processo do Sistema Respiratório, Prejudicado
1	**10005462**	F	Corte	Ferida Traumática: Pequena ruptura ou corte da pele e derme.
1	**10005188**	F	Cozinhar	Preparação de Alimentos: Cuidar do fornecimento de alimentos e refeições em termos de quantidade e qualidade; preparar, armazenar, servir e distribuir os alimentos necessários para a manutenção da vida diária.
1	**10003229**	F	Crença	Atitude: Opiniões, convicções e fé.
1	**10005427**	F	Crença Cultural	Crença: Convicção pessoal baseada nos próprios valores culturais.
1,1	**10022058**	F	Crença de Saúde	Crença

Versão	Código	Eixo	Termo	Definição
1	**10018577**	F	Crença Espiritual	Crença: Convicção pessoal e disposição para manter e abandonar ações, levando em conta princípios de vida que invadem, integram e transcendem a natureza biológica e psicossocial.
1	**10016728**	F	Crença Religiosa	Crença: Convicção pessoal e disposição para manter e abandonar ações, levando em conta as opiniões e princípios religiosos da pessoa; crença religiosa que prevalece, integra e transcende a natureza biológica e psicossocial da pessoa.
1,1	**10025463**	F	Crença Religiosa, Negativa	Crença Religiosa
1,1	**10024159**	F	Crença Religiosa, Positiva	Crença Religiosa
1	**10012550**	F	Crença, Prejudicada	Crença
1	**10008563**	F	Crescimento	Processo Corporal: Desenvolvimento físico, normal e progressivo, com mudanças físicas distintas da infância para a maturidade, como resultado de um processo gradual e normal de acréscimo e assimilação de acordo com a idade aproximada e estágios do crescimento e desenvolvimento, como o período pré-natal, a infância, a primeira infância, incluindo a criança de 1 a 3 anos e o pré-escolar, a fase escolar e adolescência, com os primeiros 12 meses de vida e o os meses por volta da puberdade representando dois períodos de crescimento acelerado.
1	**10034919**	F	Crescimento, Atrasado (ou Atraso de Crescimento)	Crescimento, Prejudicado
1	**10034942**	F	Crescimento, Desproporcional	Crescimento, Prejudicado
3	**10034903**	F	Crescimento, Prejudicado	Crescimento
1	**10004376**	F	Criação e Educação da Criança	Parentalidade: Socialização e educação da criança, assegurando suas necessidades básicas e individuais; e desempenhando comportamentos que apoiam a transmissão da cultura e tradições da geração mais antiga para a nova geração.
1	**10005368**	F	Crime	Processo Social: Atos ilegais puníveis por lei.
1	**10005381**	F	Crise	Condição, Prejudicada: Tensão temporária com ineficiente comunicação, dificuldade para solucionar problemas, e incapacidade para reconhecer ou acessar recursos.
3	**10031366**	F	Crise de Saúde	Crise

Versão	Código	Eixo	Termo	Definição
1	**10007577**	F	Crise Familiar	Crise: Um desequilíbrio na estabilidade mental, social ou econômica de um grupo, com alteração em sua função normal e dificuldade para solucionar e comunicar problemas, para admitir mudanças, para reconhecer e usar recursos internos e externos de modo a reconhecer situações de mudança, e para reconhecer recursos internos, rede externa de apoio, ambiente tenso e comunicação familiar ineficiente.
1	**10031070**	F	Crosta Láctea (ou Dermatite Seborreica)	Pele, Prejudicada: Áreas de descamação na cabeça, usualmente em bebês (ou lactentes).
1	**10004002**	F	Cuidar (ou Tomar Conta)	Atender: Proporcionar cuidado quando necessário.
1	**10008603**	F	Culpa	Emoção, Negativa: Sentimentos de ter feito algo errado; conflito interno de valores ou tensões quando a pessoa se comporta abaixo do conjunto de padrões estabelecido para si mesmo; os sentimentos de culpa são direcionados a si mesmo, em vez de serem dirigidos aos outros.
1	**10021166**	F	Culto	Comportamento Espiritual
1	**10005458**	F	Cultura	Estrutura Psicossocial: Crenças, valores, tradições e normas comportamentais de um grupo.
1	**10008707**	F	Cura	Processo Corporal: Recuperar a saúde.
3	**10031234**	F	Dano Ambiental	Dano
1	**10003887**	F	Débito Cardíaco	Condição Cardíaca: Quantidade de sangue ejetado do ventrículo esquerdo, por minuto.
1	**10041848**	F	Débito de Líquidos	Processo do Sistema Regulatório
1	**10005628**	F	Defecação	Processo do Sistema Gastrointestinal: Movimento e evacuação de fezes pelo intestino.
2	**10028398**	F	Defecação, Eficaz	Defecação
1	**10012652**	F	Defecação, Prejudicada	Defecação
1	**10019347**	F	Deglutição	Ingestão de Alimentos ou Líquidos: Passagem de líquidos e alimentos decompostos, da boca, por movimento da língua e músculos, pela garganta e esôfago, para o estômago.
1	**10005692**	F	Delírio	Pensamento, Distorcido
1	**10005709**	F	Delírio (Crença Ilógica)	Crença, Prejudicada: Falso senso da realidade, que não pode ser corrigido pela razão, argumento ou persuasão, ou pela evidência dos próprios sentidos.
3	**10031091**	F	Demência	Pensamento, Distorcido

Versão	Código	Eixo	Termo	Definição
1	**10014742**	F	Densidade Populacional	Taxa: Número de pessoas por unidade de área territorial.
1	**10005745**	F	Dentição	Processo Corporal
2013	**10041375**	F	Dependência de Álcool	Dependência, Negativa
2013	**10041811**	F	Dependência de Drogas	Dependência, Negativa
1	**10008920**	F	Desamparo	Emoção, Negativa: Sentimentos de incapacidade para assumir controle e agir de modo independente, sem ajuda; estar indefeso, acompanhado por incapacidades de enfrentamento desvantajosas, ou desesperança aprendida; submissão a autoridades, como cuidadores, associado a desenvolvimento de comportamento de papel de doente.
1	**10012448**	F	Desastre Natural	Processo Ambiental, Prejudicado
1	**10011969**	F	Descarga (ou Fluxo) Menstrual	Substância Corporal
2015	**10043320**	F	Descarga (ou Fluxo) Vaginal	Substância Corporal
1,1	**10023835**	F	Desconforto	Condição, Prejudicada
1	**10010025**	F	Desempenho de Papel de Indivíduo	Indivíduo
1	**10017559**	F	Desempenho Escolar	Capacidade: Potencialidade, proporcional à idade, para atingir os padrões estabelecidos pela escola e ano em que o aluno está estudando; associada com a saúde do aluno, habilidade para aprender, formas de estudar e a qualidade do ensino.
1	**10002057**	F	Desenvolvimento Agrícola	Entidade Ambiental: Área usada para produzir alimentos, lavoura; frequentemente associada a cultivo do solo, produção de safra, criação de animais.
1	**10004751**	F	Desenvolvimento Comunitário	Desenvolvimento: Crescimento planejado obtido pela comunidade.
1,1	**10023343**	F	Desenvolvimento do Adolescente	Desenvolvimento Humano
1,1	**10023512**	F	Desenvolvimento do Adulto	Desenvolvimento Humano
1,1	**10023985**	F	Desenvolvimento do Adulto Idoso	Processo de Desenvolvimento do Adulto

Versão	Código	Eixo	Termo	Definição
1,1	**10023740**	F	Desenvolvimento do Bebê (ou Lactente)	Desenvolvimento Humano
1,1	**10023971**	F	Desenvolvimento do Recém-Nascido	Desenvolvimento do Bebê (ou Lactente)
1	**10007890**	F	Desenvolvimento Fetal	Desenvolvimento Humano: Crescimento de um feto no útero de uma mulher, até o momento do parto.
1	**10009200**	F	Desenvolvimento Humano	Processo Corporal: Processo progressivo de desenvolvimento físico, mental e social e de desenvolvimento ao longo da vida.
1	**10010056**	F	Desenvolvimento Industrial	Entidade Ambiental: Área usada para mineração, manufatura, estoque e distribuição de bens.
1	**10004324**	F	Desenvolvimento Infantil	Desenvolvimento Humano: Desenvolvimento e crescimento físico, mental e social, progressivos, desde o nascimento e ao longo da infância.
1	**10016012**	F	Desenvolvimento Psicomotor	Desenvolvimento Infantil: Processo natural evolutivo. Integra aspectos de coordenação, comunicação, socialização e mobilidade. Capacidade das pessoas para interagir com o ambiente por meio de comportamentos.
1	**10016524**	F	Desenvolvimento Recreativo	Entidade Ambiental: Área usada para recreação pública e para esportes.
1	**10016894**	F	Desenvolvimento Residencial	Entidade Ambiental: Área usada para construção de casas e estruturas projetadas para abrigo humano, casas, apartamentos, habitação urbana e suburbana.
3	**10029548**	F	Desequilíbrio Ácido-Base	Processo do Sistema Regulatório, Prejudicado
3	**10031186**	F	Desequilíbrio de Eletrólitos	Processo do Sistema Regulatório, Prejudicado
3	**10031309**	F	Desequilíbrio de Líquidos	Processo do Sistema Regulatório, Prejudicado
1	**10009105**	F	Desesperança	Emoção, Negativa
1	**10005811**	F	Desespero	Emoção, Negativa: Sentimentos de profunda desesperança, desencorajamento, desvalorização ou vazio.
1	**10041876**	F	Desidratação	Desequilíbrio de Líquidos: Volume de líquidos diminuído, ou perda de líquidos corporais.

Versão	Código	Eixo	Termo	Definição
1	**10041905**	F	Desidratação Hipertônica	Desidratação: Situação de perda de líquidos corporais em que a perda de água excede a perda de eletrólitos, ou a entrada de eletrólitos excede a entrada de água, como erros na administração de leite em pó, ou nutrição parenteral misturada com muito poucos líquidos, ou em casos de ingestão prolongada de proteínas, acompanhada por muita sede, bom turgor, pele acinzentada, seca e com rachaduras, lábios secos e com rachaduras, pele fina, membranas mucosas ressecadas, ausência de lágrimas e salivação, irritabilidade ou confusão, com acentuada letargia com extrema hiperirritabilidade na estimulação.
1	**10041914**	F	Desidratação Hipotônica	Desidratação: Situação de perda de líquidos corporais em que a perda de eletrólitos excede a perda de água do tecido corporal por uma rápida depleção dos líquidos corporais, como perda de secreções pelas feridas ou vômitos acompanhados por ausência de sinais de sede, pele fria e úmida, diminuição acentuada do turgor, membranas mucosas ligeiramente úmidas, temperatura corporal abaixo do normal, diminuição do pulso e da respiração, evoluindo para letargia e coma.
1	**10041922**	F	Desidratação Isotônica	Desidratação: Situação de perda de líquidos corporais com uma concentração de eletrólitos ao mesmo nível dos líquidos corporais, ausência de sinais de sede.
1	**10007508**	F	Desmaio	Consciência, Prejudicada: Perda súbita da consciência (ou cognição) mental, com fraqueza física.
1	**10042077**	F	Desnutrição	Processo de Sistema Regulatório, Prejudicado: Situação de nutrição pobre devido a ingestão desequilibrada ou a qualidade insuficiente de nutrientes, associada a dieta pobre, absorção prejudicada, associada a doenças que afetam a utilização de alimentos ou nutrientes.
1	**10004428**	F	Desobediência Civil	Processo Social: Oposição à lei de modo não violento.
1	**10005807**	F	Desolação	Condição, Prejudicada: Sentimentos de estar abandonado, com desesperança, comportamento depressivo ou de angústia, e expressão de desespero ou desesperança.
1	**10006139**	F	Desuso	Hipoatividade: Falta de atividade.
1	**10005876**	F	Diabetes	Processo do Sistema Regulatório, Prejudicado
3	**10034421**	F	Diagnóstico e Resultado de Processo Corporal	Processo Corporal

Versão	Código	Eixo	Termo	Definição
1	**10005933**	F	Diarreia	Defecação, Prejudicada: Passagem de fezes soltas, líquidas e não formadas; aumento da frequência de eliminação, acompanhado por aumento dos ruídos intestinais, cólicas e urgência de defecação.
2013	**10040059**	F	Diarreia, Ausente	Defecação, Eficaz
1	**10005979**	F	Dignidade	Direitos do Paciente
1,1	**10024995**	F	Dignidade, Prejudicada	Dignidade
1	**10014483**	F	Dimensão Física	Condição
1	**10014184**	F	Direitos do Paciente	Direitos Humanos
1	**10009216**	F	Direitos Humanos	Condição
1	**10006037**	F	Discriminação	Crença, Prejudicada: Parcialidade ou preconceito relativo a um grupo com atributos comuns.
1	**10017920**	F	Discriminação de Gênero	Discriminação: Parcialidade ou preconceito fundamentado no gênero.
1,1	**10025400**	F	Discriminação de Gênero da Criança	Discriminação de Gênero: Predisposição para valorizar um gênero mais do que outro; discriminação entre crianças pelo gênero.
1	**10001972**	F	Discriminação por Idade	Discriminação: Parcialidade ou preconceito fundamentado na idade.
1	**10006457**	F	Disfasia	Afasia Expressiva: Incapacidade para se expressar verbalmente.
1	**10006419**	F	Disgrafia	Afasia Expressiva: Incapacidade para se expressar por meio da escrita.
1	**10006426**	F	Dislexia	Afasia Impressiva: Distúrbio na capacidade de ler, inversão de letras e palavras escritas, dificuldade para distinguir esquerda da direita.
1	**10006435**	F	Dispareunia	Dor Visceral: Relações sexuais dolorosas, associadas a coito forçado, estímulo sexual incompleto ou lesão genital associada a doenças, ulcerações genitais e tecidos adjacentes, devido a partos ou mutilação genital feminina.
1	**10006442**	F	Dispepsia	Processo do Sistema Gastrointestinal, Prejudicado: Sensação de desconforto epigástrico após ingestão de alimentos, sensação de plenitude e dor abdominal, náuseas, perda do apetite.
2017	**10050058**	F	Dispepsia (ou Indigestão), Ausente	Processo do Sistema Gastrointestinal, Positivo

Versão	Código	Eixo	Termo	Definição
1	**10006461**	F	Dispneia	Processo do Sistema Respiratório, Prejudicado: Movimento forçado de ar para dentro e fora dos pulmões, respiração curta, associado a insuficiência de oxigênio no sangue circulante, sensação de desconforto e ansiedade.
1	**10017117**	F	Dispneia em Repouso	Dispneia: Respiração curta durante o repouso e em posições confortáveis.
1	**10008268**	F	Dispneia Funcional	Dispneia: Respiração curta associada a atividade física, tal como exercício e marcha (caminhada).
2	**10029255**	F	Dispneia, Ausente	Processo do Sistema Respiratório, Positivo
1	**10016414**	F	Disposição (ou Prontidão)	Condição: Estar preparado ou disponível para agir ou avançar.
2013	**10038610**	F	Disposição (ou Prontidão) para Abandono de Tabagismo	Disposição (ou Prontidão)
2013	**10035650**	F	Disposição (ou Prontidão) para Alta	Disposição (ou Prontidão)
1	**10016422**	F	Disposição (ou Prontidão) para Aprender	Disposição (ou Prontidão)
2013	**10038154**	F	Disposição (ou Prontidão) para Autorrevelação (ou Autoexposição) da Condição de Saúde	Disposição (ou Prontidão)
2017	**10046863**	F	Disposição (ou Prontidão) para Manejo (Controle), por si próprio	Disposição (ou Prontidão)
1	**10003049**	F	Disreflexia Autonômica	Reflexo, Prejudicado
1	**10017711**	F	Diversão, por si próprio	Divertir-se: Cuidar de, e proporcionar, a si próprio, atividades com o propósito de entretenimento, diversão, estimulação e relaxamento.
1	**10005443**	F	Diversidade Cultural	Condição: Diferentes grupos, cada um com suas próprias crenças, valores, tradições e normas comportamentais.
1	**10013950**	F	Dor	Percepção, Prejudicada: Aumento de sensação desagradável no corpo; relato subjetivo de sofrimento, expressão facial de dor, alteração no tônus muscular, comportamento autoprotetor, foco de atenção reduzido, alteração do tempo de percepção, afastamento de contato social, processo de pensamento prejudicado, comportamento distraído, inquietação e perda do apetite.

Versão	Código	Eixo	Termo	Definição
2015	**10043948**	F	Dor Abdominal	Dor
1	**10002570**	F	Dor Artrítica	Dor Musculoesquelética: Desconforto moderado a severo, proveniente de uma condição inflamatória; possivelmente inclui articulações edemaciadas.
1	**10005470**	F	Dor Cutânea	Dor: Desconforto moderado a severo, causado por lesão ou doença de pele.
1	**10004136**	F	Dor de Dilatação Cervical	Dor de Trabalho de Parto: Desconforto moderado a severo, durante a primeira fase do trabalho de parto.
1	**10007549**	F	Dor de Falso Trabalho de Parto	Dor de Trabalho de Parto: Sensação de desconforto no baixo ventre, durante gravidez, que imita contrações uterinas, mas não aumenta em intensidade e duração e não dilata a cérvice.
1	**10011088**	F	Dor de Trabalho de Parto	Dor: Sensação de dor de intensidade e frequência progressiva, associada a contrações do útero e dilatação cervical que ocorrem durante o parto.
1	**10003152**	F	Dor do Período Expulsivo	Dor de Trabalho de Parto: Desconforto moderado a severo, durante a segunda fase do trabalho de parto, com a duração do desconforto sendo constante à medida que a cérvice se dilata completamente.
1	**10013966**	F	Dor durante a Micção (ou Disúria)	Dor: Dor uretral ou vesical com sensações de queimação, sentidas ao urinar.
1	**10014454**	F	Dor Fantasma	Dor Neurogênica: Sensação de dor em uma parte do corpo ou órgão, que foi removido, tal como a amputação; as sensações de dor antes da cirurgia predispõem para sensações de dor fantasma posteriormente; as sensações de dor são normalmente descritas como pruriginosas, constantes, com contração, excruciantes, torturantes e insuportáveis.
1	**10010896**	F	Dor Isquêmica	Dor Vascular: Sensação de dor originada por suprimento reduzido de sangue periférico, associado a doença vascular periférica, diminuição da corrente sanguínea, associada a moldes ortopédicos (suportes ou talas) ou outros objetos apertados, suprimento sanguíneo insuficiente, tal como em doenças arteriais oclusivas e trauma cirúrgico; a dor isquêmica é muitas vezes descrita como intensa e excruciante.

Versão	Código	Eixo	Termo	Definição
1	**10012316**	F	Dor Muscular	Dor Musculoesquelética: Sensação de dor originada por tensão muscular e distensão, associada a exercício físico, infecções e doença musculoesquelética; a sensação de dor é normalmente descrita como câimbra, dor comprimida e pulsátil, quase sempre acompanhada por dor irradiada.
1	**10012337**	F	Dor Musculoesquelética	Dor: Sensação de dor originada nos músculos, nas articulações ósseas ou nos dentes; a sensação é normalmente descrita como profunda, pesada e dolorosa, ativada por movimentos de partes do corpo ou de todo o corpo, mas estando também presente em períodos de repouso.
2015	**10046611**	F	Dor nas Mamas (ou Mastalgia)	Dor
1	**10013125**	F	Dor Neurogênica	Dor: Sensações de dor originadas em lesões dos nervos periféricos afetados; a sensação de dor é normalmente descrita como ardente, com sensações de picadas dolorosas, acompanhadas por alterações dos sentidos, dor neurogênica originada por lesões nervosas graves, associada a procedimentos cirúrgicos ou dano cerebral; a dor neurogênica é normalmente descrita como penetrante, lancinante, cortante, ardente, excruciante ou torturante.
1	**10003841**	F	Dor Oncológica	Dor: Sensações simultâneas de dor aguda e crônica, de diferentes níveis de intensidade, associadas a disseminação invasiva de células cancerosas no corpo; consequência do tratamento do câncer, incluindo quimioterapia, ou condições relacionadas ao câncer, como dor da ferida. A dor oncológica é normalmente descrita como imprecisa, ferindo, dolorosa, assustadora ou como sensação insuportável de dor, com episódios de sensações intensas de dor, acompanhada por dificuldades para dormir, irritabilidade, depressão, sofrimento, isolamento, desesperança e desamparo.
1	**10003569**	F	Dor Óssea	Dor Musculoesquelética: Desconforto moderado a severo, proveniente do periósteo.
1	**10021243**	F	Dor por Ferida	Dor Cutânea: Sensação de dor originada pela ferida e área circundante; dependendo da natureza da ferida, é normalmente descrita como dor intensa, dilacerante ou imprecisa, dolorosa, incômoda, suave, a menos que a lesão tenha destruído as terminações nervosas e sensações dolorosas.

Versão	Código	Eixo	Termo	Definição
1	**10008223**	F	Dor por Fratura	Dor Óssea: Sensação de dor originada por fratura óssea aguda, normalmente descrita como intensa, cortante, com prurido aquecido, picante, agravada pelos movimentos da fratura; as sensações não estão presentes durante os períodos de repouso e quando se está imóvel.
1	**10020612**	F	Dor Vascular	Dor: Sensação de dor originada no sistema vascular, como resultado de dilatação vascular ou insuficiência vascular; pode ser descrita como latejante e compressiva.
1	**10020801**	F	Dor Visceral	Dor: Sensação de dor originada em órgãos de cobertura com algum problema, como o pericárdio, o periósteo, a membrana mucosa intestinal; a dor visceral pode ser mais ou menos limitada, sentida muitas vezes como originada de uma área maior do que a afetada; a sensação de dor é normalmente descrita como muito pesada, corrosiva, incômoda, câimbra forte, associada a sensações de enjoo ou sufocação.
2	**10029012**	F	Dor, Ausente	Percepção, Positiva
1	**10031172**	F	Eczema	Pele, Prejudicada: Erupção da pele, com vermelhidão, prurido e vesículas, e edema.
1	**10041951**	F	Edema	Retenção de Líquidos
3	**10031661**	F	Edema Linfático	Edema
2	**10027476**	F	Edema Periférico	Edema
2	**10029031**	F	Edema Periférico, Ausente	Processo do Sistema Regulatório, Eficaz
3	**10033310**	F	Edema Transudativo	Edema Linfático
1	**10002267**	F	Efeito Analgésico	Efeito de Medicação
1	**10002312**	F	Efeito Anestésico	Efeito de Medicação
1	**10002396**	F	Efeito Antibiótico	Efeito de Medicação
1,1	**10024057**	F	Efeito Colateral	Fenômeno
1,1	**10023916**	F	Efeito Colateral da Medicação	Resposta à Medicação
2013	**10040282**	F	Efeito Colateral da Medicação, Ausente	Resposta à Medicação
1	**10009801**	F	Efeito da Imunização	Efeito da Medicação: Função, uso ou efeito de uma imunização.
1	**10006333**	F	Efeito de Medicação	Papel de Entidade: Função, uso e resultado da droga.
1	**10006670**	F	Efeito do Eletrólito	Efeito da Medicação

Versão	Código	Eixo	Termo	Definição
1	**10007358**	F	Efeito Expectorante	Efeito da Medicação
1	**10008996**	F	Efeito Homeostático	Efeito da Medicação
1	**10017782**	F	Elevação do corpo, por si próprio	Elevar-se: Levantar partes do corpo, incluindo as extremidades superiores e inferiores e a cabeça, para uma posição mais alta.
1	**10006720**	F	Eliminação	Processo Corporal: Movimento e excreção de resíduos corporais.
1	**10006749**	F	Emaciação	Baixo Peso: Situação de excessiva magreza associada a falta de nutrição, inanição, regime dietético ou exercício físico em excesso, ou doença.
1	**10006765**	F	Emoção	Processo Psicológico: Sentimentos conscientes ou subconscientes, prazerosos ou dolorosos, expressos ou não, que podem aumentar com estresse ou doença.
1	**10012675**	F	Emoção, Negativa	Emoção
1	**10008004**	F	Enchente	Desastre Natural: Inundação da terra com água, influenciando a vida e o desenvolvimento de seres humanos.
2	**10027725**	F	Encoprese	Incontinência Intestinal: eliminação voluntária e inapropriada de fezes; incontinência de fezes não causada por defeito orgânico ou doença.
1	**10006899**	F	Energia	Material: Fonte de força utilizável.
1	**10005208**	F	Enfrentamento	Atitude: Gerenciar o estresse e ter um senso de controle e de conforto psicológico aumentado.
3	**10034743**	F	Enfrentamento Comunitário	Enfrentamento
1	**10034791**	F	Enfrentamento Comunitário, Eficaz	Enfrentamento Comunitário
2013	**10040720**	F	Enfrentamento da Dor	Enfrentamento
3	**10034758**	F	Enfrentamento do Cuidador	Enfrentamento
2	**10034829**	F	Enfrentamento do Cuidador, Eficaz	Enfrentamento do Cuidador
3	**10034736**	F	Enfrentamento Familiar	Enfrentamento
1	**10034762**	F	Enfrentamento Familiar, Eficaz	Enfrentamento Familiar
1	**10014844**	F	Enfrentamento, Eficaz	Enfrentamento
1	**10005347**	F	Engatinhar	Mobilizar: Movimento de um lado para outro no chão, usando as mãos e os joelhos.

Versão	Código	Eixo	Termo	Definição
1	**10006978**	F	Entidade	Fenômeno: Algo que existe como uma unidade particular e discreta; existência de algo independente de suas propriedades.
1	**10006997**	F	Entidade Ambiental	Artefato: O complexo de entidades físicas, químicas, bióticas, sociais e culturais, que influenciam a vida de um indivíduo ou comunidade.
1	**10018698**	F	Entorse (ou Distensão, Estiramento)	Processo do Sistema Musculoesquelético, Prejudicado: Trauma de uma articulação que provoca dor e incapacidade (ou limitação), movimento articular interrompido e doloroso, sensibilidade, espasmo muscular, edema articular progressivo, descoloração; funcionamento prejudicado, associado a lesão traumática e ruptura do tecido conectivo que circunda uma articulação.
2	**10026824**	F	Enurese	Incontinência Urinária: perda involuntária de urina durante o sono.
2013	**10036287**	F	Envelhecimento	Processo Corporal
1	**10014703**	F	Envenenamento	Processo Patológico
2	**10029054**	F	Envenenamento, Ausente	Processo, Positivo
1	**10012046**	F	Enxaqueca	Dor Vascular: Sensação de dor originada por dor de cabeça vascular unilateral recorrente, o início da dor sendo disparado por estímulos externos, como luz, barulho e odor, bem como por estímulos internos, como intolerância a alimento, estresse e outros tipos de dor; a sensação de dor pode ser precedida por escotomas (*flashes* de luz) e aura; a sensação de dor é normalmente descrita como sensação unilateral esmagante, golpeante, dilacerante e excruciante, acompanhada de náuseas, vômitos, sede e alterações de humor.
2015	**10046726**	F	Epistaxe	Sangramento
1	**10003110**	F	Equilíbrio	Condição: Estabilidade corporal e coordenação dos músculos, ossos e articulações para mover, levantar, sentar ou deitar.
3	**10033491**	F	Equilíbrio Ácido-Base	Processo do Sistema Regulatório, Eficaz
3	**10033967**	F	Equilíbrio de Eletrólitos	Processo do Sistema Regulatório, Eficaz
2013	**10035785**	F	Equilíbrio de Humor	Humor
3	**10034114**	F	Equilíbrio de Líquidos (ou Balanço Hídrico)	Processo do Sistema Regulatório, Eficaz

Versão	Código	Eixo	Termo	Definição
1	**10016388**	F	Eritema	Agregação de Entidade, Prejudicada: Erupção eritematosa da pele, de diferentes cores e protuberância, edema local, urticária, vesículas e prurido.
1	**10008880**	F	Eritema de Calor	Eritema: Erupção na pele, com eritema localizado em áreas cobertas com roupas apertadas e quentes, ou em áreas expostas a aquecimento e calor.
1	**10005922**	F	Eritema de Fralda	Eritema: Eritema localizado em área da pele em contato com fraldas.
1	**10019732**	F	Erosão Tissular	Integridade Tissular Corporal, Prejudicada: Perda de epiderme, expondo papila dérmica.
1	**10003785**	F	Eructação	Processo do Sistema Gastrointestinal: Eliminação de ar do estômago, pela boca.
1	**10012584**	F	Eructação, Negativa	Eructação
1	**10018717**	F	Escarro	Secreção
1	**10007679**	F	Escassez de Alimentos	Desastre Natural: Carência aguda ou crônica, ou falta de alimentos para as pessoas que vivem em uma determinada área geográfica.
1	**10007287**	F	Escoriação	Ferida Traumática: Abrasão da pele e derme, com dor, sangramento e sensibilidade, até a formação de crosta.
1	**10003771**	F	Esgotamento (*Burnout*)	Processo de Enfrentamento, Prejudicado: Redução de energia devido a: estresse contínuo, sem alívio; falta de apoio e de relacionamento; e conflito entre a expectativa e a realidade.
1	**10018520**	F	Espasticidade	Processo do Sistema Musculoesquelético, Prejudicado: Contração descontrolada dos músculos esqueléticos, aumento no tônus muscular, músculos rígidos e movimentos descoordenados.
1	**10009095**	F	Esperança	Emoção: Sentimento de ter possibilidades, confiança nos outros e no futuro, entusiasmo pela vida, expressão de razões e vontade para viver, paz interior, otimismo, associado a definição de metas e mobilização de energia.
1,1	**10025353**	F	Esperança, Positiva	Esperança
1	**10042134**	F	Estado de Guerra	Comportamento Agressivo: Conflito aberto, armado, conduzido entre grupos ou nações; relações políticas com outros significados.

Versão	Código	Eixo	Termo	Definição
1	**10011706**	F	Estado Maníaco	Condição Neurológica, Prejudicada: Estado de emoção pleno de vitalidade positiva, negação de preocupações e perda de inibição. Uma pessoa neste estado experimenta exaltação do ego, sensação de completude, hilaridade, verborreia, hiperatividade, e desenvolve excitação psicomotora e fuga de ideias.
1	**10018835**	F	Estigma	Crença, Prejudicada: Prática de associar descrédito ou vergonha a outros, devido à presença de um fator marcante; frequentemente associado a doença mental, incapacidade (ou limitação) física, religião ou histórico de comportamento criminal.
1	**10018888**	F	Estresse	Condição, Prejudicada: Sentimento de estar tenso e ansioso, de tal modo a estar incapaz de funcionar apropriadamente, tanto física como mentalmente; sentimento de desconforto, associado a experiências desagradáveis, a dor e a sentimento de estar física e mentalmente cansado; distúrbio no estado físico e mental de um indivíduo.
1,1	**10024775**	F	Estresse do Cuidador	Estresse
1	**10016744**	F	Estresse por Mudança (ou Transferência) do Ambiente	Resposta Psicológica, Prejudicada: Disposição para gerenciar os distúrbios fisiológicos e psicológicos, como resultado de mudança de um ambiente para outro.
1	**10016096**	F	Estrutura Psicossocial	Estrutura Social
1	**10018937**	F	Estupor	Consciência, Prejudicada: Situação de sono profundo, com resposta à dor.
1	**10007045**	F	Etnicidade	Condição: Documentação e classificação de indivíduos por nação, herança, costumes e linguagem.
1	**10007050**	F	Euforia	Emoção: Sentimento de exaltação, alegria e otimismo, com senso exagerado de bem-estar físico e emocional, não fundamentado na realidade e desproporcional à situação.
2017	**10047416**	F	Euforia, Ausente	Euforia, Positiva
2017	**10047382**	F	Euforia, Negativa	Euforia
2017	**10047376**	F	Euforia, Positiva	Euforia
3	**10034665**	F	Evento ou Episódio, Positivo	Evento ou Episódio
3	**10032243**	F	Exame Físico	Exame
1	**10007260**	F	Exantema	Eritema: Erupção na pele, com eritema, calor, prurido e desconforto, devido a alergia ou doenças infecciosas.

Versão	Código	Eixo	Termo	Definição
1	**10007327**	F	Exaustão	Fadiga: Perda excessiva de força ou resistência; sensação de estar esgotado e aumento da irritabilidade, devido a atividade física extenuante ou estresse psicológico severo.
1,1	**10024137**	F	Exaustão do Tratamento	Exaustão
1	**10008851**	F	Exaustão por Calor	Termorregulação, Prejudicada: Diminuição da capacidade de alterar o termostato interno quando exposto a calor intenso, ou incapacidade para aclimatizar-se ao calor; fraqueza, vertigem, pele fria, úmida e pálida, espasmos musculares, temperatura corporal próxima do normal, pressão arterial baixa regressando ao normal na posição horizontal, perda de consciência acompanhada por depleção de líquidos e eletrólitos corporais, e por colapso.
1	**10014317**	F	Execução de Papel	Executar
1	**10007315**	F	Exercício Físico	Executar: Atividade física e voluntária do sistema musculoesquelético e cardiorrespiratório, para manter a boa forma física, mobilidade e força.
1,1	**10023679**	F	Expectativa	Crença
1	**10011331**	F	Expectativa de Vida	Condição: Média de idade, à morte, de uma determinada população de nascidos vivos.
1,1	**10024144**	F	Expectativa Irrealista	Expectativa
3	**10041040**	F	Expectativa sobre o Cuidado Domiciliário	Expectativa
1	**10007362**	F	Expectoração	Limpeza das Vias Aéreas: Expulsão de muco, escarro ou líquidos da traqueia, brônquios e pulmões, pela tosse ou expectoração.
2015	**10044009**	F	Exposição a Contágio	Processo Patológico
1,1	**10025324**	F	Exposição a Contaminação	Processo Patológico
1	**10016272**	F	Exposição a Radiação	Radiação
2015	**10045513**	F	Exposição a Tabagismo Secundário (Passivo)	Tabagismo Secundário (Passivo)
1	**10009990**	F	Exposição Indecente (ou Exibicionismo)	Comportamento Sexual, Prejudicado: Ações sexualmente motivadas de exposição dos genitais em frente de uma ou mais pessoas, para violar a privacidade e a decência alheia, exercitar poder e estimular os próprios sentimentos sexuais.

Versão	Código	Eixo	Termo	Definição
1	**10012261**	F	Expressão do Luto	Resposta Psicológica: Processo de resolução do luto; reação emocional para ajudar a superar uma grande perda pessoal; sentimentos de grande tristeza ou privação, expressos por meio de luto e perda; agir conscientemente em face de reações e emoções de luto.
1	**10007614**	F	Expressão Familiar do Luto	Expressão do Luto: Vivência de uma família após a perda de um ser amado ou de algo tangível ou inatingível; manifestação de sofrimento com sintomas físicos e emocionais em mais de um membro da família; atmosfera familiar de luto e sofrimento, tristeza compartilhada e desorganização temporária da rotina familiar.
1	**10020534**	F	Expulsão Uterina	Processo do Sistema Reprodutivo: Contrações dolorosas dos músculos uterinos e abdominais, e expulsão do bebê, placenta e membranas pelo canal do parto durante o trabalho de parto, até a expulsão completa da criança, placenta e membranas.
1	**10007717**	F	Fadiga	Emoção, Negativa: Sentimentos de diminuição da força e resistência, exaustão, cansaço mental ou físico; lassidão com aptidão diminuída para o trabalho físico ou mental.
2	**10034715**	F	Fadiga, Ausente	Processo, Positivo
1	**10018304**	F	Fala Arrastada (Disartria)	Disfasia: Articulação pouco clara das palavras; as palavras não são completamente articuladas; as palavras são atropeladas ou parcialmente eliminadas; associada a fraqueza dos músculos da articulação, a lesão do sistema nervoso, a uso de drogas ou a pronúncia descuidada.
1	**10007916**	F	Febre	Termorregulação, Prejudicada: Elevação anormal da temperatura corporal, alteração no ponto de controle do termostato interno, associada a aumento da frequência respiratória, aumento da atividade metabólica, taquicardia com pulso cheio ou pulso fraco, inquietação, cefaleia ou confusão; a rápida elevação da febre é acompanhada de calafrios, tremores, sensação de frio, pele seca e pálida; a crise ou queda da febre é acompanhada de pele ruborizada e quente e sudorese.
1	**10014477**	F	Fenômeno	
1	**10005895**	F	Fenômeno Relativo a Diagnóstico e Resultado	Fenômeno

Versão	Código	Eixo	Termo	Definição
1	**10021178**	F	Ferida	Parte da Estrutura Corporal, Prejudicada: Lesão de tecido, normalmente associada a trauma físico ou mecânico; crostas e formação de túneis nos tecidos; drenagem serosa, sanguinolenta ou purulenta; eritema da pele; edema; vesículas; pele macerada e anormal; temperatura da pele elevada; odor de ferida, inflamação e dor.
2015	**10046408**	F	Ferida Aberta	Ferida
1	**10019265**	F	Ferida Cirúrgica	Ferida: Corte de tecido produzido por um instrumento cirúrgico afiado, para criar uma abertura em um espaço corporal ou em um órgão, resultando em drenagem de soro e sangue, que se espera estar limpo, ou seja, não apresentando sinais de infecção ou pus.
1	**10018256**	F	Ferida Epidérmica	Ferida
2015	**10044928**	F	Ferida Fechada	Ferida
3	**10031688**	F	Ferida Maligna	Ferida
1	**10008619**	F	Ferida por Arma de Fogo	Ferida Traumática: Ferida causada por arma de fogo e classificada como feridas de entrada, feridas de saída e feridas de trajeto do projétil. As lesões de entrada têm vários efeitos nos tecidos, por exemplo, o impacto da bala sozinha ou queimaduras pela pólvora, de acordo com a distância do disparo da arma. Uma bala pode atravessar o corpo, ficar alojada no corpo, causar lesão na superfície corporal ou arranhar a superfície da pele, dependendo do alcance (ou distância) do tiro e do ângulo da bala e do corpo.
3	**10030866**	F	Ferida por Queimadura	Ferida
1	**10016147**	F	Ferida Puntiforme	Ferida Traumática: Ferida que perfura a pele, causada por um objeto pontiagudo e afiado.
1	**10020122**	F	Ferida Traumática	Ferida: Ruptura inesperada do tecido da superfície corporal, associada a trauma mecânico devido a lesão ou acidente; dano irregular da pele, membranas mucosas ou tecido; tecido inflamado e doloroso; drenagem e perda de soro e sangue, associados a tecido não limpo, sujo e infectado.
1	**10007888**	F	Fertilidade	Capacidade: Potencialidade para participar na concepção de um feto vivo que nasça como uma criança viável.
1	**10007826**	F	Fertilidade Feminina	Fertilidade: Potencialidade feminina para conceber e gestar um feto para dar à luz uma criança viável.

Versão	Código	Eixo	Termo	Definição
1	**10011558**	F	Fertilidade Masculina	Fertilidade: Fertilidade de um homem, na idade reprodutiva de produção de espermatozoides e hormônios sexuais, relacionados com a potencialidade para gerar filhos e engravidar uma mulher.
1	**10007764**	F	Fezes	Substância Corporal
1	**10007963**	F	Fissura	Ferida: Rachadura, ulceração alongada ou separação do tecido que envolve a superfície corporal, acompanhada por uma diminuição da elasticidade e da capacidade de distensão da pele, marcas vermelhas de estiramento, por meio das quais se mostra o tecido da derme.
1	**10007992**	F	Flato (Gases)	Substância Corporal: Passagem de gases e de ar formados no tubo digestivo através do reto ou de colostomia, usualmente em uma frequência de 12 a 14 vezes por dia em condições dietéticas normais.
1	**10007985**	F	Flatulência	Processo do Sistema Gastrointestinal: Presença de quantidade excessiva de ar ou gases no estômago e trato intestinal, aumento de flato, abdome anormalmente expandido, associado a distensão dos órgãos e dor suave a moderada.
1	**10012725**	F	Flatulência, Negativa	Flatulência
3	**10030504**	F	Fluxo de Sangue Arterial	Taxa de Fluxo Sanguíneo
1	**10009259**	F	Fome	Percepção: Sensação de forte desejo por alimento; a sensação é frequentemente referida à boca e estômago; dor ou desconforto, condição de exaustão devido a falta de alimentos; movimentos de levar a mão à boca, movimentos de sucção, rotação e movimentos na boca em bebês (ou lactentes).
1	**10021109**	F	Força de Vontade	Volição: Disposições para manter ou abandonar ações, controlar ou não controlar impulsos, levando em conta atitudes da vontade, intenções e inclinações.
1,1	**10024897**	F	Fraqueza	Condição, Prejudicada
1	**10008210**	F	Fratura	Processo do Sistema Musculoesquelético, Prejudicado: Falta de movimento de parte do corpo, associada a lesão traumática de um osso, quebra da continuidade do tecido do osso. A gravidade da fratura é associada à estrutura óssea, parte do osso e natureza da fratura.
1	**10008833**	F	Frequência Cardíaca	Taxa
1	**10002440**	F	Frequência Cardíaca Apical	Frequência Cardíaca

Versão	Código	Eixo	Termo	Definição
2015	**10043396**	F	Frequência de Batimentos Cardíacos Fetais	Frequência Cardíaca
1	**10016134**	F	Frequência de Pulso	Taxa
1	**10014215**	F	Frequência de Pulso Pedioso	Frequência de Pulso
1	**10016255**	F	Frequência de Pulso Radial	Frequência de Pulso
1	**10016904**	F	Frequência Respiratória	Taxa: Ritmo respiratório, usualmente medido pelos movimentos respiratórios por minuto.
2015	**10046682**	F	Frequência Urinária	Condição Urinária
1	**10008252**	F	Frustração	Emoção, Negativa: Sentimentos de estar descontente e desapontado em realizar um desejo, devido a barreiras externas, falta de apoio externo; comportamentos resistentes ou falaciosos, desonestos e insensatos de outros; os sentimentos de frustração são direcionados aos outros, em vez de serem dirigidos a si mesmo.
2	**10027407**	F	Fuga	Evento ou Episódio
2	**10034677**	F	Fuga, Ausente	Evento ou Episódio, Positivo
2015	**10043026**	F	Função Motora Fina	Movimento Corporal
1	**10009271**	F	Furacão	Desastre Natural: Ciclone violento, com ventos que se movem rapidamente, sendo usualmente acompanhados de chuva, trovoadas e relâmpagos, influenciando a vida e o desenvolvimento de seres humanos.
1	**10018944**	F	Gagueira	Disfasia: Articulação espasmódica das palavras, envolvendo hesitações excessivas; vacilações e repetição das mesmas sílabas e sons prolongados; associada a lesão de órgãos de articulação, deficiências cerebrais e neuromusculares, ou situações emocionais.
2015	**10043308**	F	Gengivite	Inflamação
2015	**10044111**	F	Gerenciar Estresse	Gerenciar
1	**10015421**	F	Gestação (Gravidez)	Processo do Sistema Reprodutivo: Situação de crescimento e nutrição de um feto em desenvolvimento no corpo, durando aproximadamente um período de 266 dias desde o dia da fertilização até o nascimento; a gravidez é normal, saudável, mas envolve mudanças rápidas e inevitáveis das funções corporais; o início da gravidez é indicado com a cessação da menstruação, enjoos matinais, aumento das mamas, pigmentação dos mamilos.

Versão	Código	Eixo	Termo	Definição
1	**10020292**	F	Gestação (Gravidez), Não Planejada	Gestação (Gravidez), Prejudicada
1	**10012836**	F	Gestação (Gravidez), Prejudicada	Gestação (Gravidez)
3	**10030832**	F	Glicose Sanguínea	Substância Corporal
1	**10003511**	F	Graus de Temperatura Corporal	Temperatura Corporal
1	**10020318**	F	Greve Não Oficial	Conflito Industrial: Conflito em desacordo com o sistema de concordância, de modo a obter melhores condições de trabalho; normalmente por recusa em continuar a trabalhar.
1	**10013643**	F	Greve Oficial	Conflito Industrial: Conflito em acordo com o sistema de concordância, de modo a obter melhores condições de trabalho; normalmente por recusa em continuar a trabalhar.
1	**10008931**	F	Hematoma	Sangramento: Coleção e acúmulo de sangue retido nos tecidos, associados a trauma ou hemostasia incompleta após cirurgia; massa palpável, sensível ao toque; pele dolorida, com aspecto azul-esverdeado, desbotado ou amarelado.
1	**10008954**	F	Hemorragia	Sangramento: Perda de grande quantidade de sangue, em um curto período de tempo, externa ou internamente, associada a sangramento arterial, venoso ou capilar.
2015	**10043267**	F	Hemorroida	Problema Venoso Sistêmico
3	**10034510**	F	Hereditariedade	Processo: Transmissão genética de características, dos ancestrais para os descendentes.
2015	**10042342**	F	Hidratação, Adequada	Volume de Líquidos, Eficaz
2013	**10041190**	F	Higiene das Mãos	Padrão de Higiene
1	**10017769**	F	Higiene, por si próprio	Higiene
2013	**10038862**	F	Hiperalgesia	Dor
1	**10009302**	F	Hiperatividade	Condição, Prejudicada: Aumento anormal da atividade física do sistema corporal, tremor, desassossego; dificuldade em permanecer em uma posição, associada a doenças como hipertireoidismo, ou a doenças mentais.
2013	**10034988**	F	Hiperbilirrubinemia	Processo do Sistema Regulatório, Prejudicado
1	**10031418**	F	Hipercalcemia	Desequilíbrio de Eletrólitos
2015	**10046742**	F	Hiperêmese	Vômito
1	**10031456**	F	Hiperfosfatemia	Desequilíbrio de Eletrólitos
2	**10027521**	F	Hiperglicemia	Processo de Sistema Regulatório, Prejudicado

Versão	Código	Eixo	Termo	Definição
2015	**10041967**	F	Hiperhidratação	Processo do Sistema Regulatório, Prejudicado
2013	**10041055**	F	Hiperlipidemia	Processo do Sistema Regulatório, Prejudicado
1	**10031439**	F	Hipermagnesemia	Desequilíbrio de Eletrólitos
1	**10031441**	F	Hipernatremia	Desequilíbrio de Eletrólitos
1	**10031425**	F	Hiperpotassemia	Desequilíbrio de Eletrólitos
1	**10009387**	F	Hipersonia	Sono, Prejudicado: Duração longa e anormal do sono; sono muito profundo; confusão ao acordar, extrema sonolência, letargia associada mais a fatores psicológicos do que a fatores físicos.
1	**10009394**	F	Hipertensão	Processo do Sistema Circulatório, Prejudicado: Fluxo de sangue através dos vasos com pressão maior do que a normal.
1	**10009409**	F	Hipertermia	Termorregulação, Prejudicada: Diminuição da capacidade de mudar o termostato interno, acompanhada por um aumento da temperatura corporal, pele quente e seca, sonolência e cefaleia, associada a disfunção do sistema nervoso central ou sistema endócrino, colapso por calor, introdução artificial de elevada temperatura corporal por razões terapêuticas.
1	**10041352**	F	Hiperventilação	Ventilação: Aumento da frequência dos movimentos respiratórios, aumento da profundidade da inspiração e força de expiração, aumento do volume do ar residual, com hipocapnia e alcalose respiratória, acompanhada de vertigem postural (tontura), desmaio e parestesia dos dedos das mãos e dos pés.
1	**10009445**	F	Hipervitaminose	Processo de Sistema Regulatório, Prejudicado: Situação de acúmulo de quantidade tóxica de uma ou mais vitaminas por um grande período de tempo, associada a doses excessivas de vitaminas A, D, E ou K, mas raramente de vitaminas hidrossolúveis B e C.
1	**10009466**	F	Hipoatividade	Condição, Prejudicada: Diminuição anormal da atividade física do corpo, lentidão, rigidez muscular, máscara facial associada a doenças neurológicas ou mentais.
1	**10031473**	F	Hipocalcemia	Desequilíbrio de Eletrólitos
1	**10031516**	F	Hipofosfatemia	Desequilíbrio de Eletrólitos
2	**10027513**	F	Hipoglicemia	Processo do Sistema Regulatório, Prejudicado
1	**10031494**	F	Hipomagnesemia	Desequilíbrio de Eletrólitos

Versão	Código	Eixo	Termo	Definição
1	**10031500**	F	Hiponatremia	Desequilíbrio de Eletrólitos
1	**10031487**	F	Hipopotassemia	Desequilíbrio de Eletrólitos
1	**10009534**	F	Hipotensão	Processo de Sistema Circulatório, Prejudicado: Fluxo de sangue através dos vasos com pressão menor do que a normal.
1	**10009547**	F	Hipotermia	Termorregulação, Prejudicada: Diminuição da capacidade para alterar o termostato interno, redução da temperatura corporal, frio, pele seca e pálida, tremores, preenchimento capilar lento, taquicardia, leito ungueal cianótico, hipertensão, piloereção associada a exposição prolongada ao frio, disfunção do sistema nervoso central ou do sistema endócrino sob condições de frio ou de indução artificial de uma temperatura corporal abaixo do normal por razões terapêuticas.
1	**10041368**	F	Hipoventilação	Ventilação: Frequência respiratória diminuída, diminuição da profundidade de inspiração e da força de expiração, acompanhada de cianose, aumento da pressão parcial de dióxido de carbono (pCO2).
1	**10009581**	F	Hipovitaminose	Processo de Sistema Regulatório, Prejudicado: Condições de deficiência de uma ou mais vitaminas essenciais na dieta.
1	**10009608**	F	Hipóxia	Processo do Sistema Respiratório, Prejudicado: Redução da tensão do oxigênio celular, associada a cianose, taquicardia, vasoconstrição periférica, diminuição dos sons respiratórios, vertigem postural (tontura) e confusão mental.
1	**10009146**	F	Hostilidade	Comportamento Agressivo: Demonstração de amargor, ódio, de ameaça a outros, de forma ativa ou lesiva.
2013	**10036241**	F	Humor	Condição Psicológica
1	**10005784**	F	Humor, Deprimido	Emoção, Negativa: Sentimentos que variam de tristeza à melancolia, com diminuição da concentração, perda do apetite e insônia.
1,1	**10024100**	F	Ideação Suicida	Cognição, Prejudicada
1	**10009715**	F	Identidade	Condição
1	**10008384**	F	Identidade de Gênero	Identidade Pessoal: Composto de ideias, sentimentos e atitudes sobre a própria identidade de gênero, levando em conta o sentido pessoal ou interiorizado de masculinidade ou feminilidade.
1	**10014166**	F	Identidade do Paciente	Identidade

Versão	Código	Eixo	Termo	Definição
1	**10014412**	F	Identidade Pessoal	Autoimagem: Composto de ideias, sentimentos e atitudes sobre a própria identidade, valor, capacidades, limitações e opiniões de outros; o estado de ser o mesmo em substância, natureza e qualidade.
1	**10009758**	F	Ilusão	Percepção, Prejudicada: Falsa interpretação de estímulos sensoriais registrados, interpretação equivocada de objetos ou estímulos externos.
1	**10003405**	F	Imagem Corporal	Autoimagem: Imagem mental do próprio corpo, no todo ou em parte, ou da própria aparência física.
2015	**10044520**	F	Imagem Corporal, Positiva	Imagem Corporal
1	**10009817**	F	(*) Impactação Fecal	Constipação: Ausência de passagem de fezes, defecação dolorosa, pressão e sensação de plenitude retal, massa palpável no reto ou coleção de fezes endurecidas no reto.
1	**10015394**	F	Impotência	Emoção, Negativa: Sentimento de falta de controle sobre uma situação atual ou acontecimento imediato; aptidão reduzida para escolher; incapacidade para agir devido ao entendimento de que suas ações não afetarão significativamente um resultado.
1	**10009886**	F	Impotência Sexual	Processo do Sistema Reprodutivo, Prejudicado: Incapacidade para conseguir ereção do pênis ou, menos comumente, para ejacular tendo alcançado a ereção, associado a fatores psicológicos ou fisiológicos, como idade, fadiga, saúde precária, uso de drogas e doenças.
1	**10009903**	F	Impulso	Volição: Força direcionadora, motivação instintiva, força motivadora.
1	**10042083**	F	Inanição	Processo do Sistema Regulatório, Prejudicado: Falta de ingestão de nutrientes essenciais, ou estado de recusa para comer durante um longo período de tempo; fome excessiva, perda de peso, espasmos musculares, dor óssea, esteatorreia, anemia, fraqueza e fadiga.
1	**10005980**	F	Incapacidade (ou Limitação)	Papel de Processo: Capacidade ou aptidão física ou mental diminuída ou ausente.
1	**10009926**	F	Incidência de Doenças	Taxa: Taxa relativa de indivíduos com uma dada doença.
2	**10026882**	F	Incontinência de Urgência	Incontinência Urinária: Perda involuntária de urina, ocorrendo logo após uma forte sensação de urgência miccional.

Versão	Código	Eixo	Termo	Definição
2	**10026830**	F	Incontinência Funcional	Incontinência urinária: Contrações da bexiga suficientemente fortes para resultar em perda de urina antes de se alcançar um receptáculo adequado.
2	**10027702**	F	Incontinência Intestinal	Incontinência Intestinal: Passagem ou expulsão de fezes de modo involuntário, incontrolável.
2	**10026869**	F	Incontinência por Estresse (de Esforço)	Incontinência Urinária: Perda involuntária de pequenas quantidades de urina, ou gotejamento de urina, relacionados a aumento da pressão abdominal, associado a espirro, risada e levantamento de peso, salto, corrida ou exercício.
2	**10026853**	F	Incontinência Reflexa	Incontinência Urinária: Perda involuntária de urina, ocorrendo a intervalos de certa forma previsíveis, quando o volume da bexiga é atingido.
2	**10026895**	F	Incontinência Urinária	Condição de Continência: Passagem involuntária da urina; falha do controle voluntário da bexiga e do esfíncter uretral.
2	**10026922**	F	Incontinência Urinária por Transbordamento	Incontinência Urinária
2	**10026876**	F	Incontinência Urinária Total	Incontinência Urinária
1	**10042147**	F	Infanticídio	Comportamento Agressivo: Matar o feto ou bebê (ou lactente), associado a práticas tradicionais de morte de bebês logo após o nascimento, presente em algumas sociedades, para influenciar a composição familiar.
1	**10010104**	F	Infecção	Processo Patológico: Invasão do corpo por microrganismos patogênicos que se reproduzem e se multiplicam, originando doenças por lesão celular local, secreção de toxina ou reação antígeno-anticorpo.
1	**10005404**	F	Infecção Cruzada	Infecção
2	**10028950**	F	Infecção, Ausente	Processo, Positivo
2015	**10045316**	F	Infertilidade	Fertilidade
3	**10031571**	F	Infestação	Processo Patológico
3	**10031345**	F	Infestação de Parasitas na Cabeça	Infestação
1	**10010127**	F	Inflamação	Processo Patológico
1	**10010170**	F	Infraestrutura	Artefato: Construções básicas, por exemplo: estradas, pontes, rede de esgoto, relacionados com a base econômica de uma sociedade.
1	**10006517**	F	Ingestão de Alimentos	Ingestão de Alimentos ou Líquidos

Versão	Código	Eixo	Termo	Definição
1	**10008101**	F	Ingestão de Alimentos	Nutrição: Processo de ingerir nutrientes, como proteínas, minerais, carboidratos, gordura e vitaminas, necessários ao crescimento, ao funcionamento normal e à manutenção da vida.
1	**10006538**	F	Ingestão de Alimentos ou Líquidos	Executar
1	**10006276**	F	Ingestão de Líquidos	Ingestão de Alimentos ou Líquidos: Ingestão de líquidos durante as refeições e durante o dia, ou quando tiver sede.
1	**10008015**	F	Ingestão de Líquidos	Nutrição: Processo de ingerir líquidos contendo nutrientes e de água necessários ao crescimento, ao funcionamento normal e à manutenção da vida.
1	**10013403**	F	Ingestão Nutricional	Condição Nutricional: Quantidade e qualidade de nutrientes ou alimentos ingeridos.
1	**10006932**	F	Ingurgitamento	Processo Corporal
1	**10003632**	F	Ingurgitamento Mamário	Ingurgitamento, Prejudicado: Tumefação das mamas, com dor e sensação de peso, acompanhada de acúmulo de leite, após o processo parturitivo (trabalho de parto e parto).
1	**10012681**	F	Ingurgitamento, Prejudicado	Ingurgitamento
1	**10010250**	F	Iniciativa	Volição: Disposição para agir e introduzir novas ideias, ou tomar decisões e agir de acordo.
1	**10017138**	F	Inquietação	Hiperatividade: Sensação de intranquilidade, cansaço e formigamento profundo nos músculos, algumas vezes associada a fasciculação muscular e a sensação de picadas dolorosas.
1	**10010311**	F	Insegurança	Emoção, Negativa: Sentimentos de incerteza, de falta de confiança, inadequação, timidez, comportamento estranho, desistir ou mudar de opinião quando confrontado com a opinião dos outros.
1,1	**10023900**	F	Insignificância	Condição, Prejudicada
1	**10010330**	F	Insônia	Sono, Prejudicado: Incapacidade crônica para dormir ou para permanecer adormecido durante a noite ou período de sono planejado, apesar da posição confortável em um ambiente adequado; acordado, sem sono; frequentemente associada a fatores psicológicos ou físicos, como estresse emocional, ansiedade, dor, desconforto, tensão, distúrbio da função cerebral e abuso de drogas.

Versão	Código	Eixo	Termo	Definição
1	**10010416**	F	Integridade	Condição: Ser íntegro, inteiro, não diminuído ou intacto.
1	**10018241**	F	Integridade da Pele	Integridade
1	**10003530**	F	Integridade Tissular	Integridade
2	**10028474**	F	Integridade Tissular, Positiva	Integridade Tissular
1	**10012578**	F	Integridade Tissular, Prejudicada	Integridade Tissular
2015	**10042989**	F	Interação Medicamentosa Adversa, Ausente	Interação Medicamentosa Adversa, Ausente
2015	**10042716**	F	Interação Medicamentosa, Adversa	Resposta à Medicação
1	**10000408**	F	Intolerância à Atividade	Condição, Prejudicada: Falta de capacidade ou energia para resistir ou completar atividades.
1	**10007013**	F	Inveja	Emoção, Negativa: Sentimento de descontentamento ou ressentimento originado pela melhor sorte de outra pessoa, grupo ou comunidade.
1	**10018389**	F	Isolamento Social	Condição, Prejudicada
1	**10011057**	F	Kwashiorkor	Desnutrição: Situação de severa deficiência de proteínas sem deficiência de calorias, principalmente em crianças; atraso de crescimento sem perda dramática de peso, acompanhado de alterações na pigmentação da pele e cabelo, diarreia, perda de apetite, nervosismo, irritabilidade, edema, anemia, dermatite ou deficiências de vitamina.
1	**10011090**	F	Laceração	Ferida Traumática: Ferida de bordas irregulares, esfaceladas, associada a lesão tissular intensa que, por vezes, ameaça a vida; e a perda de sangue e soro, acompanhada de risco de choque.
1	**10011100**	F	Lactação	Processo de Secreção: Processo de síntese e secreção do leite humano pelas glândulas mamárias dos seios de mulher adulta, contendo carboidrato, proteínas, gordura suspensa, vitaminas e minerais; o leite humano serve como alimento básico para nutrir bebês (ou lactentes) e crianças.
1	**10017846**	F	Lavar-se	Lavar
1	**10011214**	F	Lei	Estrutura Psicossocial: Resoluções provenientes de autoridades, ditando regras, guias ou ordens legais aplicáveis a agências estatais e oficiais ou aos cidadãos, com relação a alguns aspectos da vida social.

Versão	Código	Eixo	Termo	Definição
1	**10013593**	F	Lei de Segurança Ocupacional	Lei: Existência de padrões de segurança para o ambiente de trabalho legalmente autorizado.
1	**10004353**	F	Lei do Trabalho Infantil	Lei: Existência de padrões que ditam a idade mínima com que uma pessoa pode ser empregada e as condições de trabalho para menores.
1	**10010284**	F	Lesão	Trauma
1	**10006643**	F	Lesão Elétrica	Lesão
3	**10034318**	F	Lesão Elétrica, Ausente	Processo, Positivo
1	**10011832**	F	Lesão Mecânica	Lesão
2	**10029361**	F	Lesão Perioperatória, Ausente	Processo, Positivo
3	**10029530**	F	Lesão por Abuso	Lesão
1	**10011159**	F	Lesão por *Laser*	Lesão
3	**10034325**	F	Lesão por *Laser*, Ausente	Processo, Positivo
1	**10014372**	F	Lesão por Posicionamento Perioperatório	Lesão
3	**10034339**	F	Lesão por Posicionamento Perioperatório, Ausente	Processo, Positivo
2013	**10038513**	F	Lesão por Queda	Lesão
2013	**10038532**	F	Lesão por Queda, Ausente	Evento ou Episódio, Positivo
1	**10016286**	F	Lesão por Radiação	Lesão
3	**10034341**	F	Lesão por Radiação, Ausente	Processo, Positivo
1	**10020024**	F	Lesão por Transferência	Lesão: Devido a mudança de lugar.
3	**10034360**	F	Lesão por Transferência, Ausente	Processo, Positivo
1	**10004191**	F	Lesão Química	Lesão
3	**10034302**	F	Lesão Química, Ausente	Processo, Positivo
1	**10019637**	F	Lesão Térmica	Lesão
3	**10034356**	F	Lesão Térmica, Ausente	Processo, Positivo
2	**10028978**	F	Lesão, Ausente	Processo, Positivo
1	**10004780**	F	Liderança Comunitária	Liderança: Pessoas ou grupos que influenciam a comunidade e trazem mudanças, alcançando metas, gerenciando conflitos e questionamentos, e fornecendo orientação.

Versão	Código	Eixo	Termo	Definição
1	**10002897**	F	Ligação Afetiva	Comportamento: Um laço ou vínculo afetivo.
2	**10027183**	F	Ligação Afetiva Cuidador-Criança	Ligação Afetiva: Estabelecer relacionamento próximo entre o cuidador e a criança.
2	**10027196**	F	Ligação Afetiva Pais-Criança	Ligação Afetiva Cuidador-Criança: Estabelecer relacionamento próximo entre os pais e o bebê (ou lactente).
1	**10002090**	F	Limpeza das Vias Aéreas	Processo do Sistema Respiratório: Manutenção da passagem de ar aberta, da boca para os alvéolos pulmonares, por meio da capacidade para limpar secreções ou obstruções do trato respiratório.
1,1	**10023857**	F	Literacia	Capacidade
1	**10019086**	F	Luz Solar	Radiação: Luz, calor e fonte de energia vital do sistema solar, influenciando a vida e o desenvolvimento de seres humanos.
1	**10011493**	F	Maceração	Ferida: Extensa abrasão do tecido de cobertura da superfície corporal, associada à presença contínua de umidade e pele molhada.
1	**10004798**	F	Manejo (Controle) Comunitário	Gerenciar: Processo ou ato de lidar, controlar, regular ou operar assuntos da comunidade.
2013	**10046844**	F	Manejo (Controle) da Doença, por si próprio	Manejo (Controle), por si próprio
2013	**10039638**	F	Manejo (Controle) de Contenção Física	Regime de Segurança
2013	**10046859**	F	Manejo (Controle) de Sintomas, por si próprio	Manejo (Controle), por si próprio
2013	**10035255**	F	Manejo (Controle) do Risco de Doença, por si próprio	Manejo (Controle) da Doença, por si próprio
2017	**10046837**	F	Manejo (Controle), por si próprio	Atividade Autoexecutável
1	**10046580**	F	Manter Saúde	Manter
1	**10011734**	F	Marasmo	Desnutrição: Situação de desnutrição severa e de inanição, principalmente em crianças; deficiência grave de proteínas e de calorias, acompanhada de perda acentuada de tecido e músculos, desidratação, perda de gordura subcutânea, letargia e atraso de crescimento.
1	**10020886**	F	Marcha (Caminhada)	Mobilização: Mover, por si próprio, o corpo de um lugar para outro pelo movimento das pernas; potencialidade para suportar o peso do corpo e andar com passos eficazes dentro dos níveis de velocidade, desde um passo lento e moderado a rápido; subir e descer escadas, subir e descer rampas.

Versão	Código	Eixo	Termo	Definição
1	**10020903**	F	Marcha (Caminhada) com Uso de Dispositivo	Marcha (Caminhada): Mover o corpo de um lugar para outro pelo movimento das pernas; potencialidade para suportar o peso do corpo e andar com passos eficazes utilizando um ou mais dispositivos, como sapatos corretivos, membro artificial, bengala, tala, muletas, andador, dentro dos níveis de velocidade, desde lento e moderado a passo rápido; subir e descer escadas, subir e descer rampas.
1	**10004250**	F	Mastigação	Ingestão de Alimentos ou Líquidos: Decomposição mecânica de alimentos na boca, por meio de trituração com os dentes e movimento da língua.
1	**10015838**	F	Medicamento, ou Dispositivo Contraceptivo Profilático	Fenômeno
1	**10011897**	F	Meditação	Comportamento Espiritual
1	**10007738**	F	Medo	Emoção, Negativa: Sentimentos de ameaça, perigo ou angústia, devido a causa conhecida ou desconhecida, acompanhado às vezes de luta psicológica ou resposta de fuga.
2	**10026541**	F	Medo da Morte	Medo
2013	**10037810**	F	Medo de Abandono	Medo
2013	**10041709**	F	Medo de Contágio	Medo
2015	**10043214**	F	Medo de Efeitos Colaterais da Medicação	Medo
2	**10026594**	F	Medo de Representar uma Carga para os Outros	Medo
1	**10012760**	F	Membrana Mucosa, Prejudicada	Membrana Mucosa
1	**10006351**	F	Membrana Mucosa, Seca	Membrana Mucosa, Prejudicada: Diminuição da umidade devido a desidratação ou doença.
1	**10011907**	F	Memória	Processo Psicológico: Atos mentais pelos quais as sensações, impressões e ideias são estocadas e lembradas; registro mental, retenção e lembrança de experiência passada, conhecimento, ideias, sensações e pensamentos.
1	**10018078**	F	Memória de Curto Prazo	Memória: Capacidade para lembrar eventos ou experiências recentes.
1	**10011429**	F	Memória de Longo Prazo	Memória: Capacidade para relembrar eventos ou experiências passados.
2	**10028426**	F	Memória, Eficaz	Memória
1	**10012756**	F	Memória, Prejudicada	Memória

Versão	Código	Eixo	Termo	Definição
1	**10011948**	F	Menorragia	Sangramento: Sangramento menstrual que é excessivo em número de dias ou em quantidade de sangue.
1	**10011976**	F	Menstruação	Processo do Sistema Reprodutivo: Ciclo recorrente de desprendimento, crescimento e proliferação do endométrio do útero, como menstruação; a duração média do ciclo menstrual, desde o primeiro dia de sangramento ao primeiro dia de outro ciclo, é de 28 dias; a duração e a quantidade variam; os ciclos menstruais começam na menarca e terminam na menopausa.
1	**10012005**	F	Metabolismo	Conjunto de Processos Corporais: Soma de todos os processos químicos que resultam em crescimento, geração de energia, eliminação de resíduos e regulação das funções corporais, relativos à distribuição de nutrientes no sangue após a digestão, aumento da taxa metabólica associado a exercício físico, temperatura corporal elevada, atividade hormonal ou digestão.
1	**10020450**	F	Micção	Processo do Sistema Urinário
1	**10014987**	F	Micção, Positiva	Micção
1	**10012986**	F	Micção, Prejudicada	Micção
1	**10012014**	F	Microrganismo	Organismo: Organismo microscópico influenciando a vida e o desenvolvimento dos seres humanos.
1	**10021068**	F	Mobilidade em Cadeira de Rodas	Capacidade para Mobilizar-se
1	**10003181**	F	Mobilidade na Cama	Capacidade para Mobilizar-se
1	**10005560**	F	Morte	Evento ou Episódio
1	**10019040**	F	Morte Súbita Infantil	Morte
2013	**10037207**	F	Motilidade Intestinal	Condição Intestinal
1	**10012274**	F	Movimento	Processo Corporal
1	**10003414**	F	Movimento Corporal	Processo do Sistema Musculoesquelético: Movimento espontâneo, voluntário ou involuntário, dos músculos e das articulações.
2015	**10043417**	F	Movimentos Fetais	Movimento
1	**10042152**	F	Mutilação	Comportamento Agressivo: Destruição de partes do corpo; dano ou lesão corporal, associada a corte de membros; queimadura de pele ou de órgãos, associada a atos de tortura espontâneos, deliberados ou planejados, ou como parte de hábitos culturais ou crenças religiosas.

Versão	Código	Eixo	Termo	Definição
1	**10008418**	F	Mutilação Genital	Mutilação: Excisão de partes ou de toda a genitália externa masculina ou feminina em bebês, crianças ou adultos, associada a ritos de passagem e, como tal, justificada por hábitos culturais, crenças religiosas ou tortura.
1	**10007835**	F	Mutilação Genital Feminina	Mutilação Genital: Excisão de partes ou de toda a genitália externa e órgãos sexuais de bebês, crianças ou adultos do sexo feminino, interferindo na função sexual, na gestação e no processo parturitivo (trabalho de parto e parto).
1	**10011562**	F	Mutilação Genital Masculina	Mutilação Genital: Excisão de partes ou de toda a genitália externa de crianças ou adultos do sexo masculino, associada a ritos de passagem e, como tal, justificada por hábitos culturais ou crenças religiosas. Não se inclui nesse caso a circuncisão genital masculina.
1	**10013248**	F	Não Adesão	Condição, Prejudicada: Não seguimento ou não conformação ao regime terapêutico.
1,1	**10025170**	F	Não Adesão ao Regime	Não Adesão
1,1	**10025191**	F	Não Adesão ao Regime de Exercício Físico	Não Adesão ao Regime
3	**10032178**	F	Não Adesão ao Regime de Imunização	Não Adesão ao Regime
1,1	**10025158**	F	Não Adesão ao Regime de Líquidos	Não Adesão ao Regime
1,1	**10025162**	F	Não Adesão ao Regime de Segurança	Não Adesão ao Regime
1,1	**10025136**	F	Não Adesão ao Regime de Teste Diagnóstico	Não Adesão ao Regime
1,1	**10025143**	F	Não Adesão ao Regime Dietético	Não Adesão ao Regime
1,1	**10025189**	F	Não Adesão ao Regime Medicamentoso	Não Adesão ao Regime
1	**10012453**	F	Náusea	Percepção, Prejudicada: Sensação de enjoo com tendência para vomitar; sensação desagradável vagamente relacionada com o epigástrio e abdome, agravada pelo sabor ou pelo cheiro.
2	**10028997**	F	Náusea, Ausente	Percepção, Positiva
1	**10012495**	F	Necessidade	Condição
3	**10030878**	F	Necessidade de Cuidado	Condição

Versão	Código	Eixo	Termo	Definição
3	**10031350**	F	Necessidade de Cuidado de Saúde e Social	Necessidade de Cuidado
1	**10005946**	F	Necessidade Dietética	Necessidade
1	**10012482**	F	Necrose	Ferida Traumática: Morte do tecido associada a inflamação local, processo infeccioso ou maligno ou lesão mecânica do tecido. Os níveis estão graduados, de acordo com a severidade, associada à duração da falta de oxigenação do tecido, desde pele esbranquiçada e pálida, acompanhada de dor intensa devido a afecção dos nervos superficiais, até necrose azul e preta da pele, perda de sensibilidade e dor, devido a lesões nervosas, com alto risco para infecções da ferida, perda de tecido danificado e partes do corpo.
1	**10005721**	F	Negação	Processo de Enfrentamento, Prejudicado: Evitar ou não reconhecer o conhecimento ou significado de um evento, a fim de minimizar a ansiedade ou conflito.
2015	**10043845**	F	Negação sobre a Severidade da Doença	Negação
2015	**10044256**	F	Negação, Ausente	Enfrentamento, Eficaz
1	**10034478**	F	Negligência Unilateral	Percepção, Prejudicada: Perda da capacidade para reconhecer um lado do corpo, ou falta percebida de consciência (ou cognição) de um lado do corpo.
1	**10013071**	F	Nervosismo	Emoção, Negativa: Sentimento de superexcitação associado a instabilidade, a tremor, a tremor das mãos, a face ruborizada.
2015	**10045993**	F	Níveis Sanguíneos	Dimensão Física
2013	**10035049**	F	Nível de Bilirrubina, Eficaz	Processo do Sistema Regulatório, Eficaz
3	**10034373**	F	Nível de Glicose Sanguínea, Eficaz	Processo do Sistema Regulatório, Eficaz
1	**10011320**	F	Nível de Pobreza	Taxa: Taxa relativa do número de membros de uma comunidade ou sociedade com falta de recursos financeiros ou materiais para atender um esperado nível de necessidades básicas.
1	**10013457**	F	Obesidade	Sobrepeso: Situação de peso corporal elevado e massa corporal normalmente de mais de 20 % acima do peso ideal, aumento anormal da proporção de células gordurosas, principalmente nas vísceras e nos tecidos subcutâneos, associado a excesso ou ingestão contínua de nutrientes, comer em excesso e falta de exercício físico por um longo período de tempo.

Versão	Código	Eixo	Termo	Definição
1	**10013540**	F	Obsessão	Preocupação: Pensamento ou ideia persistente com que a mente está contínua e involuntariamente preocupada; pensamentos sugestivos de atos irracionais; repetição do pensamento; pensamentos sobre detalhes triviais e irrelevantes; ideias incongruentes, sem base na realidade, e que não podem ser eliminadas pela lógica ou razão, associadas a comportamento compulsivo.
1	**10013555**	F	Obstrução	Processo
1	**10008206**	F	Odor Fétido	Condição, Prejudicada: Cheiro ofensivo ao olfato.
1	**10018327**	F	Olfato	Percepção Sensorial: Faculdade para perceber odores, devido a respostas a estímulos dos órgãos olfativos; potencialidade para perceber odores.
1	**10009151**	F	Onda de Calor (ou Fogacho)	Processo do Sistema Reprodutivo, Prejudicado: Sensação súbita de calor referida na parte superior do corpo, vasodilatação súbita, transpiração e perspiração associada a alterações hormonais ou início da menopausa.
1	**10013783**	F	Organismo	Entidade
1	**10015727**	F	Orgulho	Emoção: Sentimentos de otimismo e satisfação nas realizações, qualidades e bens que dão crédito a alguém, e opinião sobre o valor e importância de uma pessoa.
1	**10013810**	F	Orientação	Condição: Relação determinada com o ambiente em termos de tempo, tal como ano, estação, mês, dia, hora precisa; em termos de lugar em um determinado ponto no tempo, tal como país, província, cidade, local de trabalho, lar; em termos de consciência (ou cognição) da própria identidade, como idade, data de nascimento; e em termos de reconhecimento das pessoas ao redor.
1	**10013823**	F	Ortopneia	Dispneia em Repouso: Respiração curta na posição supina ou reclinado.
1	**10013881**	F	Overdose	Comportamento Autodestrutivo: Ingestão, por iniciativa própria, de dose letal de uma droga, associada a toxicodependência, consumo habitual de droga.
1	**10009292**	F	Padrão de Higiene	Comportamento
3	**10032204**	F	Padrão de Higiene Oral (ou Bucal)	Padrão de Higiene
2015	**10043401**	F	Padrão de Higiene Vaginal	Padrão de Higiene

Versão	Código	Eixo	Termo	Definição
1	**10006529**	F	Padrão de Ingestão de Alimentos	Padrão de Ingestão de Alimentos ou Líquidos
1	**10006540**	F	Padrão de Ingestão de Alimentos ou Líquidos	Comportamento
1	**10006282**	F	Padrão de Ingestão de Líquidos	Padrão de Ingestão de Alimentos ou Líquidos
1	**10012112**	F	Padrão de Mobilidade	Comportamento
1	**10019458**	F	Paladar	Percepção Sensorial: Faculdade para perceber sabores, devido a respostas a estímulos dos órgãos gustativos; potencialidade para perceber sabores de alimentos e bebidas.
1	**10017321**	F	Papel	Característica: Interagir de acordo com um conjunto de expectativas, regras e padrões de comportamento, implícitos ou explícitos, esperado por outros.
1	**10004831**	F	Papel Comunitário	Papel Grupal
1	**10018549**	F	Papel de Amostra (ou Espécimen)	Papel de Entidade
2	**10026980**	F	Papel de Apoio	Papel
2017	**10046941**	F	Papel de Apoio ao Manejo (Controle), por si próprio	Papel de Apoio
2	**10027005**	F	Papel de Apoio Emocional	Papel de Apoio
2	**10027014**	F	Papel de Apoio Espiritual	Papel de Apoio
2	**10026998**	F	Papel de Apoio Familiar	Papel de Apoio
2	**10026979**	F	Papel de Apoio Social	Papel de Apoio
1	**10018468**	F	Papel de Assistente Social	Papel de Prestador (ou Provedor) de Cuidados
1	**10008500**	F	Papel de Avó	Papel de Membro da Família: Conduzir interações de acordo com a responsabilidade de ser uma avó. Reflete as expectativas de membros da família, amigos e sociedade, de um comportamento apropriado ou impróprio para uma avó; manifesta tal expectativa no comportamento efetivo e no sentido dos valores. O termo é usado principalmente com relação à promoção de um crescimento e desenvolvimento ótimo de netos.

Versão	Código	Eixo	Termo	Definição
1	**10008494**	F	Papel de Avô	Papel de Membro da Família: Conduzir interações de acordo com a responsabilidade de ser um avô. Reflete as expectativas de membros da família, amigos e sociedade, de um comportamento apropriado ou impróprio para um avô; manifesta tal expectativa no comportamento efetivo e no sentido dos valores. O termo é usado principalmente com relação à promoção de um crescimento e desenvolvimento ótimo de netos.
1	**10005283**	F	Papel de Casal	Papel Familiar
1	**10019208**	F	Papel de Cirurgião	Papel de Prestador (ou Provedor) de Cuidados
1	**10004865**	F	Papel de Complicação	Papel de Processo
1	**10003962**	F	Papel de Cuidador	Papel do Indivíduo: Interação de acordo com as responsabilidades de cuidar de alguém; expectativas internalizadas das instituições de atenção à saúde e dos profissionais de saúde, dos membros da família e da sociedade, com relação a comportamentos apropriados ou impróprios de um cuidador, expressando estas expectativas como comportamentos e valores, principalmente em relação ao cuidado de um membro familiar dependente.
1	**10006141**	F	Papel de Diversão (ou de Entretenimento)	Papel de Processo
1	**10018111**	F	Papel de Efeito Colateral (ou Secundário)	Papel de Complicação
1	**10013346**	F	Papel de Enfermeira(o)	Papel de Prestador (ou Provedor) de Cuidados
1	**10017332**	F	Papel de Entidade	Papel
2013	**10039588**	F	Papel de Especialista em Dor	Papel de Prestador (ou Provedor) de Cuidados
1	**10018680**	F	Papel de Esposo(a)	Papel de Membro da Família
1	**10018928**	F	Papel de Estudante	Papel de Individuo: Interagir de acordo com a identidade e responsabilidades de ser um estudante, comportamentos esperados de estar na escola ou participar na educação, principalmente em relação ao desenvolvimento intelectual e pessoal durante a adolescência.
1	**10007304**	F	Papel de Exercício Físico	Papel de Processo
1	**10014465**	F	Papel de Farmacêutico	Papel de Prestador (ou Provedor) de Cuidados
1	**10014551**	F	Papel de Fisioterapeuta	Papel de Prestador (ou Provedor) de Cuidados
1	**10021132**	F	Papel de Força de Trabalho	Papel Grupal

Versão	Código	Eixo	Termo	Definição
1	**10008397**	F	Papel de Gênero	Papel de Individuo: Interagir de acordo com a identidade de ser de um ou de outro sexo, internalizando expectativas dos indivíduos e sociedade em relação aos comportamentos próprios ou impróprios do papel de homens e mulheres, e expressando estas expectativas em comportamentos e valores.
2	**10027606**	F	Papel de Guardião Legal (ou Tutor)	Papel de Individuo
1	**10017350**	F	Papel de Indivíduo	Papel de Organismo
2015	**10042700**	F	Papel de Interação Medicamentosa	Papel de Complicação
1	**10018182**	F	Papel de Irmã	Papel de Irmãos
1	**10003716**	F	Papel de Irmão	Papel de Irmãos
1	**10018107**	F	Papel de Irmãos	Papel de Membro da Família
1	**10014669**	F	Papel de Jogo (ou de Brincadeira)	Papel de Lazer: Interagir em atividade de lazer, espontânea ou organizada, participando de jogos, ocupando-se em divertimento, principalmente relativo ao desenvolvimento infantil.
1	**10011308**	F	Papel de Lazer	Papel de Processo
1	**10018819**	F	Papel de Madrasta	Papel de Mãe
1	**10012235**	F	Papel de Mãe	Papel Parental: Interagir de acordo com as responsabilidades de ser mãe; internalizar expectativas de membros da família, amigos e sociedade em relação aos comportamentos próprios ou impróprios do papel de gestantes e mães.
1	**10014533**	F	Papel de Médico	Papel de Prestador (ou Provedor) de Cuidados
1	**10007605**	F	Papel de Membro da Família	Papel de Indivíduo
1	**10013426**	F	Papel de Nutricionista	Papel de Prestador (ou Provedor) de Cuidados
1	**10017366**	F	Papel de Organismo	Papel de Entidade
1	**10014197**	F	Papel de Paciente	Papel de Indivíduo
1	**10018803**	F	Papel de Padrasto	Papel de Pai
1	**10007701**	F	Papel de Pai	Papel Parental: Desempenhar (com sucesso) as responsabilidades de ser a figura masculina na família, de acordo com o grupo social e a cultura.

Versão	Código	Eixo	Termo	Definição
1	**10014010**	F	Papel de Parasita	Papel de Organismo: Organismo vivendo dentro ou em outro organismo e tendo benefício à custa de outro, frequentemente associado a dano aos indivíduos, influenciando a vida e o desenvolvimento dos seres humanos.
2015	**10042771**	F	Papel de Podiatra (ou Podologista)	Papel de Prestador (ou Provedor) de Cuidados
1	**10003991**	F	Papel de Prestador (ou Provedor) de Cuidados de Saúde	Papel de Indivíduo
1	**10015715**	F	Papel de Prevenção	Papel: Agir para manter ou evitar que algo aconteça.
1	**10017378**	F	Papel de Processo	Papel
1	**10017441**	F	Papel de Segurança	Papel: Estar seguro, livre de perigo, risco ou lesão.
1	**10018153**	F	Papel de Sinal	Papel
1	**10020838**	F	Papel de Sinal Vital	Papel de Sinal
1	**10019381**	F	Papel de Sintoma	Papel
2	**10026539**	F	Papel de Terapeuta Ocupacional	Papel de Prestador (ou Provedor) de Cuidados
1	**10021150**	F	Papel de Trabalho	Papel de Processo: Interagir de acordo com as responsabilidades das tarefas para trabalhar; comportamentos esperados de estar empregado, em concordância com os requerimentos do trabalho; internalização das expectativas de empregadores e empregados, colegas, organizações e sociedade com relação a um comportamento próprio ou impróprio do papel no trabalho.
1	**10007336**	F	Papel de Unidade Familiar Expandida	Papel Familiar: Interações de membros de uma família estendida
1	**10018605**	F	Papel Espiritual	Papel de Processo
1	**10007651**	F	Papel Familiar	Papel Grupal
1	**10004297**	F	Papel Familiar no Período de Gestação e Parto (ou de Preparação para a Parentalidade)	Papel Familiar
1	**10017345**	F	Papel Grupal	Papel de Entidade: Membros de um grupo interagindo de acordo com um conjunto de expectativas, regras e padrões de comportamento esperado pelos outros.

Versão	Código	Eixo	Termo	Definição
1	**10014068**	F	Papel Parental	Papel de Membro da Família: Interagir de acordo com as responsabilidades de serem pais; internalização de expectativas dos membros da família, amigos e sociedade, em relação aos comportamentos próprios ou impróprios do papel de pais, expressando estas expectativas como comportamentos, valores; principalmente em relação à promoção de crescimento e desenvolvimento ótimo de criança dependente.
1	**10014006**	F	Paralisia	Processo do Sistema Musculoesquelético, Prejudicado: Situação anormal caracterizada pela perda de função muscular ou perda de sensação, ou ambas; perda da capacidade para mover o corpo ou partes do corpo, acompanhada por perda do controle do intestino e bexiga, problemas respiratórios associados a contusão, lesão do mecanismo neurológico e muscular, ou por trauma tal como lesão da medula espinal, doença ou envenenamento.
1	**10014052**	F	Parentalidade	Cuidar (ou Tomar Conta): Assumir as responsabilidades de serem pais; comportamentos para facilitar a inserção de um recém-nascido na unidade familiar; comportamentos para otimizar o crescimento e desenvolvimento das crianças; interiorização de expectativa dos indivíduos, famílias, amigos e sociedade em relação a comportamentos próprios ou impróprios do papel de pais.
1	**10014902**	F	Parentalidade, Eficaz	Parentalidade
1	**10014075**	F	Paresia	Paralisia: Paralisia parcial ou total, perda incompleta ou completa da capacidade para mover partes do corpo, como a boca, a garganta ou as pálpebras.
1	**10004812**	F	Participação Comunitária	Participação: Envolvimento no planejamento, na organização, na implementação e na solução de problemas para a comunidade.
1	**10008140**	F	Pé Equino	Processo do Sistema Musculoesquelético, Prejudicado: Flexão plantar do pé, dobra da articulação do calcanhar em direção ao solo; pé caído; arrastamento do pé, que não consegue tocar o chão quando se tenta caminhar; andar sobre os dedos do pé; o pé não pode ser mantido em posição normal ou em dorsiflexão, associada a período prolongado de repouso no leito, sem alinhamento correto e com pressão de roupas da cama pesadas sobre o pé.
2013	**10040517**	F	Pele Periestomal	Pele

Versão	Código	Eixo	Termo	Definição
1	**10012917**	F	Pele, Prejudicada	Pele
1	**10006367**	F	Pele, Seca	Pele, Prejudicada: Epiderme dura, escamada, com risco de fissuras, sobretudo nas mãos, pés e proeminências ósseas.
1	**10012149**	F	Pele, Úmida	Pele, Prejudicada
1	**10019663**	F	Pensamento	Ação: Processo de escolher, ordenar e classificar os pensamentos; pensar logicamente e apresentar pensamentos por meio do discurso, associado a estar sendo dirigido por um objetivo, uso de formação de conceito, e mudança de esquemas mentais.
1	**10000301**	F	Pensamento Abstrato	Cognição: Pensamentos usando conceitos, relacionamentos e solução de problemas.
1	**10004923**	F	Pensamento Concreto	Cognição: Pensamentos se tornam cada vez mais lógicos e coerentes com potencialidade para escolher, ordenar e classificar fatos, sem ser capaz de generalizar e lidar com abstrações; a resolução de problemas é realizada de modo concreto e sistemático, fundamentado naquilo que é percebido, conservando literalmente o significado das palavras e aplicando as palavras a exemplos particulares de espécies e não a espécies em geral; um estágio em desenvolvimento do processo de pensamento cognitivo de uma criança com idade entre 7 e 11 anos aproximadamente.
1	**10006092**	F	Pensamento, Distorcido	Cognição, Prejudicada
1	**10020919**	F	Perambulação	Mobilizar: Mover-se de um determinado lugar, sem rumo definido, desgarrado.
2	**10029217**	F	Perambulação, Ausente	Mobilização
1	**10014270**	F	Percepção	Processo do Sistema Nervoso: Registro mental consciente de um estímulo sensorial; consciência (ou cognição) de objetos ou outros dados por meio dos sentidos.
1,1	**10024042**	F	Percepção Sensorial	Percepção
2	**10028442**	F	Percepção, Positiva	Percepção
1	**10012815**	F	Percepção, Prejudicada	Percepção
3	**10034497**	F	Perfusão da Ferida	Perfusão Tissular
1	**10019745**	F	Perfusão Tissular	Processo Vascular: Circulação do sangue pelos tecidos periféricos para transporte do oxigênio, de líquidos e de nutrientes em nível celular, associado a temperatura e coloração da pele, diminuição do pulso arterial, mudanças na pressão arterial sanguínea, cicatrização de feridas e crescimento dos pelos do corpo.

Versão	Código	Eixo	Termo	Definição
2015	**10042841**	F	Perfusão Tissular, Periférica	Perfusão Tissular
1	**10004284**	F	Período de Gravidez e Parto (ou de Preparação para a Parentalidade)	Parentalidade: Comportamentos focalizados para se ajustar à gravidez e para se preparar para assumir o papel parental (pai/mãe); internalização de expectativas dos familiares, amigos e sociedade, com relação a comportamentos apropriados ou inapropriados do papel de pais.
1	**10014420**	F	Personalidade	Identidade Pessoal: Composto de traços comportamentais e atitudes pelos quais a pessoa é reconhecida como uma pessoa individual distinta, a mesma em substância, natureza e qualidade ao longo do tempo.
1	**10007447**	F	Personalidade Extrovertida	Personalidade: Composto de traços e atitudes dirigidos para fora de si mesmo, relacionados com a realidade externa; (pessoa) apresentada como sendo altamente sociável, assertiva, extrovertida, falante e emocionalmente expressiva.
1	**10010820**	F	Personalidade Introvertida	Personalidade: Composto de traços e atitudes que são dirigidos para o interior de si mesmo, acompanhado de passividade, timidez; (pessoa) emocionalmente isolada (retraída ou introvertida), reservada e envolvida consigo mesma.
1	**10011061**	F	Personalidade Lábil	Personalidade: Composto de traços e atitudes que mudam rapidamente, instável, aptidão para transferência de afetos, acompanhado por tendência para mudanças emocionais e oscilações de humor.
1	**10003238**	F	Pertences (ou Posses)	Estrutura Psicossocial
1	**10013211**	F	Pesadelo	Percepção, Prejudicada: Sonhar com movimento rápido dos olhos; aparecimento de sensações de medo intenso e inevitável, terror, angústia e ansiedade extrema, que normalmente acordam a pessoa adormecida.
1	**10007959**	F	Pesca	Executar: Obtenção do alimento necessário para manutenção da vida diária por meio da pesca.
1	**10021034**	F	Peso	Dimensão Física
2	**10027385**	F	Peso, Eficaz	Peso
1	**10013016**	F	Peso, Prejudicado	Peso
1	**10014580**	F	Pica (Transtorno do Apetite)	Compulsão: Sensação de forte desejo por tipos de alimentos não naturais; perversão do apetite associado a gravidez, má nutrição e histeria.

Versão	Código	Eixo	Termo	Definição
2015	**10043280**	F	Pirose (Azia)	Processo do Sistema Gastrointestinal, Prejudicado
1	**10007622**	F	Planejamento Familiar	Processo Familiar: Processo comportamental para regular o número e o espaçamento das crianças na família, levando em consideração os costumes, a lei, o número ideal ou aceitável de crianças e adultos na família ou a valorização de um sexo sobre outro.
2013	**10038597**	F	Plano de Amamentação	Plano
2013	**10039820**	F	Plano de Manejo (Controle) da Dor	Plano
1	**10014653**	F	Planta	Organismo
1	**10006398**	F	Poeira	Material: Partículas pequenas, finas, leves, visíveis ou invisíveis, encontradas no ar ou em superfícies, facilmente deslocadas pelo vento ou pelo movimento de objetos.
2	**10027448**	F	Polifármacos (ou Polifarmácia)	Regime Medicamentoso, Complexo
1	**10014726**	F	Política	Estrutura Psicossocial: Modo ou princípio geral de ação, fundamentado em metas e objetivos de uma organização, usados repetidamente para orientar a tomada de decisão.
1	**10008769**	F	Política de Saúde	Política: Uma declaração ampla, documentada, que esboça as diretrizes para a tomada de decisão na prestação de serviços de saúde.
1	**10014735**	F	Poluição	Processo Ambiental, Prejudicado: Alguma coisa que está suja ou imunda.
1	**10014262**	F	Porcentagem de Gordura Corporal	Razão (Ratio)
1	**10018755**	F	Pôr-se de Pé	Elevar-se: Mover, mudar e posicionar o corpo em posição vertical, ereta.
1	**10014682**	F	Prazer	Emoção: Sentimento de gratificação imediata de razão instintiva e de necessidades básicas satisfeitas, como beber quando se tem sede e comer quando se tem fome, ser consolado durante o choro, comumente manifestado por expressões de conforto.
1	**10015413**	F	Prece	Comportamento Espiritual
2013	**10040572**	F	Preferência	Crença
1	**10015466**	F	Preocupação	Crença, Prejudicada: Dominar ou ocupar a mente, excluindo outros pensamentos, ou sendo/estando mentalmente distraído.

Versão	Código	Eixo	Termo	Definição
1	**10008117**	F	Preparação de Alimentos	Executar: Cuidar da provisão de alimentos e refeições em termos de quantidade e qualidade; processar, armazenar, servir e distribuir alimentos necessários para a manutenção da vida diária.
2015	**10046648**	F	Presença de Dispositivo Cardíaco Implantável	Presença
2015	**10046630**	F	Presença de Dispositivo Corretivo	Presença
1	**10015608**	F	Pressão	Dimensão Física
1	**10003335**	F	Pressão Arterial	Pressão: Força da circulação do sangue na parede dos vasos.
1	**10010655**	F	Pressão Intracraniana	Pressão
2015	**10042915**	F	Pressão Plantar	Pressão
1	**10015758**	F	Privacidade	Direitos do Paciente
1,1	**10024845**	F	Privacidade para Comportamento Espiritual	Privacidade
1	**10012545**	F	Problema de Comportamento	Comportamento
2013	**10035737**	F	Problema de Relacionamento	Condição de Relacionamento
3	**10034409**	F	Procedimento	Evento ou Episódio
1	**10010158**	F	Processamento de Informação	Cognição
1	**10015762**	F	Processo	Fenômeno: Uma série de funções ou ações produzindo um resultado.
1	**10007009**	F	Processo Ambiental	Processo
1	**10012699**	F	Processo Ambiental, Prejudicado	Processo Ambiental
1	**10003894**	F	Processo Cardíaco	Processo do Sistema Circulatório: Bombeamento de sangue pelo coração.
2013	**10035065**	F	Processo Cardíaco, Eficaz	Processo Cardíaco
1	**10012597**	F	Processo Cardíaco, Prejudicado	Processo Cardíaco
1	**10004820**	F	Processo Comunitário	Processo: Interações contínuas e padrões de relacionamento entre membros da comunidade.
1	**10003446**	F	Processo Corporal	Processo
1	**10012566**	F	Processo Corporal, Prejudicado	Processo corporal

Versão	Código	Eixo	Termo	Definição
1	**10012328**	F	Processo de Contratura Muscular	Processo do Sistema Musculoesquelético, Prejudicado: Contração involuntária e dolorosa de um único músculo ou grupo muscular, associada a atividade física extenuante, excesso de exercício de um ou de vários músculos no posicionamento corporal em uma posição adequada, tal como ao tentar evitar uma queda.
1	**10019709**	F	Processo de Crescimento, Normal	Crescimento: Situação de ganho de peso e crescimento esperado e normal, especialmente em crianças; corpo bem nutrido e em boa condição física devido ao acesso a nutrientes essenciais.
1	**10012647**	F	Processo de Enfrentamento, Prejudicado	Enfrentamento
1	**10008516**	F	Processo de Luto	Emoção: Sentimentos de enorme tristeza associados a significativa perda e morte, real ou antecipada; choque e descrença (Fase de choque); exaustão, cansaço intenso e letargia, angústia mental, reações de aflição e expressão do luto, choro ou soluços, alarme, descrença, negação, raiva (Fase de reação); ajustamento, aceitação, reorientação, expressão de sentimentos de perda, aceitação da realidade da perda, ausência de estresse somático, expressão de expectativas positivas sobre o futuro (Fase de aceitação).
2013	**10038476**	F	Processo de Luto Familiar	Processo de Luto
1	**10006403**	F	Processo de Morrer	Processo Corporal: Diminuição gradual ou abrupta nos processos corporais levando ao fim da vida.
2013	**10037517**	F	Processo de Morrer, Digno	Processo de Morrer
2	**10028000**	F	Processo de Sistema Gastrointestinal, Positivo	Processo do Sistema Gastrointestinal
1	**10013875**	F	Processo de Superlotação	Processo Ambiental, Prejudicado: Residência, área de terra ou outro lugar ocupado e habitado por um número muito grande de pessoas, para o conforto, segurança e privacidade, frequentemente associado com falta de privacidade, aumento do risco para doenças contagiosas.
1	**10005594**	F	Processo de Tomada de Decisão	Cognição: Processos mentais para determinar o curso de uma ação, tendo por base informação relevante, consequências potenciais de cada alternativa e recursos.

Versão	Código	Eixo	Termo	Definição
2	**10026556**	F	Processo de Tomada de Decisão Familiar	Processo de Tomada de Decisão
1	**10014431**	F	Processo de Transpiração	Processo Secretório: Perda de água por evaporação em uma superfície úmida da pele e sistema respiratório, e eliminação de suor pelas glândulas secretórias como um mecanismo para excreção e regulação da temperatura corporal.
1	**10004416**	F	Processo do Sistema Circulatório	Processo Corporal
2	**10028379**	F	Processo do Sistema Circulatório, Positivo	Processo do Sistema Circulatório
1	**10012606**	F	Processo do Sistema Circulatório, Prejudicado	Processo do Sistema Circulatório
1,1	**10023045**	F	Processo do Sistema Endócrino	Processo do Sistema Regulatório
1	**10008366**	F	Processo do Sistema Gastrointestinal	Processo Corporal
1	**10012741**	F	Processo do Sistema Gastrointestinal, Prejudicado	Processo do Sistema Gastrointestinal
2017	**10047463**	F	Processo do Sistema Imune, Eficaz	Processo do Sistema Imune
1	**10009789**	F	Processo do Sistema Imunológico	Processo Corporal: Complexo bioquímico que protege o corpo contra organismos patogênicos e outros corpos estranhos, criando barreiras locais e inflamação; a resposta imunológica humoral é especialmente eficaz contra invasões bacterianas e virais.
2013	**10041093**	F	Processo do Sistema Imunológico, Prejudicado	Processo do Sistema Imunológico
1	**10012363**	F	Processo do Sistema Musculoesquelético	Processo Corporal
2	**10028085**	F	Processo do Sistema Musculoesquelético, Positivo	Processo do Sistema Musculoesquelético
1	**10012773**	F	Processo do Sistema Musculoesquelético, Prejudicado	Processo do Sistema Musculoesquelético
1	**10013102**	F	Processo do Sistema Nervoso	Processo Corporal
1	**10016621**	F	Processo do Sistema Regulatório	Processo Corporal

Versão	Código	Eixo	Termo	Definição
2	**10027532**	F	Processo do Sistema Regulatório, Eficaz	Processo do Sistema Regulatório
1	**10012870**	F	Processo do Sistema Regulatório, Prejudicado	Processo do Sistema Regulatório
1	**10016860**	F	Processo do Sistema Reprodutivo	Processo Corporal: Potencialidade feminina e masculina para participar na reprodução de uma criança viva, o que pressupõe fertilidade masculina e feminina; relação sexual que pressupõe sistemas reprodutivos masculino e feminino normais, ou métodos de fertilização artificial.
2	**10027815**	F	Processo do Sistema Reprodutivo, Eficaz	Processo do Sistema Reprodutivo
1	**10012889**	F	Processo do Sistema Reprodutivo, Prejudicado	Processo do Sistema Reprodutivo
1	**10016991**	F	Processo do Sistema Respiratório	Processo Corporal: Processo contínuo de troca molecular de oxigênio e dióxido de carbono dos pulmões para oxidação celular, regulado pelo centro da respiração no cérebro, por receptores nos brônquicos e na aorta, bem como um mecanismo de difusão.
2	**10028156**	F	Processo do Sistema Respiratório, Positivo	Processo do Sistema Respiratório
1	**10012891**	F	Processo do Sistema Respiratório, Prejudicado	Processo do Sistema Respiratório
1	**10021607**	F	Processo do Sistema Tegumentar	Processo Corporal
1	**10020445**	F	Processo do Sistema Urinário	Processo Corporal: Passagem e excreção de urina por meio da micção, frequentemente 4 a 6 vezes ao dia, com uma quantidade média de urina excretada, em condições dietéticas normais, de aproximadamente 1.000 a 2.000 ml nas 24 horas.
2	**10028604**	F	Processo do Sistema Urinário, Eficaz	Processo do Sistema Urinário
1	**10012972**	F	Processo do Sistema Urinário, Prejudicado	Processo do Sistema Urinário
1	**10018596**	F	Processo Espiritual	Processo
1	**10007646**	F	Processo Familiar	Processo: Interações contínuas ou padrões de relacionamento entre os membros da família.
1	**10014863**	F	Processo Familiar, Eficaz	Processo Familiar

Versão	Código	Eixo	Termo	Definição
1	**10012718**	F	Processo Familiar, Prejudicado	Processo Familiar: Família incapaz de satisfazer as funções e tarefas familiares. Alteração dos papéis familiares; falta de objetivos familiares; indiferença a mudanças; incapacidade para reconhecer a necessidade de ajuda; incapacidade de lidar com tensões, estresse e crise; lar negligenciado; desconfiança de outras pessoas; sentimento de desesperança.
1	**10004746**	F	Processo Grupal Comunitário	Processo Comunitário: Atividades e interações de membros em um grupo da comunidade.
1	**10010459**	F	Processo Intencional	Processo
1	**10013160**	F	Processo Neurovascular	Processo Vascular: Processo concernente tanto ao sistema nervoso como ao sistema vascular.
2015	**10042860**	F	Processo Neurovascular, Periférico	Processo Neurovascular
2	**10028102**	F	Processo Neurovascular, Positivo	Processo Neurovascular
1	**10012794**	F	Processo Neurovascular, Prejudicado	Processo Neurovascular
1	**10014121**	F	Processo Patológico	Processo, Prejudicado
1	**10015961**	F	Processo Psicológico	Processo
1,1	**10024163**	F	Processo Renal	Processo do Sistema Urinário
1	**10017626**	F	Processo Secretório	Processo Corporal: Descarga glandular de um hormônio, substância química ou líquida, com um objetivo específico, em uma cavidade, órgão ou sangue, ou sobre a superfície da pele.
1	**10017977**	F	Processo Sexual	Processo do Sistema Reprodutivo: Capacidade para participar em relação sexual e, nos homens, para ejacular.
1	**10018406**	F	Processo Social	Processo: Processo pelo qual os indivíduos aprendem a viver de acordo com as expectativas e padrões de um grupo ou sociedade; aquisição de crenças, hábitos, valores e modos aceitos de comportamento pela imitação, interação familiar e sistemas educacionais; procedimentos pelos quais uma sociedade integra os indivíduos.
1	**10020620**	F	Processo Vascular	Processo do Sistema Circulatório: Bombeamento de sangue por meio das artérias e veias centrais, e de vasos capilares periféricos.

Versão	Código	Eixo	Termo	Definição
2	**10028118**	F	Processo Vascular, Positivo	Processo Vascular
1	**10012993**	F	Processo Vascular, Prejudicado	Processo Vascular
1	**10014918**	F	Processo, Positivo	Processo
1	**10012843**	F	Processo, Prejudicado	Processo
1	**10015791**	F	Promiscuidade	Comportamento Sexual, Prejudicado: Ações de envolvimento em atividade sexual de modo indiscriminado ou com múltiplos parceiros, com o risco de propagar doenças sexualmente transmissíveis.
2015	**10043976**	F	Proteinúria	Processo do Sistema Urinário, Prejudicado
1	**10010934**	F	Prurido	Percepção, Prejudicada: Sensação de formigamento irritante, sensação cutânea seguida de impulso para coçar a pele ou o couro cabeludo.
2013	**10040643**	F	Qualidade de Vida	Condição
1	**10007512**	F	Queda	Evento ou Episódio
1	**10007520**	F	Queda	Executar: Descida repentina do corpo de um nível alto para um mais baixo, devido a desequilíbrio, desmaio ou incapacidade para sustentar o peso do corpo e permanecer ereto.
2	**10034683**	F	Queda, Ausente	Evento ou Episódio, Positivo
1	**10003763**	F	Queimadura	Ferida Traumática: Rotura e perda de camadas externas ou mais profundas de tecido da superfície corporal, devido a lesões pelo calor, desde exposição a agentes térmicos, químicos, elétricos ou radioativos; coagulação de proteínas nas células; aumento do metabolismo e quebra das reservas de nutrientes nos músculos e tecido adiposo; perda de proteínas e nitrogênio; dor severa, desconforto e estresse; risco de choque com ameaça da vida; necrose do tecido; infecções da ferida; contraturas; cicatrização hipotrófica com ligeira rigidez da cicatriz e desfiguração profunda; Queimadura de 1° Grau; Queimadura de 2° Grau e Queimadura de 3° Grau.

Versão	Código	Eixo	Termo	Definição
1	**10008247**	F	Queimadura por Frio	Ferida Traumática: Rotura e perda das camadas externas ou mais profundas de tecido da superfície do corpo, causada por exposição prolongada ao frio, trombose de tecidos capilares e congelamento do líquido extracelular, sobretudo em partes do corpo com menor perfusão tissular, por exemplo, dedos. Os estágios são graduados de acordo com a severidade associada à duração da exposição e grau de frieza, desde lesão superficial da pele com manchas brancas, sensação de picada e formigamento; progredindo para dor intensa devido à lesão da terminação nervosa superficial (Queimadura por frio de 1º Grau); lesão profunda do tecido com pele branca gelada, endurecida, mas móvel em relação à estrutura tissular subjacente, perda de sensibilidade e dor devido a lesões nervosas (Queimadura por frio de 2º Grau); e, finalmente, destruição da estrutura tissular com pele necrótica ou preta, perda de sensibilidade e dor, devido a lesões nervosas, com alto risco para infecções da ferida, perda de partes periféricas do corpo, como dedos dos pés e das mãos (Queimadura por frio de 3º Grau).
1	**10016240**	F	Racismo	Discriminação: Parcialidade ou preconceito fundamentado na raça.
1	**10016264**	F	Radiação	Processo Ambiental: Emissão de energia, como ondas magnéticas, ou como movimento de partículas, influenciando a vida e o desenvolvimento dos seres humanos.
1	**10002320**	F	Raiva	Emoção, Negativa: Sentimentos variando de extremo desprazer a fúria, originada por uma resposta mental ou física a estímulos internos ou externos.
1,1	**10023124**	F	Rapport (Relação de Compreensão Mútua)	Relacionamento
1	**10016405**	F	Razão (Ratio)	Condição
2015	**10045862**	F	Reação Alérgica	Processo do Sistema Imune, Prejudicado
1	**10000364**	F	Realização (Alcance)	Condição: Conclusão ou realização de tarefas.
1	**10016507**	F	Recuperação	Condição: Remover, ganhar força novamente; voltar à saúde, situação ou sobrevivência normal.
1	**10019249**	F	Recuperação Cirúrgica	Recuperação
2013	**10037403**	F	Recuperação Cirúrgica, Atrasada (ou Lenta)	Recuperação Cirúrgica, Negativa
2013	**10037419**	F	Recuperação Cirúrgica, Negativa	Recuperação Cirúrgica

Versão	Código	Eixo	Termo	Definição
2013	**10035839**	F	Recuperação de Abuso de Álcool	Recuperação
2013	**10035841**	F	Recuperação de Abuso de Drogas	Recuperação
1	**10006777**	F	Recuperação Emocional	Recuperação
1	**10007928**	F	Recuperação Financeira	Recuperação
1	**10014496**	F	Recuperação Física	Recuperação
2013	**10037731**	F	Recuperação Física, Atrasada (ou Lenta)	Recuperação Física, Prejudicada
2013	**10037720**	F	Recuperação Física, Prejudicada	Recuperação Física
1	**10017983**	F	Recuperação Sexual	Recuperação
1	**10016582**	F	Reflexo	Resposta Física
1	**10019017**	F	Reflexo de Sucção	Reflexo: Estabelecimento de ligação afetiva adequada do bebê (ou lactente) com a mãe enquanto suga o peito materno e é nutrido, estabelece contato, desenvolve um entendimento de sinais da mãe, adequada apreensão areolar, correta sucção e posicionamento da língua, deglutição audível, no mínimo, de 5 a 10 minutos, por mama, largando a apreensão areolar quando satisfeito.
1	**10012257**	F	Reflexo Motor	Reflexo: Movimento involuntário de parte, ou de órgãos do corpo, em resposta a estímulos particulares, ação involuntária que ocorre imediatamente após o estímulo; movimento sem envolvimento da vontade ou consciência.
1	**10016175**	F	Reflexo Pupilar	Reflexo
1	**10012862**	F	Reflexo, Prejudicado	Reflexo
1	**10016609**	F	Regime	Plano
1,1	**10023596**	F	Regime Complexo	Regime
2013	**10038993**	F	Regime Comportamental	Regime
3	**10031281**	F	Regime de Cuidado com os Olhos	Regime
2013	**10039686**	F	Regime de Cuidado Grupal (Cluster Care)	Regime
3	**10032412**	F	Regime de Cuidado Pré-Natal	Regime
3	**10032761**	F	Regime de Cuidados com a Pele	Regime

Versão	Código	Eixo	Termo	Definição
3	**10032790**	F	Regime de Cuidados com Estomia (ou Estoma)	Regime
3	**10030850**	F	Regime de Cuidados com Mama	Regime
3	**10032166**	F	Regime de Cuidados com Nefrostomia	Regime de Cuidados com Estomia (ou com Estoma)
3	**10033283**	F	Regime de Cuidados com o Cateter Urinário	Regime
2015	**10044857**	F	Regime de Cuidados com Paciente em Ventilação Mecânica	Regime
3	**10033174**	F	Regime de Cuidados com Traqueostomia	Regime de Cuidados com Estomia (ou com Estoma)
2013	**10039672**	F	Regime de Cuidados de Conforto (ou Paliativos)	Regime
2015	**10042744**	F	Regime de Cuidados durante o Parto (ou Nascimento)	Regime
3	**10032197**	F	Regime de Cuidados Orais (ou Bucais)	Regime
3	**10032262**	F	Regime de Cuidados Pós-Parto	Regime
3	**10032236**	F	Regime de Diálise Peritoneal	Regime
2015	**10046386**	F	Regime de Dieta Zero (ou NPO - Nihil Per Os)	Regime Dietético
3	**10042524**	F	Regime de Dispositivo de Continência	Regime
1,1	**10023667**	F	Regime de Exercício Físico	Regime
2015	**10042374**	F	Regime de Hemodiálise	Regime
2013	**10039535**	F	Regime de Imobilização	Regime
3	**10031537**	F	Regime de Imunização	Regime Medicamentoso
1,1	**10023701**	F	Regime de Líquidos (ou Hidratação)	Regime
2013	**10039655**	F	Regime de Manejo (Controle) de Convulsão	Regime de Segurança
2013	**10039664**	F	Regime de Manejo (Controle) de Prevenção do Suicídio	Regime de Segurança

Versão	Código	Eixo	Termo	Definição
2013	**10039640**	F	Regime de Manejo (Controle) de Reclusão (ou Isolamento)	Regime de Segurança
3	**10031223**	F	Regime de Nutrição Enteral	Regime
3	**10032215**	F	Regime de Nutrição Parenteral	Regime
3	**10032611**	F	Regime de Reabilitação	Regime
2015	**10043706**	F	Regime de Reabilitação Cardíaca	Regime de Reabilitação
3	**10033212**	F	Regime de Saúde durante Viagem (ou Saúde do Viajante)	Regime
1,1	**10024026**	F	Regime de Segurança	Regime
2013	**10037156**	F	Regime de Segurança da Criança	Regime
2013	**10036698**	F	Regime de Terapia Física	Regime
1,1	**10023651**	F	Regime de Teste Diagnóstico	Regime
1	**10005951**	F	Regime Dietético	Regime
1	**10011884**	F	Regime Medicamentoso	Regime
1,1	**10022206**	F	Regime Medicamentoso, Complexo	Regime Medicamentoso
1	**10016632**	F	Regurgitação	Processo do Sistema Gastrointestinal, Prejudicado: Fluxo invertido ou retorno de alimentos engolidos para a boca; incapacidade de reter o fluxo inverso de substância do estômago para as vias aéreas, acompanhada de inalação de conteúdo estomacal para as vias aéreas.
1	**10017965**	F	Relação Sexual	Executar: Atividades sexuais de duas pessoas, normalmente do sexo oposto; união sexual com o objetivo de excitação mútua e orgasmo.
1	**10016684**	F	Relacionamento	Estrutura Psicossocial
2013	**10035728**	F	Relacionamento, Positivo	Condição de Relacionamento
1	**10031563**	F	Renda	Condição Financeira: Cuidar da equivalência do dinheiro como um recurso agendado para a manutenção do lar; recursos financeiros domésticos previstos em um período de tempo, tal como semana, mês ou ano; dinheiro recebido periodicamente pelo trabalho ou serviço, como meio de prover estabilidade e segurança, e satisfação das necessidades básicas.

Versão	Código	Eixo	Termo	Definição
1	**10007583**	F	Renda Familiar	Renda: Salários e outras fontes de dinheiro, usados para cobrir despesas familiares.
2017	**10050402**	F	Resiliência	Condição
2017	**10050418**	F	Resiliência, Aumentada	Resiliência
2017	**10050425**	F	Resiliência, Prejudicada	Resiliência
1	**10006875**	F	Resistência	Condição: Disposição para manter, concentrar e recuperar energia ao longo do tempo, e para resistir a tensão prolongada.
3	**10033334**	F	Respiração Ofegante	Processo do Sistema Respiratório, Prejudicado
1	**10017091**	F	Responsividade	Condição: Reações a estímulos.
2013	**10039849**	F	Resposta à Analgesia Controlada pelo Paciente	Resposta ao Manejo (Controle) da Dor
2013	**10039854**	F	Resposta à Analgesia Controlada por Enfermeira(o)	Resposta ao Manejo (Controle) da Dor
1	**10017015**	F	Resposta à Anestesia	Resposta à Medicação
1	**10017043**	F	Resposta à Medicação	Resposta ao Tratamento
3	**10033404**	F	Resposta à Nutrição Enteral	Resposta ao Tratamento
1	**10017058**	F	Resposta à Nutrição Parenteral	Resposta ao Tratamento
1	**10017027**	F	Resposta a Produtos do Sangue	Resposta ao Tratamento
3	**10032132**	F	Resposta à Situação, Negativa	Resposta Psicológica, Prejudicada
2013	**10036410**	F	Resposta à Terapia	Resposta ao Tratamento
1	**10017036**	F	Resposta à Terapia com Líquidos (ou Hidratação)	Resposta ao Tratamento
1	**10017062**	F	Resposta à Termorregulação	Resposta ao Tratamento
1	**10017089**	F	Resposta ao Desmame Ventilatório	Resposta ao Tratamento
1,1	**10025127**	F	Resposta ao Desuso	Resposta Física, Prejudicada
3	**10034450**	F	Resposta ao Manejo (Controle) da Dor	Resposta ao Tratamento
3	**10034466**	F	Resposta ao Procedimento	Resposta ao Tratamento
1	**10017070**	F	Resposta ao Tratamento	Resposta Física
1,1	**10024832**	F	Resposta ao Tratamento, Negativa	Resposta ao Tratamento

Versão	Código	Eixo	Termo	Definição
1	**10020114**	F	Resposta ao Trauma	Resposta Psicológica, Prejudicada
1	**10016357**	F	Resposta ao Trauma do Estupro	Resposta ao Trauma: Resposta disfuncional que ocorre à vítima após um estupro, associada a estilo de vida desorganizado e processo demorado de reorganização do estilo de vida.
1	**10014505**	F	Resposta Física	Processo Corporal
1	**10012827**	F	Resposta Física, Prejudicada	Resposta Física
1	**10015974**	F	Resposta Psicológica	Processo Psicológico
2013	**10038955**	F	Resposta Psicológica à Dor	Resposta Psicológica
2013	**10041797**	F	Resposta Psicológica à Estomia (ou Estoma)	Resposta Psicológica
1,1	**10024781**	F	Resposta Psicológica à Orientação	Resposta Psicológica
2013	**10035530**	F	Resposta Psicológica, Positiva	Resposta Psicológica
1	**10012858**	F	Resposta Psicológica, Prejudicada	Resposta Psicológica
1	**10016020**	F	Resposta Psicossocial à Instrução	Resposta Psicológica
1	**10016054**	F	Resposta Psicossocial à Instrução sobre Dor	Resposta Psicossocial à Instrução
1,1	**10022309**	F	Resposta Psicossocial à Instrução sobre Exercício Físico	Resposta Psicossocial à Instrução
1	**10016065**	F	Resposta Psicossocial à Instrução sobre Ferida	Resposta Psicossocial à Instrução
1	**10016031**	F	Resposta Psicossocial à Instrução sobre Medicação	Resposta Psicossocial à Instrução
1	**10016049**	F	Resposta Psicossocial à Instrução sobre Nutrição	Resposta Psicossocial à Instrução
1	**10016077**	F	Resposta Psicossocial ao Manejo (Controle) da Dor	Resposta Psicológica
1	**10016083**	F	Resposta Psicossocial ao Plano de Cuidado	Resposta Psicológica
3	**10034413**	F	Resposta Psicossocial ao Procedimento	Resposta Psicológica
2017	**10050397**	F	Restrito (ou Confinado) ao Leito	Condição

Versão	Código	Eixo	Termo	Definição
1	**10017186**	F	Resultado	Artefato: Consequência ou efeito de alguma coisa, produto resultante.
1	**10002543**	F	Resultado de Gasometria	Resultado Laboratorial: Níveis de oxigênio e dióxido de carbono no sangue arterial.
1	**10019616**	F	Resultado de Teste	Resultado
1	**10011074**	F	Resultado Laboratorial	Resultado
1	**10041933**	F	Retenção de Líquidos	Processo do Sistema Regulatório, Prejudicado
3	**10034631**	F	Retenção Urinária	Condição Urinária: Acúmulo involuntário de urina na bexiga; enchimento incompleto da bexiga, associado a perda da função muscular da bexiga, a efeitos colaterais de narcóticos ou a lesão vesical.
2	**10034649**	F	Retenção Urinária, Negativa	Retenção Urinária
1	**10011192**	F	Riso	Comunicação: Ato de usar expressões faciais e verbais para indicar sentimentos de alegria e entretenimento.
1	**10017210**	F	Ritmo	Condição
1	**10003904**	F	Ritmo Cardíaco	Ritmo
1	**10016915**	F	Ritmo Respiratório	Ritmo
1	**10017309**	F	Ritual	Tradição
1	**10017384**	F	Rotina	Conjunto de Processos: Curso detalhado de ação que é seguido regularmente; um quadro de procedimentos ou atividades costumeiros, que não variam, ou um conjunto habitual de ações.
2013	**10039018**	F	Rotina de Hora para Dormir	Rotina
2013	**10041637**	F	Rotina Intestinal	Rotina
2013	**10041644**	F	Rotina Vesical	Rotina
1	**10013230**	F	Ruído	Processo Ambiental: Som percebido por seres humanos.
1	**10017460**	F	Salivação	Processo de Secreção: Processo de síntese e secreção de saliva das glândulas salivares e mucosas na boca, contendo água, mucina, sais e a enzima digestiva ptialina; a saliva serve para umedecer a cavidade oral, para iniciar a digestão de amidos e para ajudar na mastigação e na deglutição dos alimentos.
2013	**10038033**	F	Saneamento	Condição

Versão	Código	Eixo	Termo	Definição
1	**10003303**	F	Sangramento	Processo Vascular, Prejudicado: Perda sanguínea externa ou internamente, associada a lesão de vasos sanguíneos ou a fatores de coagulação defeituosos.
2015	**10043924**	F	Sangramento Vaginal	Sangramento
2	**10028810**	F	Sangramento, Ausente	Processo Vascular, Positivo
1	**10003319**	F	Sangue	Substância Corporal
2013	**10040092**	F	Satisfação com Atenção à Saúde	Condição
2013	**10040102**	F	Satisfação com Manejo (Controle) da Dor	Satisfação com Atenção à Saúde
1	**10011747**	F	Satisfação Conjugal	Condição: Contínuo preenchimento dos desejos, emoções gratificadas; ou ratificação entre parceiros conjugais ou casais, em uma família.
1,1	**10025382**	F	Satisfação no Trabalho	Condição
3	**10030845**	F	Saturação de Oxigênio no Sangue	Condição
1	**10008711**	F	Saúde	Condição: Um processo dinâmico de adaptação e de lidar com o ambiente, satisfazendo as necessidades e alcançando o potencial máximo de bem-estar físico, mental, espiritual e social; não meramente a ausência de doença ou enfermidade.
1	**10004767**	F	Saúde Comunitária	Saúde: Nível relativo de saúde e doença na comunidade.
1	**10013586**	F	Saúde Ocupacional	Saúde: O estado em que um trabalhador é capaz de atuar em um ótimo nível de bem-estar no local de trabalho.
1	**10006305**	F	Seca	Desastre Natural: Secura prolongada, falta de chuva.
1	**10017635**	F	Secreção	Substância Corporal
2013	**10040156**	F	Sedação	Condição
2013	**10040810**	F	Sedação, Ausente	Sedação, Eficaz
2013	**10040806**	F	Sedação, Eficaz	Sedação
2013	**10040796**	F	Sedação, Negativa	Sedação
1	**10019671**	F	Sede	Percepção: Sensação de desejo para beber água ou outro líquido, referida à boca e garganta; membrana mucosa seca na boca e garganta.

Versão	Código	Eixo	Termo	Definição
3	**10032676**	F	Segurança	Condição
3	**10031247**	F	Segurança Ambiental	Segurança
3	**10032682**	F	Segurança do Dispositivo	Segurança
3	**10031397**	F	Segurança do Domicílio	Segurança
1	**10009069**	F	Sem Teto (ou Desabrigado)	Condição: Indivíduos ou famílias sem residência fixa, frequentemente associado a falta de recursos necessários para prover abrigo adequado; a nutrição inadequada; a isolamento social; a acesso limitado a instalações sanitárias; e a vulnerabilidade a riscos como doenças, violência e abuso de substâncias.
1	**10018195**	F	Sentar-se	Abaixar: Mover-se e mudar o corpo de deitado ou em pé, para a posição sentada.
1	**10017908**	F	Serviço	Conjunto de Atos: Disponibilidade, locação e distribuição de sistemas que sustentam uma necessidade pública e benefícios comuns entre as pessoas.
2	**10027359**	F	Serviço Comunitário	Serviço
2013	**10038760**	F	Serviço de Autoajuda	Serviço Comunitário
1	**10020942**	F	Serviço de Coleta de Resíduos (Lixo e Esgoto)	Serviço: Fornecimento de serviços adequados para estocar, coletar, processar e remover resíduos.
1	**10004722**	F	Serviço de Comunicação	Serviço: Provisão de meios eletrônicos e mecânicos para apoio no envio e na recepção de mensagens.
1	**10006572**	F	Serviço de Educação	Serviço: Operações relacionadas à aquisição, à manutenção e à melhoria de conhecimento, e ao desenvolvimento de habilidades profissionais, vocacionais ou artísticas.
1	**10006783**	F	Serviço de Emprego	Serviço: Fornecimento de oportunidades de emprego ou outras possibilidades de ganho salarial.
1	**10006921**	F	Serviço de Energia	Serviço: Ato de suprir (ou fornecer) energia para uso das pessoas.
1	**10020069**	F	Serviço de Transporte	Serviço: Provisão de serviços adequados disponíveis e custeáveis para as pessoas, atendendo suas necessidades de transporte.
1	**10020961**	F	Serviço de Tratamento da Água	Serviço: Fornecimento de serviço adequado para descontaminar a água, tornando-a adequada para o consumo humano; estocagem, sedimentação, filtração e desinfecção (cloro) de água pública.

Versão	Código	Eixo	Termo	Definição
2013	**10038219**	F	Serviço Escolar	Serviço
2013	**10038235**	F	Serviço Financeiro	Serviço
1	**10008281**	F	Serviço Funeral	Serviço
1	**10009180**	F	Serviço Habitacional	Serviço: Fornecimento de abrigos adequados, moradia, apartamentos e casas necessárias para sustentar a necessidade pública.
1	**10011280**	F	Serviço Jurídico	Serviço
1	**10014719**	F	Serviço Policial	Serviço: Instituições e pessoas encarregadas com a tarefa de proteger a cidadania, defendendo cidadãos de lesões e perigos, e detectando e prevenindo o crime.
1	**10016737**	F	Serviço Religioso	Serviço
1	**10040379**	F	Sesta (ou Soneca)	Comportamento: Sono curto, ligeiro, com variação de minutos a 1-2 horas, de acordo com a idade, habitualmente no meio ou no fim do dia.
1	**10018130**	F	Sinal	Fenômeno
2013	**10037282**	F	Sinal de Desconforto	Sinal
1	**10018148**	F	Sinal de Infecção	Sinal
1	**10003342**	F	Sinal de Pressão Arterial	Pressão Arterial: Medida da pressão arterial em mmHg.
1	**10020829**	F	Sinal Vital	Sinal
1	**10008846**	F	Sinal Vital de Frequência Cardíaca	Frequência Cardíaca
1	**10019368**	F	Sintoma	Fenômeno: Mudança no corpo, experiência subjetiva de mudança na sensação, funções ou aparência corporal.
2013	**10038702**	F	Sintoma de Abstinência (de Afastamento ou de Retirada de Algo)	Sintoma
1	**10019375**	F	Sintoma de Infecção	Sintoma
1	**10003936**	F	Sistema Cardiovascular	Sistema Corporal
1	**10003480**	F	Sistema Corporal	Estrutura Corporal
1,1	**10025041**	F	Sistema Endócrino	Sistema Corporal
1	**10008332**	F	Sistema Gastrointestinal	Sistema Corporal
1,1	**10025056**	F	Sistema Imunológico	Sistema Corporal
1	**10012344**	F	Sistema Musculoesquelético	Sistema Corporal

Versão	Código	Eixo	Termo	Definição
1	**10013085**	F	Sistema Nervoso	Sistema Corporal
1	**10016841**	F	Sistema Reprodutivo	Sistema Corporal
1	**10007861**	F	Sistema Reprodutivo Feminino	Sistema Reprodutivo
1	**10011589**	F	Sistema Reprodutivo Masculino	Sistema Reprodutivo
1	**10016970**	F	Sistema Respiratório	Sistema Corporal
1	**10017867**	F	Sistema Sensorial	Sistema Corporal
1	**10010428**	F	Sistema Tegumentar	Sistema Corporal: Cobertura da superfície corporal: Pele, epiderme, membranas mucosas, tecido da camada conjuntiva e derme, incluindo glândulas sudoríparas e sebáceas, cabelo e unhas. Tem as funções de manter a temperatura corporal; proteger o tecido subjacente de abrasão física, invasão bacteriana, desidratação e radiação ultravioleta; esfriar o corpo quando a temperatura aumenta; detectar, por meio dos órgãos dos sentidos, estímulos relacionados à temperatura, toque, pressão e dor; perspirar, pelos órgãos excretores, componentes orgânicos, sais e água; secretar suor e substâncias sebáceas; sintetizar vitamina D e ativar componentes imunitários do sistema imunológico.
1	**10020421**	F	Sistema Urinário	Sistema Corporal
1	**10007874**	F	Sistema Urinário Feminino	Sistema Urinário
1	**10011591**	F	Sistema Urinário Masculino	Sistema Urinário
1	**10013899**	F	Sobrepeso	Peso, Prejudicado: Situação de peso corporal elevado e massa corporal normalmente de mais de 10 a 20 % acima do peso ideal; aumento na proporção de células gordurosas, principalmente nas vísceras e nos tecidos subcutâneos, associado a excesso de ingestão de nutrientes, a comer em excesso e a falta de exercício físico.
1	**10018391**	F	Socialização	Comportamento Interativo: Troca social mútua; participação em atividades sociais.
1	**10019055**	F	Sofrimento	Emoção, Negativa: Sentimentos prolongados de grande tristeza, associados a martírio e à necessidade de tolerar situações devastadoras, como sintomas físicos crônicos, a exemplo de dor, desconforto ou lesão; estresse psicológico crônico, má reputação ou injustiça.

Versão	Código	Eixo	Termo	Definição
1	**10011417**	F	Solidão	Emoção, Negativa: Sentimentos de falta de pertencimento, isolamento emocional, sentimento de ser excluído, sentimento de melancolia e tristeza associado a falta de companhia, simpatia e amizade, acompanhado de sentimentos de insignificância, vazio, afastamento (ou retraimento), baixa autoestima.
1	**10018294**	F	Sonambulismo	Sono Prejudicado: Atividade motora durante o sono, culminando com a pessoa saindo da cama para perambular enquanto dorme, podendo durar de minutos a meia hora, não se lembrando do episódio ao acordar; associado a fadiga, estresse e ansiedade.
1	**10041399**	F	Sono	Processo Corporal: Diminuição recorrente da atividade corporal, marcada por redução da consciência, não estar desperto, acompanhada por desatenção, com metabolismo diminuído, postura imóvel, atividade física diminuída e sensibilidade diminuída a estímulos externos, mas prontamente reversível.
1	**10014939**	F	Sono, Adequado	Sono
1	**10012929**	F	Sono, Prejudicado	Sono
1	**10018512**	F	Sonolência	Consciência, Prejudicada: Torpor profundo e adormecimento não natural.
1	**10003479**	F	Substância Corporal	Material
1	**10008313**	F	Substância Gástrica	Secreção
1	**10019001**	F	Sucção	Ingestão de Alimentos ou Líquidos: Extrair líquidos para a boca usando os músculos labiais e a língua; por exemplo, extrair leite dos seios, ou líquido do bico de uma mamadeira.
1	**10019064**	F	Sufocação	Processo do Sistema Respiratório, Prejudicado: Interferência na entrada de ar nos pulmões, parada da respiração e asfixia.
1	**10019072**	F	Suicídio	Comportamento, Autodestrutivo: Executar atividades suicidas, que conduzem à própria morte.
1	**10014449**	F	Suor	Substância Corporal

Versão	Código	Eixo	Termo	Definição
1	**10041979**	F	Super-Hidratação Hipertônica	Desequilíbrio Hídrico: Situação rara de excesso de líquidos hipertônicos, com concentração de eletrólitos mais alta do que os líquidos corporais, sede acentuada; pele avermelhada, seca e quente, acompanhada de confusão mental, alucinação, sonolência e convulsões, associada a erros na administração de líquidos, tais como transfusão endovenosa de líquidos hipertônicos a pacientes inconscientes, ou erros de administração de substitutos do leite da mama misturado a sal ao invés de açúcar, ou ingestão de água do mar, em afogamento.
1	**10041980**	F	Super-Hidratação Hipotônica	Desequilíbrio Hídrico: Sobrecarga hídrica de líquidos hipertônicos, com concentração de eletrólitos mais baixa do que os líquidos corporais, como a intoxicação por água devido à reposição de perda de líquidos corporais, por exemplo, por vômitos, diarreia ou sudorese intensa com suor transparente, associado a náusea, vômito, fraqueza, diminuição da consciência, espasmo muscular e convulsão.
1	**10041998**	F	Super-Hidratação Isotônica	Desequilíbrio Hídrico: Situação de sobrecarga de líquidos isotônicos, com a mesma concentração de eletrólitos dos líquidos corporais, acompanhada por aumento da pressão arterial, aumento do peso corporal, distensão das veias do pescoço e das mãos, dificuldades respiratórias, presença de sons respiratórios associados a desenvolvimento de edema pulmonar devido a administração rápida de transfusão endovenosa, ou associado a insuficiência renal.
1	**10019119**	F	Suprimento	Processo Ambiental: Fontes disponíveis e custeáveis, e distribuição de suprimentos básicos para sustentar a vida das pessoas.
1	**10020988**	F	Suprimento de Água	Suprimento: Disponibilidade de água pura, custeável, necessária para sustentar a vida dos seres humanos.
2013	**10038359**	F	Suprimento de Água, Adequado	Suprimento de Água
2013	**10038344**	F	Suprimento de Água, Inadequado	Suprimento de Água
1	**10008138**	F	Suprimento de Alimentos	Suprimento: Disponibilidade de substâncias custeáveis, líquidas ou sólidas, que podem ser usadas para nutrição humana.

Versão	Código	Eixo	Termo	Definição
1,1	**10023928**	F	Suprimento de Medicação	Suprimento
1	**10019296**	F	Suscetibilidade	Condição
1	**10019306**	F	Suscetibilidade a Infecção	Suscetibilidade
1	**10019310**	F	Suspeita	Percepção, Prejudicada: Impressão da existência de algo que não está presente; agir sem fundamentos claros, inclinação para acusar mentalmente ou duvidar genuinamente da verdade.
2015	**10045509**	F	Tabagismo Secundário (Passivo)	Poluição
1	**10019404**	F	Tabu	Crença: Proibição do uso, associação ou menção a algo; frequentemente associado à abstenção de alimentos ou comportamentos específicos.
1	**10019415**	F	Taquicardia	Arritmia: Batimentos cardíacos rápidos; frequência cardíaca anormal, superior a 100 batimentos por minuto em adultos.
1	**10019895**	F	Tato	Percepção Sensorial: Faculdade para sentir, devido a respostas a estímulos dos órgãos táteis; potencialidade para a orientação pelo toque e pressão dos órgãos táteis no tegumento.
1	**10016390**	F	Taxa	Condição
1	**10005375**	F	Taxa de Criminalidade	Taxa: Taxa relativa de crimes em uma dada população e área geográfica específica.
1	**10020271**	F	Taxa de Desemprego	Taxa: Taxa relativa de indivíduos incapazes de conseguir emprego ou trabalho remunerado.
1	**10004686**	F	Taxa de Doenças Transmissíveis	Incidência de Doenças: Proporção numérica de indivíduos com uma infecção capaz de ser transmitida de uma pessoa para outra, ou de um animal para outro.
1	**10003326**	F	Taxa de Fluxo Sanguíneo	Taxa: Quantidade de sangue que circula pelo coração ou vasos sanguíneos.
1	**10006636**	F	Taxa de Idosos	Taxa: Taxa relativa de idosos em uma dada população e área geográfica específica.
1	**10009791**	F	Taxa de Imunização	Taxa: Taxa relativa de imunização de indivíduos para doenças específicas.
1	**10010297**	F	Taxa de Lesão	Taxa: Frequência de ocorrências de trauma físico ou dano a tecidos, intencionais ou acidentais, em uma dada população, em um período de tempo específico.
2013	**10037712**	F	Taxa de Lesão por Queda	Taxa de Lesão

Versão	Código	Eixo	Termo	Definição
1	**10011396**	F	Taxa de Literacia	Taxa: Taxa relativa de indivíduos capazes de ler ou escrever, em uma comunidade ou população.
1	**10012051**	F	Taxa de Migração	Taxa: Número de pessoas que se mudam dentro de, ou para fora de determinada área, por 1.000 habitantes em um determinado ano.
1	**10005573**	F	Taxa de Mortalidade	Taxa: Taxa relativa de mortes em uma dada população e área geográfica específica.
1	**10010073**	F	Taxa de Mortalidade Infantil	Taxa de Mortalidade: Taxa relativa de morte de bebês (ou lactentes).
1	**10011781**	F	Taxa de Mortalidade Materna	Taxa de Mortalidade: Taxa relativa de mortes de mulheres durante a gestação, o parto (ou nascimento), ou durante os 42 dias do puerpério, por qualquer causa relacionada com, ou agravada pela gravidez ou seu manejo, excluídas as causas acidentais ou incidentais.
1	**10014338**	F	Taxa de Mortalidade Perinatal	Taxa de Mortalidade: Proporção relativa de mortes perinatais (mortes fetais de 28 ou mais semanas de gestação e óbitos de nascidos vivos com menos de uma semana de vida).
1	**10003272**	F	Taxa de Natalidade	Taxa: Taxa relativa de nascimentos em uma dada população e área geográfica específica.
2013	**10037708**	F	Taxa de Queda	Taxa
1	**10007729**	F	Tecido Adiposo	Tecido Corporal
1	**10017500**	F	Tecido Cicatricial	Tecido Corporal: Tecido da superfície corporal, contraído, firme, sem vascularização e pálido, com elasticidade diminuída, associado a uma prévia solução de continuidade e cicatrização da pele.
1	**10003524**	F	Tecido Corporal	Substância Corporal
1	**10018481**	F	Tecido Mole	Tecido Corporal
1,1	**10024866**	F	Técnicas de Adaptação para Déficit Sensorial	Adaptação
1	**10019556**	F	Temperatura	Dimensão Física
1	**10003507**	F	Temperatura Corporal	Temperatura: Calor interno do corpo relacionado ao metabolismo corporal.
1	**10019560**	F	Tendência	Condição
1	**10019573**	F	Tendência para Perambular	Tendência

Versão	Código	Eixo	Termo	Definição
1	**10015450**	F	Tensão Pré-menstrual	Dor Visceral: Sinal do início da menstruação nos últimos dias do ciclo menstrual, tensão nervosa, irritabilidade, ganho de peso, edema, dor de cabeça, mastalgia, disforia e falta de concentração antes do início da menstruação; as características desaparecem após o primeiro ou segundo dia do período menstrual.
1	**10002907**	F	Tentativa de Suicídio	Comportamento Autodestrutivo: Tentativa de matar a si próprio.
1	**10019644**	F	Termorregulação	Processo do Sistema Regulatório: Controle da produção e perda de calor por meio de mecanismos fisiológicos ativados pelo hipotálamo, pele e temperatura corporal.
1	**10014973**	F	Termorregulação, Positiva	Termorregulação
1	**10012964**	F	Termorregulação, Prejudicada	Termorregulação
1	**10006490**	F	Terremoto	Desastre Natural
3	**10031138**	F	Teste Diagnóstico	Evento ou Episódio
1,1	**10024878**	F	Tolerância à Atividade	Condição, Positiva
2013	**10036362**	F	Tolerância à Dieta	Condição Positiva
1,1	**10025348**	F	Tomada de Decisão, Eficaz	Processo de Tomada de Decisão
1	**10019869**	F	Tornado	Desastre Natural: Violento remoinho de vento, acompanhado por uma nuvem em formato de funil, com rotação rápida, que usualmente destrói tudo ao longo do seu estreito caminho, influenciando a vida e o desenvolvimento de seres humanos.
1	**10005249**	F	Tosse	Processo do Sistema Respiratório, Prejudicado: Expulsão súbita do ar dos pulmões para as vias aéreas.
2017	**10047284**	F	Tosse, Ausente	Processo do Sistema Respiratório, Positivo
1	**10019980**	F	Tradição	Crença: Costumes, normas, rituais, símbolos e mitos transmitidos oralmente ou pela prática, que funcionam como meio para assegurar a unidade ao longo de gerações e história.
2013	**10038005**	F	Tradição Face à Morte	Tradição
1	**10017822**	F	Transferência, por si próprio	Transferência
1	**10020105**	F	Trauma	Processo Patológico

Versão	Código	Eixo	Termo	Definição
1	**10016335**	F	Trauma do Estupro	Trauma: Situação física ou psicológica após participação forçada em relação sexual ou coito.
1	**10020146**	F	Tremor	Processo do Sistema Musculoesquelético, Prejudicado: Tremulação rítmica não intencional, tremor, alternância involuntária da contração e do relaxamento muscular pela oposição de grupos de músculos esqueléticos, associado a aumento de tremor durante movimentos intencionais, ocorrendo em pessoas idosas, em algumas famílias e associado a predisposição genética e a doenças neurodegenerativas.
1	**10017851**	F	Tremor Senil	Tremor: Tremor ligeiro, rápido, oscilante, sobretudo das mãos; inclinação rítmica da cabeça, normalmente aumento do tremor durante movimentos intencionais, intensificados por ansiedade, excitação e autoconsciência, ocorrendo principalmente nas pessoas idosas.
1	**10017418**	F	Tristeza	Emoção, Negativa: Sentimentos de pesar, melancolia associada a falta de energia.
1	**10008309**	F	Troca Gasosa	Processo do Sistema Respiratório: Troca alveolar de oxigênio e dióxido de carbono; equilíbrio na perfusão ventilatória, associado à eficácia da respiração, coloração da pele e nível de energia.
2	**10027495**	F	Trombose Venosa Profunda	Processo Vascular, Prejudicado
2013	**10036391**	F	Trombose Venosa Profunda, Ausente	Processo Vascular, Positivo
1	**10020200**	F	Tsunami	Desastre Natural: Imensa onda oceânica, causada por um terremoto ou erupção vulcânica, subaquáticos.
1	**10020237**	F	Úlcera	Ferida: Ferida aberta ou lesão; perda da camada profunda do tecido; cratera circunscrita como lesão; diminuição do suprimento de sangue na área; tecido avermelhado de granulação; necrose gordurosa amarela; ferida com odor; inflamação ao redor da ferida; dores; desprendimento de tecido necrosado e inflamado, associado a processo inflamatório, infeccioso ou maligno.
1	**10002558**	F	Úlcera Arterial	Úlcera: Lesão causada por circulação arterial reduzida ou ausente.
2017	**10050036**	F	Úlcera Arterial, Ausente	Parte Estrutural do Corpo, Positiva

Versão	Código	Eixo	Termo	Definição
2015	**10042650**	F	Úlcera de Pé Diabético	Úlcera Diabética
3	**10031101**	F	Úlcera Diabética	Úlcera
1	**10015612**	F	Úlcera por Pressão	Úlcera: Dano, inflamação ou ferida na pele ou nas estruturas subjacentes em resultado de compressão do tecido e de perfusão inadequada.
2	**10029077**	F	Úlcera por Pressão, Ausente	Parte da Estrutura Corporal, Positiva
1	**10020683**	F	Úlcera Venosa	Úlcera: Lesão circunscrita, semelhante a uma cratera, normalmente localizada na perna, acima do maléolo; edema e pele seca ao redor da ferida; pele de cor castanha ou descorada, com descamação; lipodermatoesclerose; atrofia da pele; exantema, dor e dor na ferida, associada a insuficiência venosa crônica; bordas venosas danificadas e retorno diminuído de sangue venoso das pernas para o tronco.
1	**10020478**	F	Urina	Substância Corporal
1	**10021075**	F	Uso de Cadeira de Rodas	Mobilização: Movimentar o corpo de um lugar para outro em uma cadeira de rodas; transferir-se para e da cadeira de rodas com segurança; manobrar nas curvas, rampas de acesso e outros obstáculos, dentro dos níveis de velocidade, desde passo lento a moderado e rápido.
1	**10017814**	F	Uso do Vaso Sanitário e Higienização, por si próprio, após Evacuar e Urinar	Uso do Vaso Sanitário e Higienização, após Evacuar e Urinar
1	**10020599**	F	Valor	Crença: Disposição para manter e abandonar ações, levando em conta a opinião da pessoa sobre o que é bom ou ruim.
1	**10020608**	F	Vandalismo	Crime: Destruição ou dano intencional e desnecessário a propriedade.
1	**10020704**	F	Ventilação	Processo do Sistema Respiratório: Mover o ar para dentro e para fora dos pulmões com certa taxa e ritmo respiratório, profundidade de inspiração e força de expiração.
1	**10018651**	F	Ventilação, Espontânea	Ventilação
1	**10021121**	F	Vento	Processo Ambiental: Movimento natural do ar, corrente perceptível de ar que se move na atmosfera paralela à superfície da terra, influenciando a vida e o desenvolvimento dos seres humanos.

Versão	Código	Eixo	Termo	Definição
1	**10017996**	F	Vergonha	Emoção, Negativa: Sentimentos de perda de autorrespeito causado por erro, comportamento desonroso ou tolo; os sentimentos de vergonha são direcionados a si mesmo, ao invés de serem dirigidos aos outros.
3	**10033306**	F	Verruga	Infecção
1	**10006160**	F	Vertigem Postural (Tontura)	Percepção, Prejudicada: Sensação de desmaio ou de incapacidade para manter o equilíbrio normal nas posições de pé ou sentada. Associada a confusão, náuseas e fraqueza.
2015	**10045359**	F	Vertigem Postural (Tontura), Ausente	Percepção, Positiva
1	**10002144**	F	Vigilância	Condição: Nível de atenção ou vigilância; prestar atenção a alguma coisa, estar pronto para agir.
1	**10003548**	F	Vínculo	Parentalidade: Ligação afetiva entre um bebê (ou lactente) e os pais; formação de laços afetivos.
1	**10020789**	F	Violência	Comportamento Agressivo: Demonstração brutal de ações ou uso injustificado de força ou poder, com o propósito de lesar ou causar dano, maltratar ou atacar. Ataque violento, abusivo, ilegal, ou ações culturalmente proibidas em relação aos outros; estado de luta ou conflito por poder.
2	**10029175**	F	Violência, Ausente	Comportamento, Positivo
1	**10017833**	F	Virar-se	Mudar de Direção: Mover e mudar o corpo de um lado para outro e de frente para trás.
1	**10018124**	F	Visão	Percepção Sensorial: Faculdade de ver, devido a respostas a estímulos dos órgãos visuais; potencialidade para ver.
2015	**10042168**	F	Vítima	Condição
2015	**10042217**	F	Vítima de Abuso de Idoso	Vítima
2015	**10042175**	F	Vítima de Abuso Infantil	Vítima
2015	**10042240**	F	Vítima de Agressão Sexual (ou Estupro)	Vítima
2015	**10042272**	F	Vítima de Incesto	Vítima de Agressão Sexual (ou Estupro)
2015	**10044389**	F	Vítima de Negligência	Vítima
2015	**10044423**	F	Vítima de Negligência de Idoso	Vítima de Negligência
2015	**10044391**	F	Vítima de Negligência Infantil	Vítima de Negligência

Versão	Código	Eixo	Termo	Definição
2015	**10042286**	F	Vítima de Violência de Parceiro Íntimo	Vítima
1	**10020855**	F	Volição	Atitude: Escolha consciente, ato de escolher usando o próprio bem-estar da pessoa.
1	**10013000**	F	Volição, Prejudicada	Volição
1	**10042054**	F	Volume de Líquidos, Eficaz	Função do Sistema Regulatório, Eficaz
1	**10042008**	F	Volume de Líquidos, Prejudicado	Processo do Sistema Regulatório, Negativo
1	**10020864**	F	Vômito	Processo de Sistema Gastrointestinal, Prejudicado: Expulsão ou retorno à boca de alimentos transformados ou de conteúdo estomacal através do esôfago e para fora da boca.
2	**10029199**	F	Vômito, Ausente	Processo do Sistema Gastrointestinal, Positivo
1	**10021113**	F	Vontade de Viver	Volição: Vontade influenciada pelos pensamentos e desejos para continuar a vida, apesar das circunstâncias difíceis; forte desejo de viver; escolher ou agir para preservar a vida da pessoa.

EIXO JULGAMENTO (J – 45 conceitos)

Julgamento

Opinião clínica ou determinação relacionada ao foco da prática de enfermagem.

Versão	Código	Eixo	Termo	Definição
1	**10009007**	J	Alto	Nível Absoluto: Quantidade, concentração ou intensidade, superior à média ou mais do que o normal.
1	**10013269**	J	Anormal	Estado de Normalidade
1,1	**10022089**	J	Atrasado (ou Lento)	Progresso: Acontecendo mais lentamente do que o esperado.
1	**10011438**	J	Baixo	Nível Absoluto: Falta; déficit; quantidade, concentração ou intensidade abaixo da média ou inferior ao normal.
1	**10004849**	J	Completo	Progresso: Concluído, finalizado.
1,1	**10023605**	J	Complexidade	Estado
1,1	**10023583**	J	Complexo	Complexidade
2	**10026671**	J	Dependência	Condição

Versão	Código	Eixo	Termo	Definição
2	**10026713**	J	Dependência, Negativa	Dependência
2	**10026685**	J	Deteriorado	Estado Julgado como Relativo
1	**10014956**	J	Eficaz	Julgamento Positivo ou Negativo: Estado julgado positivamente.
1	**10018786**	J	Estado	Característica
1	**10013305**	J	Estado de Normalidade	Estado: Conformidade com um padrão ou norma.
1	**10015534**	J	Estado de Prescrição	Estado
2	**10026750**	J	Estado Julgado como Relativo	Estado
1	**10007423**	J	Extensão	Estado
1	**10011116**	J	Grande	Tamanho: Acima do tamanho médio.
1	**10005663**	J	Grau	Condição
2	**10025849**	J	Gravidade	Estado
2	**10026721**	J	Independência	Dependência
1	**10018764**	J	Iniciado	Progresso: Início ou começo.
1	**10010519**	J	Interrompido	Progresso: Temporariamente suspenso.
1	**10010981**	J	Julgamento, Positivo ou Negativo	Estado: Julgado positivamente, ou julgado negativamente.
2	**10025854**	J	Leve	Gravidade
2	**10026692**	J	Melhorado	Estado Julgado como Relativo
2	**10025865**	J	Moderado	Gravidade
1	**10013253**	J	Nenhum	Extensão: Nada, nenhuma parte.
1	**10007343**	J	Nível Esperado	Nível Absoluto: Valor médio, quantia, resultado ou intensidade, semelhante ou provável.
1	**10000270**	J	Nível, Absoluto	Estado
1	**10013295**	J	Normal	Estado de Normalidade: De acordo com uma norma; típico; padrão; estado usual ou esperado.
1	**10014081**	J	Parcial	Extensão
1	**10018315**	J	Pequeno	Tamanho: Abaixo do tamanho médio.
1	**10017252**	J	Potencial para Risco	Fenômeno: A possibilidade de uma perda ou de um problema; um problema que se espera ocorrer com certa probabilidade; estado potencialmente negativo.
1	**10015151**	J	Potencialidade	Estado
1	**10012938**	J	Prejudicado	Julgamento, Positivo ou Negativo: Estado julgado negativamente, alterado, prejudicado ou ineficaz.

Versão	Código	Eixo	Termo	Definição
1	**10015506**	J	Prescrito	Estado de Prescrição
2015	**10046624**	J	Presença	Condição
1	**10015789**	J	Progresso	Estado
1	**10000420**	J	Real	Potencialidade: Que existe de fato ou em realidade.
1	**10015007**	J	Risco	Potencialidade: Que existe em possibilidade, risco.
2	**10025877**	J	Severo	Severidade
1,1	**10024061**	J	Simples	Complexidade
1	**10018218**	J	Tamanho	Estado
1	**10003065**	J	Tamanho Médio	Tamanho
1	**10019876**	J	Total	Extensão

EIXO AÇÃO (A – 232 CONCEITOS)

Ação

Processo intencional aplicado a, ou desempenhado por um cliente.

Versão	Código	Eixo	Termo	Definição
1	**10011455**	A	Abaixar	Posicionar: Mover ou trazer para baixo o corpo inteiro ou partes do corpo.
1	**10009198**	A	Abraçar	Tocar: Envolver alguém fortemente com os braços.
1	**10000386**	A	Ação	Processo Intencional
2015	**10042609**	A	Acompanhar	Executar
1	**10005254**	A	Aconselhar	Guiar: Capacitar alguém a tomar as próprias decisões por meio de diálogo.
1	**10001773**	A	Administrar	Distribuir: Prover ou aplicar algo.
1	**10001929**	A	Advogar	Apoiar: Recomendar alguém ou alguma coisa mediante argumentação.
1	**10017528**	A	Agendar	Planejar: Fazer um cronograma, isto é, uma agenda de horário.
1	**10001760**	A	Ajustar	Organizar: Fazer uma mudança para servir (caber), adaptar.
2013	**10037125**	A	Alimentação Infantil	Ação
1	**10007786**	A	Alimentar	Executar: Dar alimentos ou líquidos para alguém.

Versão	Código	Eixo	Termo	Definição
1	**10002171**	A	Aliviar	Tratar: Tornar algo mais fácil de suportar.
1	**10002185**	A	Alterar	Regular: Fazer mudança em algo ou tornar alguma coisa diferente.
1	**10002298**	A	Analisar	Avaliar: Sintetizar a informação sobre algo.
1	**10002464**	A	Aplicar	Distribuir: Fazer uso prático de algo.
1	**10019142**	A	Apoiar	Auxiliar: Dar ajuda social ou psicológica para que alguém possa progredir; evitar que alguém ou alguma coisa falhe; sustentar o peso, ou manter alguém ou alguma coisa na posição, segurar.
2015	**10043057**	A	Aquisição de Medicação	Obter
1	**10002527**	A	Arranjar (Organizar)	Coordenar: Colocar alguma coisa na ordem solicitada.
1	**10008528**	A	Arrumar-se (Cuidar da Aparência Externa)	Higienizar (ou Cuidar da Higiene): Escovar e, de outras formas, cuidar e manter limpos os cabelos e as unhas.
1	**10011821**	A	Aspiração Mecânica	Aspirar: Sucção Mecânica.
1	**10002641**	A	Aspirar	Sugar: Sucção ou extração (ou drenagem) de uma substância.
1	**10011723**	A	Aspirar Manualmente	Aspirar: Sucção Manual.
1	**10002911**	A	Atender	Ação: Estar preocupado com, a serviço de, ou tomando conta de alguém ou de alguma coisa.
3	**10034612**	A	Atender por Meio de Intervenção	Atender
1	**10016716**	A	Atenuar	Tratar: Diminuir, acabar ou remover alguma coisa.
1	**10014145**	A	Atividade do Paciente	Ação
1	**10017912**	A	Ato de Deixar Pronto (ou Aprontar)	Preparar: Colocar alguma coisa em posição para uso.
1	**10009961**	A	Aumentar	Alterar: Ajustar alguma coisa para conseguir um resultado maior (ou melhor).
1,1	**10024884**	A	Aumentar Tolerância à Atividade	Aumentar
1	**10003012**	A	Auscultar	Examinar: Ouvir os sons corporais internos.
1	**10003020**	A	Autorizar	Gerenciar: Dar permissão, garantir autoridade.
1	**10002850**	A	Auxiliar	Atender: Fazer parte do trabalho, com ou para alguém.
1	**10007066**	A	Avaliar	Determinar: Processo contínuo para medir o progresso, ou em que extensão os objetivos estabelecidos foram atingidos.

Versão	Código	Eixo	Termo	Definição
1	**10003134**	A	Banhar	Higienizar (ou Cuidar da Higiene): Aplicar água ou material de limpeza em alguma coisa.
1	**10018013**	A	Barbear	Cortar: Cortar cabelo ou barbear.
1	**10003818**	A	Calcular	Avaliar: Averiguar por cálculos ou recursos matemáticos.
1	**10004060**	A	Categorizar	Avaliar: Colocar em uma categoria, classificar.
1	**10004094**	A	Cateterizar	Inserir: Colocar um cateter no corpo para introduzir ou remover líquidos.
1	**10004437**	A	Clampear	Executar: Apertar, juntar ou comprimir alguma coisa, isto é, tecido ou vaso.
1	**10005296**	A	Cobrir	Executar: Colocar alguma coisa sobre parte, ou no corpo todo.
1	**10004542**	A	Colaborar	Relacionar-se: Trabalhar junto com uma ou mais pessoas.
1	**10004574**	A	Coletar	Obter: Trazer alguma coisa junto, agrupar.
1	**10016201**	A	Colocar ou Pôr	Instalar: Colocar, pôr, ajustar aparelhos, equipamento, etc., em posição para ser utilizado.
1	**10016199**	A	Colocar Roupas	Vestir ou Despir: Escolher e pegar roupas, vestir, abotoar e amarrar roupas na parte superior e inferior do corpo; fechar zíperes; colocar meias, curtas ou compridas; calçar sapatos e botas.
1	**10004854**	A	Completar	Gerenciar: Chegar ao estágio final ou finalizar.
1	**10004877**	A	Comprimir	Manipular: Apertar alguma coisa.
1	**10004189**	A	Conferir	Observar: Estabelecer a exatidão, a qualidade e a situação de algo.
1	**10020727**	A	Confirmar (ou Comprovar)	Avaliar: Estabelecer a verdade e exatidão de alguma coisa.
1	**10004664**	A	Confortar	Relacionar-se: Consolar alguém em momento de necessidade.
1	**10005017**	A	Consultar	Relacionar-se: Buscar conselho, obter informação, compartilhar ideias e considerar parcerias.
1	**10005265**	A	Contar	Observar: Usar números para determinar quantidade.
1	**10005038**	A	Contatar	Relacionar-se: Estar em comunicação com outras pessoas com o propósito de obter informações, estabelecer relacionamentos e rede de comunicação.
1	**10017155**	A	Conter (ou Limitar)	Restringir: Manter alguém ou alguma coisa dentro de limites.

Versão	Código	Eixo	Termo	Definição
1	**10005142**	A	Controlar	Organizar: Estruturar ou manter funções ou ações.
1	**10005190**	A	Coordenar	Organizar: Colocar ou pôr alguma coisa em uma relação adequada.
1	**10005491**	A	Cortar	Executar: Encurtar, remover ou dividir alguma coisa.
1	**10008441**	A	Dar	Distribuir: Transferir alguma coisa.
1	**10005713**	A	Demonstrar	Executar: Exibir um comportamento publicamente observável.
1	**10006063**	A	Descartar	Remover: Livrar-se de algo.
1	**10005797**	A	Descrever	Informar: Relatar verbalmente, ou por escrito, as características de alguém ou alguma coisa.
1	**10005848**	A	Desenvolver	Promover: Favorecer o crescimento de uma ideia, pessoa, ou grupo/comunidade.
1	**10005659**	A	Desfibrilar	Estimular: Dar um choque elétrico no miocárdio pela parede torácica, para tratamento de arritmia cardíaca.
1	**10006044**	A	Desinfetar	Limpar: Tornar alguma coisa livre de microrganismos patogênicos.
1	**10020990**	A	Desmamar	Interromper: Fazer alguém não ficar dependente de alguma coisa.
1	**10005824**	A	Determinar	Ação: Encontrar ou estabelecer alguma coisa de forma precisa.
3	**10034620**	A	Determinar a Intervenção	Determinar
1	**10005600**	A	Diminuir	Alterar: Ajustar alguma coisa para conseguir um resultado menor.
1	**10006125**	A	Distribuir	Gerenciar: Entregar, dar ou dispensar.
1	**10006156**	A	Divertir	Executar: Proporcionar diversão ou entretenimento para mudar o próprio humor ou o dos outros.
1	**10006173**	A	Documentar	Descrever: Acumular e registrar informação.
1	**10006211**	A	Drenar (ou Extrair)	Limpar: Fazer alguma coisa sair ou fluir.
1	**10006564**	A	Educar	Orientar: Dar conhecimento sobre algo a alguém.
1	**10006691**	A	Elevar	Posicionar: Levantar ou erguer o corpo inteiro ou partes do corpo.
1	**10015409**	A	Elogiar	Relacionar-se: Expressar aprovação ou admiração por alguém ou alguma coisa.
1	**10006796**	A	Empoderar	Promover: Habilitar a pessoa para realizar sua capacidade de influenciar a própria saúde.

Versão	Código	Eixo	Termo	Definição
1	**10016576**	A	Encaminhar	Coordenar: Enviar ou dirigir uma pessoa para alguém ou alguma coisa.
1	**10006823**	A	Encorajar	Apoiar: Dar confiança ou esperança a alguém.
1	**10006224**	A	Enrolar (com pano, etc.)	Cobrir: Colocar peças de tecido ou outro material.
1	**10005119**	A	Entrar em Acordo	Relacionar-se: Fazer um contrato (ou um pacto) com alguém.
1	**10010542**	A	Entrevistar	Determinar: Examinar por meio de questões e incitando (motivando, estimulando) respostas faladas.
1	**10010831**	A	Entubar	Inserir: Pôr, ajustar ou colocar um tubo na, ou dentro da traqueia, para ventilação.
1	**10010877**	A	Envolver-se	Comportamento Interativo: Ação de estar engajado e demonstrar interesse em outros indivíduos e vontade de ajudar os outros.
1	**10017247**	A	Enxaguar	Lavar: Lavar levemente com água limpa ou outro líquido para remover substâncias não desejadas.
1	**10003737**	A	Escovar	Arrumar-se (Cuidar da Aparência Externa): Passar uma escova no cabelo ou na pele, ou limpar os dentes com uma escova.
1	**10017619**	A	Esfregar	Limpar: Escovar com força, especialmente com uma escova dura.
1,1	**10024813**	A	Estabelecer	Comunicar
1	**10011354**	A	Estabelecer Limite	Restringir: Limitar ou conter comportamento.
1	**10015770**	A	Estabelecer Perfil	Identificar: Identificar sistematicamente o comportamento e as necessidades de saúde de uma população.
1	**10018729**	A	Estabilizar	Manter: Tornar algo difícil de ser mudado.
1	**10018738**	A	Estadiar	Categorizar: Determinar a extensão ou progressão de um problema.
1	**10015575**	A	Estar Presente	Relacionar-se: Estar disponível em momentos de necessidade.
1	**10018826**	A	Esterilizar	Limpar: Fazer alguma coisa ficar livre de microrganismos.
1	**10018842**	A	Estimular	Executar: Incitar ou despertar alguma coisa.
2013	**10036225**	A	Estimular Reflexão sobre Experiência Vivida (Debriefing)	Ação
1	**10003077**	A	Evitar	Prevenir: Manter longe ou ficar longe de alguma coisa.
1	**10006708**	A	Evocar (ou Provocar)	Comunicar: Deduzir; suscitar ou causar.

Versão	Código	Eixo	Termo	Definição
1	**10007256**	A	Examinar	Observar: Investigar ou olhar de perto para algo ou alguém, para estabelecer presença, ausência ou características de alguma coisa.
1	**10014291**	A	Executar	Ação: Realizar uma tarefa técnica.
1	**10017439**	A	Executar Medida de Segurança	Proteger: Executar atividades direcionadas a prevenir e a evitar acidentes, riscos ou perigos conhecidos, que podem causar danos ou ferimentos. Executar atividades direcionadas à manutenção de segurança no ambiente, e associadas a uso de dispositivos de proteção, como luvas e capacete.
1	**10002401**	A	Executar Orientação Antecipatória	Guiar: Direcionar as pessoas em assuntos relacionados à saúde, antes que um evento aconteça.
1	**10014364**	A	Executar Posicionamento no Perioperatório	Posicionar
1	**10019277**	A	Executar Vigilância	Monitorar: Observação atenta de uma pessoa ou grupo, monitorização contínua.
1	**10007370**	A	Explicar	Informar: Tornar alguma coisa evidente ou clara para alguém.
1	**10006230**	A	Extrair (ou Drenar)	Remover: Extrair líquidos.
1	**10007499**	A	Facilitar	Auxiliar: Tornar alguma coisa mais fácil para alguém.
1	**10019436**	A	Falar	Comunicar-se: Conversar usando linguagem falada, articulando as palavras.
1	**10009935**	A	Fazer Incisão	Cortar: Fazer um corte em alguma coisa.
1	**10001901**	A	Fazer Progredir (ou Promover)	Melhorar: Fazer progresso, melhorar, ir em frente.
1	**10017585**	A	Fazer Rastreamento (*Screening*)	Examinar: Distinguir entre aqueles que sofrem, ou não, de uma doença ou outros fenômenos.
2013	**10041249**	A	Fazer Rastreamento (*Screening*) de Câncer	Fazer Rastreamento (*Screening*)
2013	**10041231**	A	Fazer Rastreamento (*Screening*) de Tuberculose	Fazer Rastreamento (*Screening*)
1	**10020179**	A	Fazer Triagem	Priorizar: Designar graus de urgência para decidir a ordem de tratamento de feridas, doenças, etc.
1	**10017397**	A	Friccionar	Manipular: Esfregar as mãos ou outro objeto, com pressão firme, sobre a superfície do corpo.
1	**10006950**	A	Garantir (ou Assegurar)	Organizar: Ter certeza ou estar certo.
1	**10011625**	A	Gerenciar	Ação: Estar responsável por, ou dar uma ordem para alguém ou alguma coisa.

Versão	Código	Eixo	Termo	Definição
1	**10008592**	A	Guiar	Informar: Direcionar alguém para uma decisão sobre assuntos relacionados à saúde.
1	**10009285**	A	Higienizar (ou Cuidar da Higiene)	Executar: Banhar, trocar as roupas, produzir-se (com acessórios), associado a padrões culturais e nível socioeconômico.
1	**10009339**	A	Hiperinflar	Inflar: Preencher, a mais, alguma coisa com uma substância.
1	**10009450**	A	Hipnotizar	Executar: Induzir o estado semelhante ao do sono, por hipnose.
1	**10009631**	A	Identificar	Avaliar: Estabelecer a identidade de alguém ou alguma coisa sistematicamente.
1	**10009762**	A	Imobilizar	Restringir: Manter alguém ou alguma coisa com movimentos restritos.
1	**10009840**	A	Implementar	Gerenciar: Usar conhecimento e habilidades para colocar os planos em ação.
1	**10010039**	A	Induzir	Promover: Ajudar algo a acontecer.
1	**10010136**	A	Inflar	Executar: Encher alguma coisa com uma substância.
1	**10010162**	A	Informar	Ação: Contar alguma coisa para alguém.
1	**10010221**	A	Iniciar	Regular: Começar a fazer mudanças em alguma coisa ou fazer alguma coisa de modo diferente.
1	**10010266**	A	Injetar	Inserir: Dirigir ou forçar uma agulha em uma parte do corpo, para introduzir substâncias.
1	**10010324**	A	Inserir	Executar: Colocar, ajustar ou por alguma coisa no corpo ou em uma parte do corpo.
1	**10010348**	A	Inspecionar	Monitorar: Olhar de perto, de forma sistemática, para alguém ou alguma coisa.
1	**10010353**	A	Instalar	Executar: Colocar ou fixar um aparelho em posição para ser utilizado.
1	**10010369**	A	Instilar	Inserir: Introduzir um líquido em alguma coisa, gradativamente, em gotas.
1	**10010376**	A	Instruir	Orientar: Dar informação sistemática a alguém sobre como fazer alguma coisa.
1	**10005436**	A	Intermediação Cultural	Negociar: Vincular processos e expectativas do sistema local de atenção à saúde a paciente e família de uma cultura diferente.
1	**10010492**	A	Interpretar	Avaliar: Entender ou explicar alguma coisa.
1	**10010526**	A	Interromper	Alterar: Parar de fazer alguma coisa ou fazer alguma coisa de modo diferente.
1	**10019587**	A	Interromper a Gestação (Gravidez)	Tratar: Ações para terminar uma gestação não planejada, não desejada ou que ameaça a vida, por abortamento.

Versão	Código	Eixo	Termo	Definição
1	**10010883**	A	Irrigar	Lavar: Lavar alguma coisa com um fluxo de líquido constante.
1	**10010906**	A	Isolar	Restringir: Manter barreiras entre, separar alguém de outros.
1	**10020935**	A	Lavar	Limpar: Fazer com que algo fique limpo com água ou outro líquido e um agente de limpeza.
1	**10018009**	A	Lavar o cabelo	Limpar: Lavar com água e sabão para limpar e remover microrganismos.
1	**10011205**	A	Lavar Roupa	Lavar: Lavar, secar e passar ou limpar roupas.
2013	**10041830**	A	Lidar	Gerenciar
1	**10011233**	A	Liderar	Gerenciar: Antecipar; mostrar o caminho; agir, propositadamente, para produzir uma resposta desejada.
1	**10004444**	A	Limpar	Executar: Remover sujeira ou agentes contaminantes; jogar no lixo.
1	**10011710**	A	Manipular	Executar: Mover manualmente uma parte do corpo.
1	**10011504**	A	Manter	Regular: Manter, reter ou continuar alguma coisa.
1	**10011768**	A	Massagear	Manipular: Pressionar e esfregar o corpo ou partes do corpo.
1	**10011845**	A	Mediar	Negociar: Resolver ou acertar as diferenças, chegar a um acordo.
1	**10011813**	A	Medir (ou Verificar)	Avaliar: Atribuir números para os atributos de alguma coisa.
1	**10012080**	A	Minimizar	Alterar: Reduzir a uma quantia, tamanho ou grau menor.
1	**10012120**	A	Mobilizar	Executar: Tornar alguma coisa móvel.
1	**10018343**	A	Molhar	Banhar: Fazer com que alguma coisa absorva tanto líquido quanto possível.
1	**10012154**	A	Monitorar	Determinar: Exame minucioso, feito em ocasiões repetidas ou regulares, em alguém ou alguma coisa.
1	**10012242**	A	Motivar	Promover: Fazer alguém agir de uma forma particular ou estimular o interesse de alguém em uma atividade.
1	**10013037**	A	Negociar	Entrar em Acordo: Conferenciar com alguém para obter um compromisso ou concordância.
1	**10001917**	A	Notificar	Guiar: Sugerir que o curso de uma ação promovida seja seguido.
1	**10013474**	A	Observar	Determinar: Notar e olhar cuidadosamente alguém ou alguma coisa.

Versão	Código	Eixo	Termo	Definição
1	**10013572**	A	Obter	Gerenciar: Tomar posse de alguma coisa, adquirir.
1	**10002673**	A	Obter dados	Avaliar: Estimar o tamanho, qualidade e significância de alguma coisa.
1	**10013636**	A	Oferecer	Distribuir: Dar uma oportunidade para (alguém).
1	**10013754**	A	Ordenar	Gerenciar: Dar um comando; requerer o fornecimento de algo.
1	**10012079**	A	Ordenhar	Manipular: Usar pressão manual e friccionar a mama com as mãos para retirar o leite.
1	**10013806**	A	Organizar	Gerenciar: Estruturar alguma coisa, isto é, colocar alguma coisa em ordem.
1	**10019502**	A	Orientar	Informar: Dar informação sistemática para alguém sobre assuntos relacionados à saúde.
1	**10013712**	A	Otimizar	Manter: Alcançar o melhor resultado.
1	**10011383**	A	Ouvir	Comunicar-se: Fazer um esforço para ouvir outras pessoas, escutar atentamente o que os outros dizem, prestar atenção e responder aos outros.
1	**10013984**	A	Paliar	Gerenciar: Proporcionar conforto ou controlar a dor de uma pessoa com uma doença terminal, por meio de apoio físico, emocional, psicológico ou espiritual.
1	**10013997**	A	Palpar	Examinar: Examinar as partes corporais usando as mãos.
1	**10014099**	A	Participar	Comportamento Interativo: Participar de alguma coisa, compartilhar uma atividade.
1	**10004640**	A	Pentear	Arrumar-se (Cuidar da Aparência Externa): Passar um pente no cabelo.
1	**10014289**	A	Percutir	Examinar: Examinar partes corporais usando percussão com os dedos ou instrumentos.
1	**10014408**	A	Permitir	Controlar: Autorizar ou dar uma oportunidade.
1	**10021023**	A	Pesar	Medir: Averiguar o peso de alguma coisa ou de alguém e expressá-lo em números.
1	**10014648**	A	Planejar	Coordenar: Considerar, ordenar e arranjar alguma coisa antecipadamente.
1	**10014757**	A	Posicionar	Executar: Colocar alguém ou alguma coisa em determinada posição.
1	**10015478**	A	Preparar	Executar: Fazer com que alguém ou alguma coisa fique pronto.
1	**10015510**	A	Prescrever	Ordenar: Indicar o uso de um remédio ou regime: direcionar a administração de um remédio ou tratamento.

Versão	Código	Eixo	Termo	Definição
1	**10015599**	A	Pressionar	Executar: Fazer pressão em alguma coisa usando os dedos e as mãos; capacidade para exercer pressão em um objeto usando as mãos.
1	**10015620**	A	Prevenir	Atender: Parar ou impedir que alguma coisa aconteça.
1	**10005055**	A	Prevenir Contaminação	Proteger: Prevenir poluição ou infecção.
1	**10002128**	A	Prevenir Estilo de Vida Alcoólico	Proteger
1	**10018370**	A	Prevenir Estilo de Vida de Isolamento Social	Proteger
1	**10015736**	A	Priorizar	Planejar: Ordenar alguma coisa em uma fila, em termos de precedência.
1	**10015801**	A	Promover	Auxiliar: Ajudar a começar ou a avançar alguma coisa para alguém.
1	**10015864**	A	Proteger	Prevenir: Manter alguém ou alguma coisa seguro de algo, ou tomar precauções contra alguma coisa.
1	**10015935**	A	Prover (Proporcionar, Fornecer)	Distribuir: Fazer algo ficar pronto para alguém.
1	**10016152**	A	Puncionar	Inserir: Dirigir ou forçar uma agulha em um vaso sanguíneo ou cavidade do corpo, para retirar ou remover substâncias.
1	**10016181**	A	Purificar	Desinfetar: Agir como um antisséptico; livrar alguma coisa de impurezas.
1	**10016645**	A	Reabilitar	Restaurar: Restabelecer funções eficazes ou vida normal por treinamento, especialmente após doença.
1	**10016650**	A	Reforçar	Apoiar: Fortalecer alguém ou alguma coisa.
1	**10016498**	A	Registrar	Descrever: Relatar uma parte de evidência ou informação que constitui a narrativa do que ocorreu ou foi dito.
1	**10016613**	A	Regular	Controlar: Ajustar alguma coisa para que se alcance um resultado desejado.
1	**10016678**	A	Relacionar-se	Atender: Estabelecer ou continuar a manter conexão com um ou mais indivíduos, para interagir.
1	**10016771**	A	Relatar	Descrever: Fazer uma narrativa ou sumarizar eventos ou observações.
1	**10016763**	A	Remover	Executar: Retirar ou excluir alguma coisa.
1	**10008070**	A	Remover (Algo) com Jato de Água ou Outro Líquido	Lavar: Limpar ou lavar alguma coisa com fluxo de água (ou outro líquido) sob pressão.

Versão	Código	Eixo	Termo	Definição
1	**10016873**	A	Requisitar (ou Requerer)	Coordenar: Pedir a alguém para fazer alguma coisa; ordenar alguma coisa.
1	**10017004**	A	Responder	Ação: Replicar, responder, ato de reagir.
2015	**10044066**	A	Ressuscitação Cardíaca	Ressuscitação
2015	**10043019**	A	Ressuscitação Cardiopulmonar	Ressuscitação
2015	**10044084**	A	Ressuscitação Pulmonar	Ressuscitação
1	**10017193**	A	Ressuscitar	Restaurar: Fazer alguém ou alguma coisa voltar à vida.
1	**10017140**	A	Restaurar	Tratar: Trazer de volta a uma situação anterior ou original; renovar ou rejuvenescer, mental e fisicamente.
1	**10017172**	A	Restringir (ou Fazer Contenção)	Controlar: Manter alguém ou alguma coisa dentro de limites físicos.
1	**10008642**	A	Segurar a mão	Tocar: Pegar a mão de alguém; dar apoio pessoal e restaurar a confiança.
2013	**10035388**	A	Ser Cuidado por um Cuidador	Ação
1	**10019038**	A	Sugar (ou Aspirar)	Limpar: Remover ar ou líquido de um vaso ou cavidade para produzir um vácuo parcial, com a finalidade de remover alguma coisa.
1	**10019093**	A	Supervisionar	Monitorar: Supervisionar o progresso de alguém ou alguma coisa.
1	**10019174**	A	Suprimir	Interromper: Colocar um fim em uma atividade ou na existência de alguma coisa.
2013	**10036651**	A	Suspender Uso	Executar: Cessar a administração ou uso
1	**10019334**	A	Suturar	Executar: Costurar os lábios de uma ferida, para fechá-la.
1	**10019594**	A	Testar	Avaliar: Experimentar ou fazer um teste com alguém ou alguma coisa.
1	**10019427**	A	Tirar Roupas	Vestir ou Despir: Remover roupas desabotoando, desamarrando, abrindo zíperes, da parte superior ou inferior do corpo; remover meias, curtas ou compridas, e calçados; dobrar, pendurar e colocar roupas em algum lugar, como gaveta ou armário.
1	**10019905**	A	Tocar	Relacionar-se: Usar as mãos com o propósito de contato táctil.
1	**10006945**	A	Tornar (algo) maior ou melhor	Promover: Aumentar, intensificar ou tornar melhor o que já era de boa qualidade.

Versão	Código	Eixo	Termo	Definição
1	**10013118**	A	Trabalhar em Rede	Comportamento Interativo: Ação de criar apoio usando sistema de interconexão para transmitir informação, comunicar, fazer contratos ou compartilhar experiências entre indivíduos.
1	**10019967**	A	Traçar (ou Rastrear)	Identificar: Observar, descobrir ou encontrar vestígios ou sinais de alguém ou alguma coisa por investigação.
1	**10016480**	A	Tranquilizar	Apoiar: Aliviar o medo e restaurar a confiança.
1	**10020030**	A	Transferir	Posicionar: Mover alguém ou alguma coisa de um lugar para outro.
1	**10020076**	A	Transportar	Executar: Carregar ou mover de um lugar para outro.
3	**10033190**	A	Transportar Dispositivo	Transportar
1	**10020133**	A	Tratar	Ação: Cuidar, diminuindo, acabando, removendo ou restaurando alguma coisa.
1	**10020007**	A	Treinar	Instruir: Desenvolver as habilidades de alguém, ou as funções de alguma coisa.
3	**10033142**	A	Treinar Uso do Vaso Sanitário e Higienização, após Evacuar e Urinar	Treinar
1	**10004162**	A	Trocar	Executar: Substituir uma coisa por outra.
1	**10019807**	A	Usar Vaso Sanitário e Fazer Higienização, após Evacuar e Urinar	Higiene
1	**10020552**	A	Vacinar	Executar: Introduzir um antígeno para estimular desenvolvimento da imunidade dos indivíduos e proteger contra uma doença específica; inocular com uma vacina.
1	**10020696**	A	Ventilar	Executar: Fazer com que o ar se mova livremente.
1	**10006253**	A	Vestir	Cobrir: Colocar ou remover roupas.
1	**10008425**	A	Vestir ou Despir	Higiene
1	**10019283**	A	Vigiar (ou Investigar)	Monitorar: Examinar minuciosamente alguém ou alguma coisa, de modo repetido e regular, ao longo do tempo.
1	**10020228**	A	Virar	Posicionar: Provocar a mudança de posição de modo a olhar em direção diferente.

EIXO LOCALIZAÇÃO (L – 259 CONCEITOS)

Localização

Orientação anatômica ou espacial de um diagnóstico ou intervenção.

Versão	Código	Eixo	Termo	Definição
1	**10000023**	L	Abdome	Região Corporal
1	**10003422**	L	Abertura Corporal	Estrutura Corporal
1	**10018021**	L	Abrigo	Asilo
1	**10002074**	L	Aeroporto	Construção: Instalação para aeronaves, passageiros e serviços de apoio.
1	**10008164**	L	Antebraço	Região Corporal
1	**10002365**	L	Anterior	Posição, Anterior ou Posterior
1	**10002417**	L	Ânus	Abertura Corporal
1	**10002493**	L	Aréola	Região Corporal
1	**10002562**	L	Artéria	Vaso Sanguíneo
1	**10016123**	L	Artéria Pulmonar	Artéria
1	**10010968**	L	Articulação	Componente do Sistema Musculoesquelético
1	**10006593**	L	Articulação do Cotovelo	Articulação
1	**10011003**	L	Articulação do Joelho	Articulação
1	**10009024**	L	Articulação do Quadril	Articulação
1	**10002354**	L	Articulação do Tornozelo	Articulação
1	**10019126**	L	Asilo	Estrutura Social
1	**10020360**	L	Bexiga Urinária	Componente do Sistema Urinário
2	**10027597**	L	Bilateral	Posição, Unilateral ou Bilateral
1	**10002504**	L	Braço	Região Corporal
1	**10003700**	L	Brônquios	Componente do Sistema Respiratório
1	**10008688**	L	Cabeça	Região Corporal
1	**10008626**	L	Cabelo (Pelo)	Componente do Sistema Tegumentar: Pequeno fio que cresce da superfície tal como cabelo, pelo facial, incluindo barba e pelo do corpo. Cada pelo é um filamento de queratina, com uma raiz e um eixo, constituindo um folículo especializado na epiderme. Permanece intacto e com função especial no couro cabeludo e na face, com relação a elasticidade, textura e espessura, comprimento, cor, aparência, incluindo limpeza, presença ou ausência de pelos.

Versão	Código	Eixo	Termo	Definição
1	**10005556**	L	Cadáver (Corpo Morto)	Corpo
1	**10008908**	L	Calcanhar	Região Corporal
1	**10003860**	L	Capilar	Vaso Sanguíneo
1	**10013379**	L	Casa de Repouso	Asilo
1	**10000010**	L	Cavidade Abdominal	Cavidade Corporal
1	**10003390**	L	Cavidade Corporal	Estrutura Corporal
1	**10005323**	L	Cavidade Craniana	Cavidade Corporal
1	**10011128**	L	Cavidade Laríngea	Cavidade Corporal
1	**10012424**	L	Cavidade Nasal	Cavidade Corporal
1	**10013720**	L	Cavidade Oral (ou Bucal)	Cavidade Corporal
1	**10019685**	L	Cavidade Torácica	Cavidade Corporal
1	**10004104**	L	Central	Posição, Central ou Periférica
1	**10004779**	L	Centro Comunitário de Saúde	Instituição de Atenção à Saúde
1	**10005518**	L	Centro Dia	Estrutura Social
1	**10005525**	L	Centro Dia para Adulto	Centro Dia
1	**10005539**	L	Centro Dia para Criança	Centro Dia
1	**10005541**	L	Centro Dia para Idoso	Centro Dia para Adulto
1	**10003621**	L	Cérebro	Componente do Sistema Nervoso
1	**10004459**	L	Clínica	Instituição de Atenção à Saúde
1	**10013367**	L	Clínica de Enfermagem	Clínica
1	**10014579**	L	Clínica de Fisioterapia	Clínica
1	**10012033**	L	Clínica Obstétrica	Clínica
1	**10005732**	L	Clínica Odontológica	Clínica: Instituição que provê atendimento odontológico.
1	**10004471**	L	Clitóris	Parte do Sistema Reprodutivo Feminino
1	**10004590**	L	Colostomia	Estomia (ou Estoma)
1	**10003943**	L	Componente do Sistema Cardiovascular	Componente do Sistema Corporal

Versão	Código	Eixo	Termo	Definição
1	**10003498**	L	Componente do Sistema Corporal	Estrutura Corporal
1,1	**10025060**	L	Componente do Sistema Endócrino	Componente do Sistema Corporal
1	**10008345**	L	Componente do Sistema Gastrointestinal	Componente do Sistema Corporal
1,1	**10025073**	L	Componente do Sistema Imunológico	Componente do Sistema Corporal
1	**10012359**	L	Componente do Sistema Musculoesquelético	Componente do Sistema Corporal
1	**10013092**	L	Componente do Sistema Nervoso	Componente do Sistema Corporal
1	**10016856**	L	Componente do Sistema Reprodutivo	Componente do Sistema Reprodutivo
1	**10016989**	L	Componente do Sistema Respiratório	Componente do Sistema Corporal
1	**10017879**	L	Componente do Sistema Sensorial	Componente do Sistema Corporal
1	**10010437**	L	Componente do Sistema Tegumentar	Componente do Sistema Corporal
1	**10020432**	L	Componente do Sistema Urinário	Componente do Sistema Corporal
1	**10004968**	L	Conjuntiva	Componente do Sistema Sensorial
1	**10005001**	L	Construção	Artefato
1	**10008822**	L	Coração	Componente do Sistema Cardiovascular
1	**10005212**	L	Córnea	Componente do Sistema Sensorial
1	**10003388**	L	Corpo	Estrutura Corporal
1	**10003106**	L	Costas	Região Corporal
1	**10017223**	L	Costela	Osso
1	**10017494**	L	Couro Cabeludo	Região Corporal
1	**10019659**	L	Coxa	Região Corporal
1	**10018260**	L	Crânio	Osso
1	**10013351**	L	Creche	Hospital-Dia para Criança
1	**10007937**	L	Dedo da mão	Região Corporal
1	**10019797**	L	Dedo do pé	Região Corporal

Versão	Código	Eixo	Termo	Definição
1	**10019830**	L	Dente	Osso
1	**10017234**	L	Direita	Posição, Esquerda ou Direita
1	**10006085**	L	Distal	Posição, Proximal ou Distal
1	**10003744**	L	Edifício	Construção: Estrutura projetada e construída para uso humano.
1	**10004672**	L	Edifício Comercial	Edifício: Estrutura construída para o comércio.
1	**10016110**	L	Edifício Público	Edifício: Estrutura projetada e construída para apoiar sistemas e infraestrutura pública, como governo, educação, saúde, serviços, transporte, comunicação e proteção civil.
1	**10016887**	L	Edifício Residencial	Edifício: Estrutura projetada e construída para habitação humana; residência e lares; abrigo que proporciona proteção e espaço para seres humanos.
1	**10009133**	L	Enfermaria	Unidade de Atenção à Saúde
1	**10017537**	L	Escola	Estrutura Social: Estrutura projetada e construída para educação e treinamento.
1	**10006689**	L	Escola de Ensino Fundamental	Escola
1	**10009011**	L	Escola de Ensino Médio	Escola
1	**10017603**	L	Escroto	Parte do Sistema Reprodutivo Masculino
1	**10002280**	L	Esfíncter Anal	Componente do Sistema Gastrointestinal
1	**10020413**	L	Esfíncter Urinário	Componente do Sistema Urinário
1	**10018959**	L	Espaço Subaracnóideo	Cavidade Corporal
1	**10011267**	L	Esquerda	Posição, Esquerda ou Direita
1	**10018861**	L	Estômago	Componente do Sistema Gastrointestinal
1	**10018857**	L	Estomia (ou Estoma)	Abertura Corporal
1	**10017313**	L	Estrada	Construção: Curso ou caminho para veículos a motor e pessoas viajarem.
1	**10016319**	L	Estrada de Ferro	Construção: Sistema de trilhos e estações que compõem a estrada de ferro.
1	**10018916**	L	Estrutura	Entidade
1	**10018900**	L	Estrutura Corporal	Estrutura
1	**10018423**	L	Estrutura Social	Artefato
1	**10007481**	L	Face	Região Corporal
1	**10007971**	L	Flanco	Região Corporal
1	**10008172**	L	Fronte	Região Corporal

Versão	Código	Eixo	Termo	Definição
1	**10008456**	L	Glândula	Componente do Sistema Corporal: Coleção de células similares, especializadas, localizadas em determinados órgãos, que secretam e excretam material não relacionado ao metabolismo normal do órgão.
1	**10011618**	L	Glândula Mamária	Parte do Sistema Reprodutivo Feminino: Uma ou duas glândulas de formato discoide, ou seja, as mamas femininas na região peitoral de mulher adulta, presentes nos homens, de forma rudimentar, e ainda não desenvolvidas nas meninas. Contêm elementos que secretam leite humano para nutrir os bebês (ou lactentes). As mamas são usualmente consideradas como parte da sexualidade feminina.
1	**10017456**	L	Glândula Salivar	Componente do Sistema Gastrointestinal: Um dos três pares de glândulas que produzem líquido seroso e secreções mucosas na boca para auxiliar no processo digestivo.
1	**10009114**	L	Hospital	Instituição de Atenção à Saúde
1	**10009727**	L	Ileostomia	Estomia (ou Estoma)
1	**10011440**	L	Inferior	Posição, Inferior ou Superior
1	**10008730**	L	Instituição de Atenção à Saúde	Estrutura Social: Estrutura projetada e construída para apoiar o fornecimento de serviços de atenção à saúde, frequentemente associada a hospital, clínica.
1	**10010557**	L	Intestino	Componente do Sistema Gastrointestinal
1	**10011377**	L	Lábio	Região Corporal
1	**10009030**	L	Lar	Estrutura Psicossocial
1	**10011137**	L	Laringe	Componente do Sistema Respiratório
1	**10011163**	L	Lateralidade	Condição
1	**10011171**	L	Lateralidade de Cirurgia	Lateralidade
1	**10019824**	L	Língua	Componente do Sistema Sensorial
1	**10021145**	L	Local de Trabalho	Estrutura Social
1	**10018032**	L	Local de Trabalho Protegido	Local de Trabalho
1	**10019254**	L	Localização da Cirurgia	Região Corporal
1	**10010854**	L	Localização de Dispositivo Invasivo	Região Corporal
1	**10021258**	L	Localização de Ferida	Região Corporal
1	**10003650**	L	Mama	Região Corporal
1	**10013224**	L	Mamilo	Região Corporal

Versão	Código	Eixo	Termo	Definição
1	**10008661**	L	Mão	Região Corporal
1	**10010947**	L	Maxilar	Região Corporal
1	**10012022**	L	Meio	Posição, Inferior ou Superior
1	**10012288**	L	Membrana Mucosa	Componente do Sistema Tegumentar: Fina camada sem queratina, de cobertura natural da superfície interna do corpo, protegendo cavidades ou canais corporais, incluindo o revestimento da boca, do nariz, da vagina, do tubo digestivo, das vias respiratórias e do trato geniturinário. A membrana mucosa protege a estrutura subjacente, secreta muco que lubrifica as estruturas a ela associadas, absorve água, sais e outras soluções.
1	**10013731**	L	Membrana Mucosa Oral (ou Bucal)	Membrana Mucosa
1	**10012290**	L	Músculo	Componente do Sistema Musculoesquelético
1	**10003792**	L	Nádega	Região Corporal
1	**10013314**	L	Nariz	Componente do Sistema Sensorial
3	**10032145**	L	Nefrostomia	Estomia (ou Estoma)
1	**10013063**	L	Nervo	Componente do Sistema Nervoso
1	**10007452**	L	Olhos	Componente do Sistema Sensorial
2013	**10041174**	L	Ombro	Região Corporal
1	**10006488**	L	Orelha	Componente do Sistema Sensorial
1	**10003553**	L	Osso	Componente do Sistema Musculoesquelético
1	**10014227**	L	Osso Pélvico	Osso
1	**10013868**	L	Ovário	Parte do Sistema Reprodutivo Feminino
1	**10007468**	L	Pálpebra	Região Corporal
1	**10004245**	L	Parede Torácica	Região Corporal
2	**10029238**	L	Parte da Estrutura Corporal, Positiva	Estrutura Corporal
1	**10012955**	L	Parte da Estrutura Corporal, Prejudicada	Estrutura Corporal
1	**10007857**	L	Parte do Sistema Reprodutivo Feminino	Componente do Sistema Reprodutivo
1	**10011570**	L	Parte do Sistema Reprodutivo Masculino	Componente do Sistema Reprodutivo
1	**10008155**	L	Pé	Região Corporal
1	**10004213**	L	Peito (ou Tórax)	Região Corporal

Versão	Código	Eixo	Termo	Definição
1	**10018239**	L	Pele	Componente do Sistema Tegumentar: Superfície natural, robusta e flexível, mais externa do corpo, com funções relacionadas com a elasticidade, a textura e a espessura, de modo a manter a queratinização da camada de revestimento intacta, hidratada, macia, nem extremamente fria, nem quente.
1	**10014236**	L	Pelve	Região Corporal
1	**10014243**	L	Pênis	Parte do Sistema Reprodutivo Masculino
1	**10014386**	L	Periférico	Posição, Central ou Periférica
1	**10014340**	L	Períneo	Região Corporal
1	**10011298**	L	Perna	Região Corporal
1	**10012476**	L	Pescoço	Região Corporal
1	**10014695**	L	Pleura	Componente do Sistema Respiratório
1	**10003697**	L	Ponte	Construção: Estrutura que dá suporte a uma estrada, caminho, ferrovia, etc., para atravessar um curso de água, erosão, estrada de ferro, etc.
1	**10008674**	L	Porto	Construção: Estrutura que fornece espaço e abrigo para barcos e navios.
1	**10014788**	L	Posição	Estado
1	**10003433**	L	Posição Corporal	Condição
1	**10011401**	L	Posição de Litotomia	Posição Corporal
1	**10020151**	L	Posição de Trendelenburg	Posição Corporal
1	**10015829**	L	Posição Prona (ou Decúbito Ventral)	Posição Corporal
1	**10019103**	L	Posição Supina (ou Decúbito Dorsal)	Posição Corporal
1	**10002377**	L	Posição, Anterior ou Posterior	Posição
1	**10004127**	L	Posição, Central ou Periférica	Posição
1	**10011279**	L	Posição, Esquerda ou Direita	Posição
1	**10011464**	L	Posição, Inferior ou Superior	Posição
1	**10015957**	L	Posição, Proximal ou Distal	Posição
2	**10027584**	L	Posição, Unilateral ou Bilateral	Posição

Versão	Código	Eixo	Termo	Definição
1	**10014994**	L	Posterior	Posição, Anterior ou Posterior
1	**10008186**	L	Prepúcio	Região Corporal
1	**10015743**	L	Prisão	Estrutura Social: Estrutura projetada e construída para abrigar prisioneiros; um lugar de confinamento para pessoas acusadas ou condenadas.
2015	**10043251**	L	Problema de Veia Sistêmica	Veia Sistêmica
1	**10015840**	L	Próstata	Parte do Sistema Reprodutivo Masculino
1	**10015942**	L	Proximal	Posição, Proximal ou Distal
1	**10011486**	L	Pulmão	Componente do Sistema Respiratório
1	**10021262**	L	Punho	Estrutura Corporal
1	**10004382**	L	Queixo	Região Corporal
1	**10003096**	L	Região Axilar	Região Corporal
1	**10003451**	L	Região Corporal	Estrutura Corporal
1	**10002251**	L	Região do Coto de Amputação	Região Corporal
2	**10029303**	L	Região Inferior do Corpo	Região Corporal
1	**10016106**	L	Região Pubiana	Região Corporal
2	**10029293**	L	Região Superior do Corpo	Região Corporal
1	**10020259**	L	Região Umbilical	Região Corporal
1	**10020872**	L	Região Vulvar	Região Corporal
1	**10016548**	L	Reto	Cavidade Corporal
1,1	**10022439**	L	Rim	Componente do Sistema Urinário
1	**10017402**	L	Sacro	Região Corporal
1	**10013691**	L	Sala de Cirurgia	Unidade de Atenção à Saúde
1	**10016511**	L	Sala de Recuperação	Unidade de Atenção à Saúde
1	**10020325**	L	Superior	Posição, Inferior ou Superior
1	**10018971**	L	Tecido Subcutâneo	Componente do Sistema Tegumentar
1	**10019600**	L	Testículo	Parte do Sistema Reprodutivo Masculino
1	**10019692**	L	Tórax	Região Corporal
1	**10019922**	L	Traqueia	Componente do Sistema Respiratório
1	**10019933**	L	Traqueostomia	Estomia (ou Estoma)
1	**10020180**	L	Tronco	Região Corporal

Versão	Código	Eixo	Termo	Definição
1	**10012392**	L	Unha	Componente do Sistema Tegumentar: Estrutura achatada e elástica, com textura córnea, presente no final dos dedos das mãos e dos pés, contendo raiz, corpo e margem livre na extremidade distal. A integridade e a função das unhas das mãos e dos pés estão relacionadas com a textura, o comprimento e a espessura, de modo a proteger as bordas dos dedos das mãos e dos pés e ajudar a apanhar pequenos objetos. Relaciona-se, também, com o comprimento, a cor e a aparência, incluindo a limpeza.
1	**10013852**	L	Unidade Ambulatorial	Unidade de Atenção à Saúde
1	**10008724**	L	Unidade de Atenção à Saúde	Estrutura
1	**10006754**	L	Unidade de Emergência	Unidade de Atenção à Saúde
1	**10016303**	L	Unidade de Radiologia	Unidade de Atenção à Saúde
1	**10010444**	L	Unidade de Terapia Intensiva	Unidade de Atenção à Saúde
1	**10005882**	L	Unidade Diagnóstica	Unidade de Atenção à Saúde
2	**10026732**	L	Unilateral	Posição, Unilateral ou Bilateral
1	**10020302**	L	Universidade	Estrutura Social
1	**10020339**	L	Uretra	Componente do Sistema Urinário
1	**10020506**	L	Urostomia	Estomia (ou Estoma)
1	**10020547**	L	Útero	Parte do Sistema Reprodutivo Feminino
1	**10020575**	L	Vagina	Cavidade Corporal
1	**10003374**	L	Vaso Sanguíneo	Componente do Sistema Cardiovascular
1	**10020665**	L	Veia	Vaso Sanguíneo
2015	**10043246**	L	Veia Sistêmica	Veia
1	**10002100**	L	Via Aérea	Via Corporal
1	**10003008**	L	Via Auricular	Via Corporal
1	**10004617**	L	Via Colostomia	Via Corporal
1	**10003467**	L	Via Corporal	Estrutura Corporal
1	**10005489**	L	Via Cutânea	Via Corporal
1	**10006847**	L	Via Endocervical	Via Corporal
1	**10006852**	L	Via Endosinusal	Via Corporal
1	**10007021**	L	Via Epidural	Via Corporal
1	**10007434**	L	Via Extra-amniótica	Via Corporal

Versão	Código	Eixo	Termo	Definição
1	**10008321**	L	Via Gastrointestinal	Via Corporal
1	**10008439**	L	Via Gengival	Via Corporal
1	**10009743**	L	Via Ileostomia	Via Corporal
3	**10031585**	L	Via Inalatória	Via Corporal
1	**10010561**	L	Via Intra-amniótica	Via Corporal
1	**10010574**	L	Via Intra-arterial	Via Corporal
1	**10010588**	L	Via Intra-articular	Via Corporal
1	**10010590**	L	Via Intrabucal	Via Corporal
1	**10010601**	L	Via Intracardíaca	Via Corporal
1	**10010617**	L	Via Intracavitária	Via Corporal
1	**10010629**	L	Via Intracervical	Via Corporal
1	**10010638**	L	Via Intracoronariana	Via Corporal
1	**10010664**	L	Via Intracutânea	Via Corporal
1	**10010672**	L	Via Intraductal	Via Corporal
1	**10010751**	L	Via Intraesternal	Via Corporal
1	**10010686**	L	Via Intralesional	Via Corporal
1	**10010693**	L	Via Intraluminal	Via Corporal
1	**10010705**	L	Via Intramuscular	Via Corporal
1	**10010714**	L	Via Intraocular	Via Corporal
1	**10010767**	L	Via Intratecal	Via Corporal
1	**10010779**	L	Via Intrauterina	Via Corporal
1	**10010798**	L	Via Intravenosa (ou Endovenosa)	Via Corporal
1	**10010812**	L	Via Intravesical	Via Corporal
1	**10012430**	L	Via Nasal	Via Corporal
1	**10013615**	L	Via Ocular	Via Corporal
1	**10013749**	L	Via Oral	Via Corporal
1	**10014047**	L	Via Parenteral	Via Corporal
1	**10014329**	L	Via Periarticular	Via Corporal
1	**10014355**	L	Via Perineural	Via Corporal
1	**10016553**	L	Via Retal	Via Corporal
1	**10017206**	L	Via Retrobulbar	Via Corporal
1	**10018963**	L	Via Subcutânea	Via Corporal

Versão	Código	Eixo	Termo	Definição
1	**10018985**	L	Via Sublingual	Via Corporal
3	**10033157**	L	Via Tópica	Via Corporal
1	**10020011**	L	Via Transdérmica	Via Corporal
1	**10019946**	L	Via Traqueostomia	Via Corporal
1	**10020341**	L	Via Uretral	Via Corporal
1	**10020510**	L	Via Urostomia	Via Corporal
1	**10020581**	L	Via Vaginal	Via Corporal
1	**10013044**	L	Vizinhança	Estrutura Social

EIXO MEIOS (M – 346 CONCEITOS)

Meios

Maneira ou método de executar uma intervenção.

Versão	Código	Eixo	Termo	Definição
1	**10017487**	M	Absorvente higiênico	Dispositivo para Absorver ou Coletar
1	**10004115**	M	Acesso Venoso Central (Linha Central)	Cânula Venosa
2013	**10041436**	M	Acesso Venoso Subcutâneo (Cateter Totalmente Implantado)	Dispositivo de Infusão
1	**10001940**	M	Aerossol (ou Spray)	Material
2015	**10043171**	M	Agenda de Medicação	Material Instrucional
1	**10008983**	M	Agente Hemostático	Droga
1	**10012509**	M	Agulha	Dispositivo Invasivo
2013	**10041491**	M	Alarme	Dispositivo de Monitoração
1,1	**10041502**	M	Alarme de Saída	Alarme
2013	**10041518**	M	Alarme de Segurança para Quedas	Alarme
1	**10008089**	M	Alimento	Nutriente
1	**10004503**	M	Alimento Frio	Alimento
1	**10002088**	M	Almofada Circular	Dispositivo de Apoio
1	**10002214**	M	Ambulância	Veículo
1	**10000393**	M	Amplitude de Movimento, Ativa	Técnica de Exercício Muscular ou Articular: Movimento de articulações com ou sem auxílio.

Versão	Código	Eixo	Termo	Definição
1	**10014109**	M	Amplitude de Movimento, Passiva	Técnica de Exercício Muscular ou Articular: Movimento de articulações com auxílio.
1	**10002246**	M	Amputação	Cirurgia
1	**10002279**	M	Analgésico	Droga
1	**10002383**	M	Antibiótico	Droga
2013	**10037253**	M	Antipirético	Droga
1	**10008805**	M	Aparelho Auditivo	Dispositivo Ortótico
1	**10019029**	M	Aparelho de Sucção (ou Aspiração)	Dispositivo para Transporte ou Drenagem
1	**10019848**	M	Aparelho Dentário	Dispositivo Ortodôntico
1	**10002515**	M	Aromaterapia	Terapia
1	**10002591**	M	Artefato	Entidade
1	**10002618**	M	Arteterapia	Terapia
1,1	**10024088**	M	Assistente Social	Prestador (ou Provedor) de Cuidados
1	**10013156**	M	Ato Neurocirúrgico	Cirurgia
1	**10002884**	M	Atomizador	Dispositivo Respiratório
1	**10011222**	M	Avental de Chumbo	Vestuário
1	**10003123**	M	Bandagem	Cobertura de Ferida (ou Curativo)
3	**10030976**	M	Bandagem Compressiva	Bandagem
1	**10006269**	M	Bebida	Nutriente
1	**10020893**	M	Bengala	Dispositivo para Mobilização
1	**10003240**	M	Biblioterapia	Terapia
1	**10003255**	M	Bicicleta	Veículo
1	**10004601**	M	Bolsa de Colostomia	Dispositivo para Absorver ou Coletar
1	**10021215**	M	Bolsa de Drenagem de Ferida	Dispositivo para Absorver ou Coletar
1	**10009736**	M	Bolsa de Ileostomia	Dispositivo para Absorver ou Coletar
1	**10004519**	M	Bolsa para Compressa Fria	Dispositivo para Aquecimento ou Esfriamento
1	**10009167**	M	Bolsa para Compressa Quente	Dispositivo para Aquecimento ou Esfriamento
1	**10006662**	M	Bomba Elétrica de Leite	Dispositivo
1	**10019914**	M	Brinquedo	Dispositivo para Recreação
1	**10021052**	M	Cadeira de Rodas	Veículo
1	**10014598**	M	Caixa de Pílulas	Dispositivo para Transporte ou Drenagem
2015	**10043570**	M	Caixa de Pílulas com Alerta de Voz	Caixa de Pílulas

Versão	Código	Eixo	Termo	Definição
1	**10003168**	M	Cama	Dispositivo de Apoio
1	**10019231**	M	Campo Cirúrgico	Dispositivo para Cobertura
1	**10003856**	M	Cânula	Tubo
1	**10010746**	M	Cânula Intraespinhal	Cânula
1	**10020677**	M	Cânula Venosa	Cânula
1	**10004087**	M	Cateter	Tubo
1	**10020373**	M	Cateter Urinário	Cateter
1	**10004143**	M	Cesariana (ou Cesárea)	Cirurgia
1	**10019212**	M	Cirurgia	Tratar
1	**10019190**	M	Cirurgião	Prestador (ou Provedor) de Cuidados
1	**10003293**	M	Cobertor	Roupa de Cama
1	**10006658**	M	Cobertor Elétrico	Cobertor
1	**10021227**	M	Cobertura de Ferida (ou Curativo)	Dispositivo para Cobertura
1	**10016238**	M	Colcha	Cobertor
1	**10011799**	M	Colchão	Dispositivo de Apoio
2013	**10041541**	M	Colchão com Borda Elevada	Colchão
1	**10020974**	M	Colchão de Água	Colchão
1	**10007755**	M	Colchão de Pena	Colchão
2013	**10041560**	M	Colchão para Alívio de Pressão	Colchão
1	**10020484**	M	Coletor de Urina	Dispositivo para Absorver ou Coletar
1	**10020497**	M	Coletor de Urina (ou Urinol)	Dispositivo para Absorver ou Coletar
1	**10018667**	M	Colher	Dispositivo para Alimentação
1	**10003199**	M	Comadre	Dispositivo para Absorver ou Coletar
1	**10007475**	M	Compressa Ocular	Dispositivo para Cobertura
1	**10008378**	M	Compressas/Gazes	Cobertura de Ferida (ou Curativo)
1	**10004906**	M	Computador	Dispositivo para Comunicação
1	**10020387**	M	Condom Urinário	Dispositivo para Transporte ou Drenagem
1	**10004463**	M	Conduta Clínica	Plano
1	**10017164**	M	Contensão	Dispositivo para Imobilização
1	**10008657**	M	Corrimão	Dispositivo para Mobilização
1	**10005352**	M	Creme	Material
1	**10014393**	M	Diálise Peritoneal	Técnica de Diálise

Versão	Código	Eixo	Termo	Definição
1	**10005869**	M	Dispositivo	Artefato
1	**10009829**	M	Dispositivo Cardíaco Implantável	Dispositivo Implantável
1	**10019220**	M	Dispositivo Cirúrgico	Dispositivo
1	**10005231**	M	Dispositivo Corretivo	Dispositivo
1	**10019157**	M	Dispositivo de Apoio	Dispositivo
3	**10042511**	M	Dispositivo de Continência	Dispositivo
2015	**10043192**	M	Dispositivo de Memória	Dispositivo
1	**10017425**	M	Dispositivo de Segurança	Dispositivo
1	**10003825**	M	Dispositivo de Sistema de Chamada	Dispositivo para Comunicação
1	**10019979**	M	Dispositivo de Tração	Dispositivo
3	**10033265**	M	Dispositivo de Ultrassom	Dispositivo
1	**10009838**	M	Dispositivo Implantável	Dispositivo
1	**10034244**	M	Dispositivo Invasivo	Dispositivo
2015	**10044959**	M	Dispositivo Mecânico de Suporte Cardíaco	Dispositivo
1	**10019188**	M	Dispositivo Neuroestimulador de Superfície	Dispositivo
1	**10013834**	M	Dispositivo Ortótico	Dispositivo Corretivo
1	**10000289**	M	Dispositivo para Absorver ou Coletar	Dispositivo
3	**10034484**	M	Dispositivo para Acesso Vascular	Dispositivo
1	**10007803**	M	Dispositivo para Alimentação	Dispositivo
1	**10008867**	M	Dispositivo para Aquecimento ou Esfriamento	Dispositivo
1	**10008537**	M	Dispositivo para Arrumação (Cuidado com Aparência Externa)	Dispositivo
1	**10002734**	M	Dispositivo para Avaliação	Dispositivo
1	**10003147**	M	Dispositivo para Banho	Dispositivo
1	**10005306**	M	Dispositivo para Cobertura	Dispositivo
1	**10004714**	M	Dispositivo para Comunicação	Dispositivo
1	**10009770**	M	Dispositivo para Imobilização	Dispositivo
3	**10033352**	M	Dispositivo para Infusão	Dispositivo
1	**10012131**	M	Dispositivo para Mobilização	Dispositivo

Versão	Código	Eixo	Termo	Definição
1	**10012177**	M	Dispositivo para Monitoração	Dispositivo
1	**10016530**	M	Dispositivo para Recreação	Dispositivo
1	**10020082**	M	Dispositivo para Transporte ou Drenagem	Dispositivo
1	**10015855**	M	Dispositivo Protético	Dispositivo Corretivo
1	**10016958**	M	Dispositivo Respiratório	Dispositivo
1	**10020649**	M	Dispositivo Vasopneumático	Dispositivo
1	**10006207**	M	Dreno	Dispositivo para Transporte ou Drenagem
1	**10021204**	M	Dreno de Ferida	Dreno
1	**10006314**	M	Droga	Material
1	**10018084**	M	Ducha (Chuveiro)	Dispositivo para Banho
1	**10007740**	M	Edredom (Cobertura Acolchoada para Cama)	Roupa de Cama
2013	**10039463**	M	Educação para Amamentação	Serviço de Educação em Saúde
1	**10006881**	M	Enema	Material
1	**10013333**	M	Enfermeira(o)	Prestador (ou Provedor) de Cuidados
2013	**10040403**	M	Enfermeira(o) Estomaterapeuta	Enfermeira(o)
1	**10011349**	M	Equipamento para Levantar-se	Dispositivo para Mobilização
2013	**10039400**	M	Equipe Interprofissional	Grupo
1	**10006295**	M	Equipo para soro	Dispositivo para Transporte ou Drenagem
1	**10003728**	M	Escova	Dispositivo para Arrumação (Cuidado com Aparência Externa)
1	**10019853**	M	Escova de Dente	Dispositivo para Arrumação (Cuidado com Aparência Externa)
1	**10012407**	M	Esmalte de Unha	Material
2013	**10039590**	M	Especialista em Dor	Prestador (ou Provedor) de Cuidados
1	**10013847**	M	Estomia (ou Estoma)	Cirurgia
1	**10011019**	M	Faca	Dispositivo para Alimentação
1,1	**10023992**	M	Farmacêutico	Prestador (ou Provedor) de Cuidados
1,1	**10024003**	M	Fisioterapeuta	Prestador (ou Provedor) de Cuidados
2013	**10036434**	M	Fisioterapia	Terapia
2015	**10046023**	M	Fisioterapia Torácica	Fisioterapia
2013	**10041778**	M	Fototerapia	Terapia
1	**10005914**	M	Fralda	Dispositivo para Absorver ou Coletar

Versão	Código	Eixo	Termo	Definição
1	**10014611**	M	Fronha	Roupa de Cama
1	**10008193**	M	Garfo	Dispositivo para Alimentação
1	**10003201**	M	Grade da Cama	Dispositivo para Imobilização
1	**10021197**	M	Grampo de Ferida	Dispositivo Cirúrgico
1	**10020244**	M	Grampo Umbilical	Dispositivo Cirúrgico
2013	**10039471**	M	Grupo de Apoio à Amamentação	Terapia de Grupo de Apoio
1	**10008585**	M	Guia de Conduta	Plano
1	**10013978**	M	Guia de Conduta em Face de Dor	Guia de conduta
1	**10008949**	M	Hemodiálise	Técnica de Diálise
1	**10003361**	M	Hemoterapia	Terapia
2013	**10039266**	M	Hidroterapia	Terapia
1	**10009988**	M	Incubadora	Dispositivo
1	**10002832**	M	Instrumento de Avaliação	Dispositivo de Avaliação
1	**10010400**	M	Insulina	Substância Corporal
1	**10008879**	M	Lâmpada para Aquecimento	Dispositivo para Aquecimento ou Esfriamento
1	**10011144**	M	*Laser*	Dispositivo Cirúrgico
1	**10006248**	M	Lençol Móvel	Dispositivo para Absorver ou Coletar
1	**10005040**	M	Lentes de Contato	Dispositivo Ortóptico
1	**10011365**	M	Linimento	Material
2015	**10042684**	M	Lista de Medicação	Material de Instrução
1	**10014676**	M	Ludoterapia	Terapia
1	**10008487**	M	Luvas	Vestuário
1	**10007793**	M	Mamadeira	Dispositivo para Alimentação
2013	**10039278**	M	Manejo (Controle) da Alucinação	Terapia
2013	**10039307**	M	Manejo (Controle) do Delírio	Terapia
2013	**10038675**	M	Manejo (Controle) do Estresse	Técnica
1	**10011543**	M	Maquiagem	Material
1	**10013945**	M	Marca-passo	Dispositivo Cardíaco Implantável
1	**10011752**	M	Máscara	Dispositivo para Cobertura
1	**10013909**	M	Máscara de Oxigênio	Dispositivo Respiratório
1	**10011775**	M	Material	Entidade

Versão	Código	Eixo	Termo	Definição
1	**10011251**	M	Material de Aprendizagem	Dispositivo para Comunicação
1	**10010395**	M	Material de Instrução	Dispositivo para Comunicação
1	**10016433**	M	Material de Leitura	Dispositivo para Comunicação
1	**10011866**	M	Medicação	Droga
2015	**10043137**	M	Medicamento Comercial (de Marca)	Medicação
2015	**10043144**	M	Medicamento Genérico	Medicação
1	**10014522**	M	Médico	Prestador (ou Provedor) de Cuidados
1	**10006586**	M	Meia Elástica	Dispositivo
1	**10002602**	M	Membro Artificial	Dispositivo Protético
1	**10004039**	M	Molde (Suporte Ortopédico ou Tala, de gesso, plástico ou fibra de vidro)	Dispositivo para Imobilização
1	**10003873**	M	Monitor Cardíaco	Dispositivo para Monitoração
1	**10005126**	M	Monitor de Contração	Dispositivo para Monitoração
1	**10012371**	M	Musicoterapia	Terapia
1	**10012469**	M	Nebulizador	Dispositivo Respiratório
2013	**10040426**	M	Nutricionista	Prestador (ou Provedor) de Cuidados
1	**10013398**	M	Nutriente	Material
1	**10008460**	M	Óculos	Dispositivo Ortóptico
1	**10013662**	M	Óleo	Material
1	**10008473**	M	Olho de Vidro (ou Prótese Ocular)	Dispositivo Protético
1	**10013921**	M	Oxigenoterapia	Terapia
3	**10032551**	M	Oxímetro de pulso	Dispositivo
1	**10004638**	M	Pente	Dispositivo para Arrumação (Cuidado com Aparência Externa)
1	**10021081**	M	Peruca	Dispositivo Protético
1	**10014624**	M	Pipeta	Dispositivo para Transporte ou Drenagem
1	**10014630**	M	Plano	Artefato
1	**10003970**	M	Plano de Cuidado	Plano
2015	**10042785**	M	Podiatra (ou Podologista)	Prestador (ou Provedor) de Cuidados
2013	**10041208**	M	Pressão Positiva Contínua nas Vias Aéreas (CPAP Nasal)	Terapia
1	**10003989**	M	Prestador (ou Provedor) de Cuidados de Saúde	Indivíduo

Versão	Código	Eixo	Termo	Definição
2013	**10040207**	M	Prevenção de Osteoporose	Terapia
2013	**10040187**	M	Prevenção de Queda	Terapia
2015	**10042894**	M	Prevenção de Úlcera de Pé Diabético	Terapia
2013	**10040194**	M	Prevenção de Úlcera por Pressão	Terapia
1	**10007944**	M	Primeiros Socorros	Terapia
1	**10003357**	M	Produto do Sangue	Substância Corporal
1	**10014178**	M	Prontuário do Paciente	Dispositivo para Comunicação
1	**10005750**	M	Prótese Dentária	Dispositivo Protético
2013	**10040997**	M	Protetor de Calcanhar	Dispositivo de Cobertura
2013	**10041573**	M	Protetor de Quadril (Pelve)	Dispositivo de Cobertura
1	**10015926**	M	Protocolo	Plano
1	**10016229**	M	Questionário	Dispositivo para Comunicação
1	**10004209**	M	Quimioterapia	Terapia
1	**10016293**	M	Radioterapia	Terapia
1	**10011809**	M	Refeição	Artefato
2013	**10040540**	M	Relaxamento Muscular Progressivo	Técnica de Relaxamento
1	**10003175**	M	Roupa de Cama	Dispositivo para Cobertura
1	**10018358**	M	Sabão	Material
1	**10005220**	M	Sapato Corretivo (ou Ortopédico)	Dispositivo Ortopédico
1	**10019399**	M	Seringa	Dispositivo para Transporte ou Drenagem
2015	**10046166**	M	Serviço Auxiliar de Saúde	Serviço de Saúde
1	**10004808**	M	Serviço Comunitário de Alimentação	Serviço
2015	**10046393**	M	Serviço de Coordenação de Cuidados de Enfermagem	Serviço de Enfermagem
1	**10009053**	M	Serviço de Cuidado Domiciliário	Serviço
2013	**10039459**	M	Serviço de Educação em Saúde	Serviço de Saúde
3	**10031206**	M	Serviço de Emergência	Serviço de Saúde
1	**10013380**	M	Serviço de Enfermagem	Serviço de Saúde
1	**10014567**	M	Serviço de Fisioterapia	Serviço de Saúde

Versão	Código	Eixo	Termo	Definição
1,1	**10024799**	M	Serviço de Manejo (Controle) da Dor	Serviço de Saúde
2017	**10046925**	M	Serviço de Manejo (Controle), por si próprio	Serviço de Saúde
1	**10013435**	M	Serviço de Nutrição	Serviço de Saúde
1	**10007633**	M	Serviço de Planejamento Familiar	Serviço
1	**10008776**	M	Serviço de Promoção da Saúde	Serviço de Saúde: Educar e fornecer informação para melhorar um estilo de vida saudável; prevenir doença, objetivando atender as necessidades de saúde; usar recursos disponíveis e colaboração intersetorial; envolver, ativamente, o indivíduo/comunidade no estabelecimento de prioridades, tomada de decisão e planejamento de estratégias.
1	**10008795**	M	Serviço de Saúde	Serviço: Provisão de instituições, por exemplo, clínicas e hospitais, bem como de pessoas qualificadas, para assumir tarefas de prevenção e tratamento de doenças, promoção e manutenção da saúde.
1,1	**10022036**	M	Serviço de Saúde da Criança	Serviço de Saúde
2013	**10038067**	M	Serviço de Saúde Escolar	Serviço de Saúde
2015	**10044565**	M	Serviço de Terapia da Fala	Serviço de Saúde
1	**10013604**	M	Serviço de Terapia Ocupacional	Serviço de Saúde: Especialidade multidisciplinar que focaliza a promoção, a proteção e a restauração da saúde dos trabalhadores e a prevenção de doenças e lesões, no contexto de um ambiente de trabalho seguro e saudável. Inclui vigilância ambiental e ocupacional para identificação, avaliação e uso de medidas de precaução visando à prevenção de riscos e perigos para a saúde; o monitoramento individual da saúde relacionada ao trabalho; a participação no desenvolvimento de programas de apoio aos empregados e a melhoria da segurança dos locais de trabalho dentro de protocolos legais; e a colaboração no fornecimento de informação, treinamento e educação dos empregadores, empregados e governantes para saúde e higiene ocupacional.
1	**10011850**	M	Serviço Médico	Serviço de Saúde
2015	**10044370**	M	Serviço para Cuidados de Conforto a Pessoas em Fim de Vida (Hospice)	Serviço de Saúde

Versão	Código	Eixo	Termo	Definição
1	**10018475**	M	Serviço Social	Serviço de Saúde
1	**10002116**	M	Sistema de Alarme	Dispositivo para Comunicação
1	**10018499**	M	Solução	Material
1	**10018701**	M	Spray (ou Aerossol)	Material
2013	**10037016**	M	Suplemento Nutricional	Nutriente
1	**10019323**	M	Sutura	Dispositivo Cirúrgico
1	**10018633**	M	Tala	Dispositivo para Imobilização
1	**10019443**	M	Tampão	Dispositivo para Absorver ou Coletar
1	**10019525**	M	Técnica	Tratar
1	**10002639**	M	Técnica Asséptica	Técnica
1	**10003839**	M	Técnica Calmante	Técnica
1	**10006322**	M	Técnica de Administração de Medicamento	Técnica
1	**10007819**	M	Técnica de Alimentação	Técnica
1	**10017674**	M	Técnica de Autocateterização	Técnica
1	**10003264**	M	Técnica de *BioFeedback*	Técnica de *Feedback*
2013	**10035357**	M	Técnica de Contato Pele a Pele	Técnica
1	**10002222**	M	Técnica de Deambulação (ou Marcha)	Técnica: Mudar ou mover o próprio corpo de um lugar para outro.
1	**10019352**	M	Técnica de Deglutição	Técnica
2013	**10036195**	M	Técnica de Desescalada (ou de Redução Paulatina)	Técnica
2015	**10043591**	M	(*) Técnica de Desimpactação Fecal	Técnica
1	**10005905**	M	Técnica de Diálise	Técnica de Administração de Medicação
1	**10006102**	M	Técnica de Distração	Técnica
2013	**10038634**	M	Técnica de Entrevista Motivacional	Técnica
1	**10012300**	M	Técnica de Exercício Muscular ou Articular	Técnica
1	**10007772**	M	Técnica de *Feedback*	Técnica
1	**10008965**	M	Técnica de Hemostasia	Técnica
1	**10008571**	M	Técnica de Imaginação Guiada	Técnica
1	**10010209**	M	Técnica de Inalação	Técnica
1	**10010189**	M	Técnica de Infusão	Técnica de Administração de Medicação

Versão	Código	Eixo	Termo	Definição
1	**10010278**	M	Técnica de Injeção	Técnica de Administração de Medicação
1,1	**10024090**	M	Técnica de Injeção Subcutânea	Técnica de Injeção
1	**10010865**	M	Técnica de Inserção Invasiva	Técnica
1	**10010471**	M	Técnica de Interação	Técnica
2013	**10037380**	M	Técnica de Isolamento	Técnica
1	**10011911**	M	Técnica de Memória	Técnica
1	**10014774**	M	Técnica de Posicionamento	Técnica
1	**10020167**	M	Técnica de Posicionamento de Trendelenburg	Técnica
2013	**10038794**	M	Técnica de Redução de Risco	Técnica
1	**10016700**	M	Técnica de Relaxamento	Técnica
1	**10003684**	M	Técnica de Respiração	Técnica de Respiração ou de Tosse
1	**10003666**	M	Técnica de Respiração ou de Tosse	Técnica
1	**10020048**	M	Técnica de Transferência	Técnica
1	**10003031**	M	Técnica de Treinamento Autogênico	Técnica: Orientação relacionada a autossugestão para induzir relaxamento.
1	**10018554**	M	Técnica de Treinamento da Fala	Técnica
1	**10009957**	M	Técnica de Treinamento de Incontinência	Técnica
1	**10003609**	M	Técnica de Treinamento Intestinal	Técnica
1	**10003286**	M	Técnica de Treinamento Vesical	Técnica
1	**10019539**	M	Telefone	Dispositivo para Comunicação
1	**10019541**	M	Televisão	Dispositivo para Comunicação
1	**10013913**	M	Tenda de Oxigênio	Dispositivo Respiratório
2	**10026628**	M	Terapeuta Ocupacional	Prestador (ou Provedor) de Cuidados
1	**10019628**	M	Terapia	Coleção de Atos
1	**10012067**	M	Terapia Ambiental (ou do Meio Ambiente)	Terapia
3	**10030464**	M	Terapia Anticoagulante	Terapia
1	**10002349**	M	Terapia Assistida por Animal	Terapia
1	**10002878**	M	Terapia com Dispositivo Auxiliar	Terapia

Versão	Código	Eixo	Termo	Definição
3	**10031321**	M	Terapia com Líquidos (ou Hidratação)	Terapia
2013	**10041766**	M	Terapia com Massagem	Terapia
3	**10030982**	M	Terapia Compressiva	Terapia
1	**10005399**	M	Terapia de Crise	Terapia
1	**10008559**	M	Terapia de Grupo	Terapia
1	**10019135**	M	Terapia de Grupo de Apoio	Terapia de Grupo
1	**10010191**	M	Terapia de Infusão	Terapia
2013	**10041750**	M	Terapia de Manejo (Controle) da Raiva	Terapia
1	**10016451**	M	Terapia de Orientação para a Realidade	Terapia
1	**10039297**	M	Terapia de Relaxamento	Terapia
1	**10016759**	M	Terapia de Reminiscência	Terapia
2015	**10044755**	M	Terapia de Tração	Terapia
2	**10026644**	M	Terapia de Validação	Terapia
1	**10009244**	M	Terapia do Riso (ou do Humor)	Terapia
2013	**10036111**	M	Terapia Eletroconvulsiva	Terapia
3	**10031193**	M	Terapia Eletrolítica	Terapia
1	**10007667**	M	Terapia Familiar	Terapia
1	**10010213**	M	Terapia Inalatória (ou Nebulização)	Terapia
1	**10010808**	M	Terapia Intravenosa (ou Endovenosa)	Terapia
1	**10013442**	M	Terapia Nutricional	Terapia
1	**10000412**	M	Terapia Ocupacional	Terapia
3	**10032774**	M	Terapia para Abandono de Tabagismo	Terapia
2015	**10046197**	M	Terapia para Violência de Parceiro Íntimo	Terapia
2015	**10042621**	M	Terapia por Acupressão	Terapia
2	**10026637**	M	Terapia Recreacional	Terapia
2013	**10037085**	M	Terapia Respiratória	Terapia
1	**10004221**	M	Terapia Torácica (Cinesioterapia Respiratória)	Terapia

Versão	Código	Eixo	Termo	Definição
1	**10019998**	M	Terapia Tradicional	Terapia: Práticas culturais de atenção à saúde, baseadas na tradição, religião, orientações ancestrais e/ou espirituais; crenças variadas para a causa de doença; utiliza variados métodos indígenas de avaliação e tratamento com abordagem natural, espiritual, física ou metafísica, que podem ser de natureza curativa, preventiva, de proteção ou reabilitação.
1	**10017563**	M	Tesouras	Dispositivo Cirúrgico
1	**10020053**	M	Transplante	Cirurgia
1	**10019951**	M	Traqueotomia	Cirurgia
1	**10014607**	M	Travesseiro	Dispositivo de Apoio
1	**10020216**	M	Tubo	Dispositivo para Transporte ou Drenagem
2015	**10046109**	M	Tubo de Drenagem	Tube
1	**10013932**	M	Tubo de Oxigênio	Tubo
1	**10006868**	M	Tubo Endotraqueal	Tubo
2015	**10046121**	M	Tubo Enteral	Tubo Gastrointestinal
2015	**10046132**	M	Tubo Gástrico	Tubo Enteral
1	**10008350**	M	Tubo Gastrointestinal	Tubo
1	**10010733**	M	Tubo Intraperitoneal	Tubo
1	**10016569**	M	Tubo Retal	Tubo Gastrointestinal
1	**10004232**	M	Tubo Torácico	Tubo
1	**10020715**	M	Tubo Ventricular	Tubo
1	**10009228**	M	Umidificador	Dispositivo Respiratório
1	**10013670**	M	Unguento	Material
1	**10004158**	M	Urinol (ou Bacio)	Dispositivo para Absorver ou Coletar
1	**10020568**	M	Vacina	Droga
1	**10004693**	M	Vaso Sanitário	Dispositivo para Absorver ou Coletar
1	**10020654**	M	Veículo	Dispositivo para Mobilização
1	**10007680**	M	Ventilador	Dispositivo para Aquecimento ou Esfriamento
2015	**10044842**	M	Ventilador Mecânico	Dispositivo Respiratório
1	**10002589**	M	Vestuário	Dispositivo para Cobertura
2013	**10037028**	M	Vitamina	Nutriente
1	**10020840**	M	Vitamina B12	Nutriente

EIXO TEMPO (T – 69 CONCEITOS)

Tempo

O momento, período, instante, intervalo ou duração de uma ocorrência.

Versão	Código	Eixo	Termo	Definição
1	**10001843**	T	Admissão	Evento ou Episódio
1	**10001858**	T	Adolescência	Período de Desenvolvimento
1	**10006627**	T	Adulto Idoso	Maturidade
1	**10001739**	T	Agudo	Início: Ocorre abruptamente, em um curto intervalo de tempo.
1	**10006000**	T	Alta	Evento ou Episódio
1	**10019811**	T	Amanhã	Ponto no Tempo ou Intervalo de Tempo
1	**10021270**	T	Ano	Ponto no Tempo ou Intervalo de Tempo
1	**10007225**	T	Anoitecer	Ponto no Tempo ou Intervalo de Tempo
2013	**10035175**	T	Circuncisão	Procedimento
2013	**10040966**	T	Conferência (ou Conversação em Grupo)	Evento ou Episódio
2013	**10040978**	T	Conferência (ou Conversação em Grupo) Familiar	Conferência (ou Conversação em Grupo)
2013	**10038739**	T	Consulta de Acompanhamento (ou Consulta Subsequente)	Consulta
1	**10005086**	T	Contínuo	Sequência no Tempo: Ocorre sem parar ou sem intervalo, sequência ininterrupta.
1	**10004395**	T	Crônico	Início: Ocorre em um longo período de tempo; de longa duração.
2013	**10038815**	T	Data de Abandono de Tabagismo	Evento ou Episódio
1	**10005502**	T	Dia	Ponto no Tempo ou Intervalo de Tempo
1	**10006379**	T	Duração	Condição: O período de tempo durante o qual alguma coisa acontece.
1	**10006380**	T	Duração da Cirurgia	Duração
1	**10006810**	T	Encontro	Evento ou Episódio
1	**10002486**	T	Encontro (ou Consulta) Marcado	Evento ou Episódio
2013	**10041265**	T	Episódio de Atenção à Saúde	Encontro

Versão	Código	Eixo	Termo	Definição
1	**10007239**	T	Evento ou Episódio	Situação: Uma ocorrência; alguma coisa que acontece em algum lugar.
1	**10007241**	T	Exame	Evento ou Episódio
1	**10008234**	T	Frequência	Estado: O número de ocorrências em um dado período de tempo; o número de repetições por unidade de tempo.
1	**10008299**	T	Futuro	Ponto no Tempo ou Intervalo de Tempo
1	**10019778**	T	Hoje	Ponto no Tempo ou Intervalo de Tempo
1	**10009122**	T	Hospitalização	Evento ou Episódio
2013	**10037063**	T	Idade Gestacional	Ponto no Tempo ou Intervalo de Tempo
1	**10004348**	T	Infância	Período de Desenvolvimento
1	**10017544**	T	Infância Escolar (6 anos completos a 10 anos incompletos)	Infância
1	**10015497**	T	Infância Pré-escolar (2 a 6 anos incompletos)	Infância
1	**10013689**	T	Início	Estado
1	**10010485**	T	Intermitente	Sequência no Tempo: Parada ou pausa em intervalos, parar e começar em intervalos.
1	**10012226**	T	Manhã	Ponto no Tempo ou Intervalo de Tempo
1	**10001891**	T	Maturidade	Período de Desenvolvimento
1	**10013282**	T	Meio-dia	Ponto no Tempo ou Intervalo de Tempo
1	**10011924**	T	Menarca	Período de Desenvolvimento: Início do ciclo menstrual, usualmente começando entre a idade de 9 e 17 anos.
1	**10011930**	T	Menopausa	Período de Desenvolvimento: Término da potencialidade reprodutiva feminina; climatério; fim dos ciclos menstruais e da produção de hormônios, usualmente começando entre os 45 e 60 anos, podendo ocorrer antes, devido a doenças ou remoção cirúrgica do útero e de ambos os ovários.
1	**10012219**	T	Mês	Ponto no Tempo ou Intervalo de Tempo
1	**10013207**	T	Noite	Ponto no Tempo ou Intervalo de Tempo
1	**10013173**	T	Nunca	Frequência: A taxa de repetição durante um intervalo de tempo é igual a 0 (zero).
1	**10021289**	T	Ontem	Ponto no Tempo ou Intervalo de Tempo
1	**10013708**	T	Operação	Evento ou Episódio
1	**10004307**	T	Parto (ou Nascimento)	Evento ou Episódio: Dar à luz uma criança, trazendo uma nova pessoa ao mundo.

Versão	Código	Eixo	Termo	Definição
1	**10014113**	T	Passado	Ponto no Tempo ou Intervalo de Tempo
1	**10005853**	T	Período de Desenvolvimento	Situação: Período de tempo relativo ao desenvolvimento.
1	**10013194**	T	Período de Recém-Nascido	Primeira infância, ou Lactância (até 2 anos incompletos)
1	**10019784**	T	Período Infantil, de 1 a 3 anos de idade	Infância
1	**10013059**	T	Período Neonatal (primeiros 28 dias de vida)	Primeira infância, ou Lactância (até 2 anos incompletos)
2	**10026038**	T	Período Perinatal (de 28 semanas completas de gestação até os 7 dias completos após o nascimento)	Evento ou Episódio
2	**10025896**	T	Período Perioperatório	Evento ou Episódio
2	**10027242**	T	Período Pós-Operatório	Evento ou Episódio
2	**10025906**	T	Período Pós-Parto	Evento ou Episódio
2	**10025910**	T	Período Pré-Natal (da concepção ao nascimento)	Evento ou Episódio
2	**10025923**	T	Período Pré-Operatório	Evento ou Episódio
2	**10027623**	T	Período Transoperatório	Evento ou Episódio
1	**10019721**	T	Ponto no Tempo ou Intervalo de Tempo	Fenômeno
1	**10015581**	T	Presente	Ponto no Tempo ou Intervalo de Tempo
1	**10010087**	T	Primeira infância, ou Lactância (até 2 anos incompletos)	Período de Desenvolvimento
1	**10004311**	T	Processo Parturitivo (Trabalho de Parto e Parto)	Evento ou Episódio: Processos corporais perinatais, que ocorrem desde o começo da dilatação cervical até a dequitação.
1	**10016666**	T	Recaída	Evento ou Episódio: Recorrência de doença ou situação em que o tratamento completo foi atingido; reaparecimento de sintomas prévios; retorno de situação e hábitos indesejáveis; história de finalização do tratamento de episódios prévios, algum período de tempo antes do reaparecimento de sintomas / situação / hábito.
1	**10017299**	T	Ritual de Passagem	Evento ou Episódio: Atos cerimoniais costumeiramente desempenhados para reconhecer a transição de uma fase da vida para outra.
1	**10021010**	T	Semana	Ponto no Tempo ou Intervalo de Tempo

Versão	Código	Eixo	Termo	Definição
1	**10002192**	T	Sempre	Frequência
1	**10014204**	T	Sequência no Tempo	Estado: Seguir de uma coisa após outra, em uma ordem de sucessão.
1	**10018202**	T	Situação	Processo
1	**10001955**	T	Tarde	Ponto no Tempo ou Intervalo de Tempo
1	**10020817**	T	Visita	Evento ou Episódio
1	**10009082**	T	Visita Domiciliária	Visita

EIXO CLIENTE (C – 32 CONCEITOS)

Cliente

Sujeito a quem o diagnóstico se refere e que é o beneficiário de uma intervenção de enfermagem.

Versão	Código	Eixo	Termo	Definição
1	10001862	C	Adolescente	Indivíduo
1	10001889	C	Adulto	Indivíduo
1	10021630	C	Avó	Membro da Família
1	10021624	C	Avô	Membro da Família
1	10010060	C	Bebê (ou Lactente)	Indivíduo
1	10021611	C	Casal	Família
1	10004733	C	Comunidade	Grupo: Seres humanos como uma unidade social ou o todo coletivo, vinculados por compartilhamento de área geográfica, condições ou interesses.
1	10001870	C	Comunidade de Adolescentes	Grupo: Os membros do grupo são adolescentes.
1	10004266	C	Criança	Indivíduo
1,1	10025437	C	Criança de Rua	Criança: Menor do ponto de vista legal, foragido, órfão ou abandonado; focado na sobrevivência; inadequadamente protegido, supervisionado ou dirigido por adultos responsáveis; frequentemente associado com abandono ou frequência irregular à escola, exposição a ambiente hostil, violência e abuso; e contato limitado ou inexistente com membros da família.
1,1	10025416	C	Crianças de Rua	Grupo
1	10003958	C	Cuidador	Indivíduo: Assiste na identificação, na prevenção ou no tratamento da doença ou incapacidade (ou limitação); atende as necessidades de um dependente.

Versão	Código	Eixo	Termo	Definição
1	10007565	C	Cuidador Familiar	Cuidador: Responsável pela prevenção e tratamento da doença ou incapacidade (ou limitação) de um membro da família.
1	10007554	C	Família	Grupo: Uma unidade social ou o todo coletivo composto por pessoas vinculadas por consanguinidade, parentesco, relacionamento legal ou emocional, com a unidade ou o todo sendo vistos como um sistema, maior do que a soma de suas partes.
1	10007410	C	Família Expandida	Família: Grupo constituído por mais membros do que apenas os pais e seus filhos.
1	10018176	C	Família Monoparental	Família: Formação familiar constituída por pai, mãe ou um cuidador, e uma ou mais crianças ou outros dependentes.
1	10007842	C	Família Monoparental Liderada por Mulher	Família Monoparental: Mãe, avó ou outra mulher com a responsabilidade exclusiva por crianças ou outros dependentes.
1	10013322	C	Família Nuclear	Família: Formação familiar constituída por esposo, esposa e um ou mais filhos legais.
1	10007900	C	Feto	Animal
1	10008544	C	Grupo	Conjunto de coisas: Um agrupamento de seres humanos vistos como uma unidade social ou como um todo coletivo. A unidade social constituída pelo grupo como um todo é vista como algo mais do que os indivíduos e suas relações, que constituem as partes do grupo.
1	10006604	C	Idoso	Indivíduo
1	10010018	C	Indivíduo	Animal: Um ser humano.
1	10021653	C	Irmã	Irmãos
1	10021648	C	Irmão	Irmãos
1	10018097	C	Irmãos	Membro da Família
2	10027257	C	Mãe	Pais
1	10007596	C	Membro da Família	Indivíduo
1	10014132	C	Paciente	Indivíduo
2	10027261	C	Pai	Pais
1	10014023	C	Pais	Membro da Família
1	10013187	C	Recém-nascido	Indivíduo
2	10027610	C	Tutor Legal	Indivíduo

ANEXO A

RESOLUÇÃO COFEN nº 358/2009

Dispõe sobre a Sistematização da Assistência de Enfermagem e a implementação do Processo de Enfermagem em ambientes, públicos ou privados, em que ocorre o cuidado profissional de Enfermagem, e dá outras providências.

O Conselho Federal de Enfermagem (Cofen), no uso das atribuições que lhe são conferidas pela Lei nº 5.905, de 12 de julho de 1973, e pelo Regimento da Autarquia, aprovado pela Resolução Cofen nº 242, de 31 de agosto de 2000;

CONSIDERANDO o art. 5º, Inciso XIII, e o art. 196 da Constituição da República Federativa do Brasil, promulgada em 05 de outubro de 1988;

CONSIDERANDO a Lei nº 7.498, de 25 de junho de 1986, e o Decreto nº 94.406, de 08 de junho de 1987, que a regulamenta;

CONSIDERANDO os princípios fundamentais e as normas do Código de Ética dos Profissionais de Enfermagem, aprovado pela Resolução Cofen nº 311, de 08 de fevereiro de 2007;

CONSIDERANDO a evolução dos conceitos de Consulta de Enfermagem e de Sistematização da Assistência de Enfermagem;

CONSIDERANDO que a Sistematização da Assistência de Enfermagem organiza o trabalho profissional quanto ao método, pessoal e instrumentos, tornando possível a operacionalização do Processo de Enfermagem;

CONSIDERANDO que o Processo de Enfermagem é um instrumento metodológico que orienta o cuidado profissional de Enfermagem e a documentação da prática profissional;

CONSIDERANDO que a operacionalização e documentação do Processo de Enfermagem evidenciam a contribuição da Enfermagem na atenção à saúde da população, aumentando a visibilidade e o reconhecimento profissional;

CONSIDERANDO resultados de trabalho conjunto havido entre representantes do Cofen e da Subcomissão de Sistematização da Prática de Enfermagem e Diretoria da Associação Brasileira de Enfermagem, Gestão 2007-2010; e

CONSIDERANDO tudo o mais que consta nos autos do Processo nº 134/2009,

RESOLVE:

Art. 1º O Processo de Enfermagem deve ser realizado, de modo deliberado e sistemático, em todos os ambientes, públicos ou privados, em que ocorre o cuidado profissional de Enfermagem.

§ 1º – os *ambientes* de que trata o *caput* deste artigo referem-se a instituições prestadoras de serviços de internação hospitalar, instituições prestadoras de serviços ambulatoriais de saúde, domicílios, escolas, associações comunitárias, fábricas, entre outros.

§ 2º – quando realizado em instituições prestadoras de serviços ambulatoriais de saúde, domicílios, escolas, associações comunitárias, entre outros, o Processo de Enfermagem corresponde ao usualmente denominado nesses ambientes como Consulta de Enfermagem.

Art. 2º O Processo de Enfermagem organiza-se em cinco etapas inter-relacionadas, interdependentes e recorrentes:

I – Coleta de dados de Enfermagem (ou Histórico de Enfermagem) – processo deliberado, sistemático e contínuo, realizado com o auxílio de métodos e técnicas variadas, que tem por finalidade a obtenção de informações sobre a pessoa, família ou coletividade humana e sobre suas respostas em um dado momento do processo saúde e doença.

II – Diagnóstico de Enfermagem – processo de interpretação e agrupamento dos dados coletados na primeira etapa, que culmina com a tomada de decisão sobre os conceitos diagnósticos de Enfermagem que representam, com mais exatidão, as respostas da pessoa, família ou coletividade humana em um dado momento do processo saúde e doença; e que constituem a base para a seleção das ações ou intervenções com as quais se objetiva alcançar os resultados esperados.

III – Planejamento de Enfermagem – determinação dos resultados que se espera alcançar; e das ações ou intervenções de Enfermagem que serão realizadas face às respostas da pessoa, família ou coletividade humana em um dado momento do processo saúde e doença, identificadas na etapa de Diagnóstico de Enfermagem.

IV – Implementação – realização das ações ou intervenções determinadas na etapa de Planejamento de Enfermagem.

V – Avaliação de Enfermagem – processo deliberado, sistemático e contínuo de verificação de mudanças nas respostas da pessoa, família ou coletividade humana em um dado momento do processo saúde doença, para determinar se as ações ou intervenções de Enfermagem alcançaram o resultado esperado; e de verificação da necessidade de mudanças ou adaptações nas etapas do Processo de Enfermagem.

Art. 3º O Processo de Enfermagem deve estar baseado num suporte teórico que oriente a coleta de dados, o estabelecimento de diagnósticos de Enfermagem e o planejamento das ações ou intervenções de Enfermagem; e que forneça a base para a avaliação dos resultados de Enfermagem alcançados.

Art. 4º Ao Enfermeiro, observadas as disposições da Lei nº 7.498, de 25 de junho de 1986 e do Decreto nº 94.406, de 08 de junho de 1987, que a regulamenta, incumbe a liderança na execução e avaliação do Processo de Enfermagem, de modo a alcançar os resultados de Enfermagem esperados, cabendo-lhe, privativamente, o diagnóstico de Enfermagem acerca das respostas da pessoa, família ou coletividade humana em um dado momento do processo saúde e doença, bem como a prescrição das ações ou intervenções de Enfermagem a serem realizadas, face a essas respostas.

Art. 5º O Técnico de Enfermagem e o Auxiliar de Enfermagem, em conformidade com o disposto na Lei nº 7.498, de 25 de junho de 1986, e no Decreto nº 94.406, de 08 de junho de 1987, que a regulamenta, participam da execução do Processo de Enfermagem, naquilo que lhes couber, sob a supervisão e orientação do Enfermeiro.

Art. 6º A execução do Processo de Enfermagem deve ser registrada formalmente, envolvendo:

a) um resumo dos dados coletados sobre a pessoa, família ou coletividade humana em um dado momento do processo saúde e doença;

b) os diagnósticos de Enfermagem acerca das respostas da pessoa, família ou coletividade humana em um dado momento do processo saúde e doença;

c) as ações ou intervenções de Enfermagem realizadas face aos diagnósticos de Enfermagem identificados;

d) os resultados alcançados como consequência das ações ou intervenções de Enfermagem realizadas.

Art. 7º Compete ao Conselho Federal de Enfermagem e aos Conselhos Regionais de Enfermagem, no ato que lhes couber, promover as condições, entre as quais firmar convênios ou estabelecer parcerias, para o cumprimento desta Resolução.

Art. 8º Esta Resolução entra em vigor na data de sua publicação, revogando-se as disposições contrárias, em especial, a Resolução Cofen nº 272/2002.

Brasília-DF, 15 de outubro de 2009.

MANOEL CARLOS NERI DA SILVA	**GELSON LUIZ DE ALBUQUERQUE**
COREN-RO n.º 63.592	COREN-SC nº. 25.336
Presidente	Primeiro-Secretário

Fonte: Conselho Federal de Enfermagem.

ANEXO B

RESOLUÇÃO COFEN Nº 429/2012

Dispõe sobre o registro das ações profissionais no prontuário do paciente, e em outros documentos próprios da Enfermagem, independente do meio de suporte - tradicional ou eletrônico.

O Conselho Federal de Enfermagem – Cofen, no uso das atribuições que lhe são conferidas pela Lei nº 5.905, de 12 de julho de 1973, e pelo Regimento da Autarquia, aprovado pela Resolução Cofen nº 421, de 15 de fevereiro de 2012;

CONSIDERANDO o disposto na Lei nº 7.498, de 25 de junho de 1986, que dispõe sobre a regulamentação do exercício da Enfermagem, e no Decreto nº 94.406, de 08 de junho de 1987, que a regulamenta;

CONSIDERANDO o Código de Ética dos Profissionais de Enfermagem, aprovado pela Resolução Cofen nº 311, de 8 de fevereiro de 2007, naquilo que diz respeito, no prontuário, e em outros documentos próprios da Enfermagem, de informações referentes ao processo de cuidar da pessoa, família e coletividade humana (Artigos 25, 35, 41, 68, 71 e72), e naquilo que diz respeito ao sigilo profissional (Artigos 81 a 85);

CONSIDERANDO o prontuário do paciente e outros documentos próprios da Enfermagem, independente do meio de suporte – tradicional (papel) ou eletrônico –, como uma fonte de informações clínicas e administrativas para tomada de decisão, e um meio de comunicação compartilhado entre os profissionais da equipe de saúde;

CONSIDERANDO os avanços e disponibilidade de soluções tecnológicas de processamento de dados e de recursos das telecomunicações para guarda e manuseio de documentos da área de saúde, e a tendência na informática para a construção e implantação do prontuário eletrônico do paciente nos serviços de saúde;

CONSIDERANDO os termos da Resolução Cofen nº 358, de 15 deoutubro de 2009, em seu Artigo 6º, segundo o qual a execução do Processo de Enfermagem deve ser registrada formalmente no prontuário do paciente; e

CONSIDERANDO tudo mais que consta nos autos do PAD/Cofen nº 510/2010 e a deliberação do Plenário em sua 415ª Reunião Ordinária,

RESOLVE

Art. 1º É responsabilidade e dever dos profissionais da Enfermagem registrar, no prontuário do paciente e em outros documentos próprios da área, seja em meio de suporte tradicional (papel) ou eletrônico, as informações inerentes ao processo de cuidar e ao gerenciamento dos processos de trabalho, necessárias para assegurar a continuidade e a qualidade da assistência.

Art. 2º Relativo ao processo de cuidar, e em atenção ao disposto na Resolução nº 358/2009, deve ser registrado no prontuário do paciente:

a) um resumo dos dados coletados sobre a pessoa, família ou coletividade humana em um dado momento do processo saúde e doença;

b) os diagnósticos de enfermagem acerca das respostas da pessoa, família ou coletividade humana em um dado momento do processo saúde e doença;

c) as ações ou intervenções de enfermagem realizadas face aos diagnósticos de enfermagem identificados;

d) os resultados alcançados como consequência das ações ou intervenções de enfermagem realizadas.

Art. 3° Relativo ao gerenciamento dos processos de trabalho, devem ser registradas, em documentos próprios da Enfermagem, as informações imprescindíveis sobre as condições ambientais e recursos humanos e materiais, visando à produção de um resultado esperado – um cuidado de Enfermagem digno, sensível, competente e resolutivo.

Art. 4° Caso a instituição ou serviço de saúde adote o sistema de registro eletrônico, mas não tenha providenciado, em atenção às normas de segurança, a assinatura digital dos profissionais, deve-se fazer a impressão dos documentos a que se refere esta Resolução, para guarda e manuseio por quem de direito.

§ 1° O termo assinatura digital refere-se a uma tecnologia que permite garantir a integridade e autenticidade de arquivos eletrônicos, e que é tipicamente tratada como análoga à assinatura física em papel. Difere de assinatura eletrônica, que não tem valor legal por si só, pois se refere a qualquer mecanismo eletrônico para identificar o remetente de uma mensagem eletrônica, seja por meio de escaneamento de uma assinatura, identificação por impressão digital ou simples escrita do nome completo.

§ 2° A cópia impressa dos documentos a que se refere o caput deste artigo deve, obrigatoriamente, conter identificação profissional e a assinatura do responsável pela anotação.

Art. 5° Cabe aos Conselhos Regionais adotar as medidas necessárias ao cumprimento desta Resolução.

Art. 6° Esta Resolução entra em vigor na data de sua publicação, revogando-se as disposições em contrário.

Brasília, 30 de maio de 2012.

MARCIA CRISTINA KREMPEL
COREN-PR n.° 14.118
Presidente

GELSON LUIZ DE ALBUQUERQUE
COREN-SC n°. 25.336
Primeiro-Secretário

Fonte: Conselho Federal de Enfermagem.

ÍNDICE

ÍNDICE DE TERMOS DA CIPE®

B

C

D

E

G

H

I

J

K

L

M

P

Q

R

S

T

U

V